Kindernotfall-ABC

Florian Hoffmann • Bernd Landsleitner

Kindernotfall-ABC

Leitfaden zur Notfallversorgung von Kindern

4. Auflage

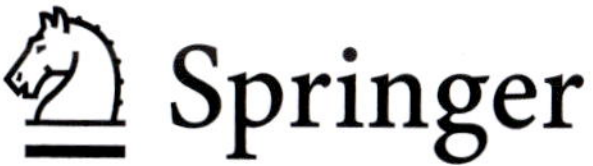

Florian Hoffmann
Klinik für Kinder und Jugendliche
Klinikum Dritter Orden
München-Nymphenburg
München, Deutschland

Bernd Landsleitner
Anästhesie und Intensivmedizin
Cnopfsche Kinderklinik
Nürnberg, Deutschland

ISBN 978-3-662-67459-8 ISBN 978-3-662-67460-4 (eBook)
https://doi.org/10.1007/978-3-662-67460-4

Die Deutsche Nationalbibliothek verzeichnet diese Publikation in der Deutschen Nationalbibliografie; detaillierte bibliografische Daten sind im Internet über https://portal.dnb.de abrufbar.

Planung/Lektorat: Anna Krätz
Springer ist ein Imprint der eingetragenen Gesellschaft Springer-Verlag GmbH, DE und ist ein Teil von Springer Nature.
Die Anschrift der Gesellschaft ist: Heidelberger Platz 3, 14197 Berlin, Germany

Wenn Sie dieses Produkt entsorgen, geben Sie das Papier bitte zum Recycling.

Vorwort

Notfälle bei Kindern machen nur einen kleinen Prozentsatz der prähospitalen Notfalleinsätze aus und stellen selbst erfahrene Notfallmedizinerinnen[1] und Rettungsdienstmitarbeitende vor große Herausforderungen. Die Einsatzhäufigkeit ist zu gering, um ausreichend Erfahrung in der Notfallversorgung lebensbedrohlicher Kindernotfälle zu erlangen oder aufrechtzuerhalten. Die Faktoren mangelnde Routine, andere Erkrankungsspektren im Vergleich zu Erwachsenen, notwendige Mitbehandlung der Eltern und ungewohnte gewichtsadaptierte Medikamentendosierungen machen Kindernotfälle für den Großteil der Rettungsdienstteams zu Einsätzen außerhalb des eigenen Komfortbereichs.

München und Umland ist mit knapp 2 Mio. Einwohnern die am dichtesten besiedelte Gemeinde Deutschlands, in der es seit über 25 Jahren einen Kindernotarztdienst rund um die Uhr gibt. Und obwohl viele in diesem System bewährte Therapiestrategien in dieses Buch eingeflossen sind, ist es klar, dass es nicht annähernd flächendeckend ausgerollt werden kann. Unser Ziel ist es daher, die Qualität der Kindernotfallversorgung durch Fortbildung, spezifisches

---

1 Florian Hoffmann & Bernd Landsleitner (*Generisches Femininum – gemeint sind alle Geschlechter).

Training und die in diesem Buch dargestellten Therapiestrategien überall zu verbessern.

Diese Handlungsanleitungen eignen sich neben der prähospitalen Erstversorgung von Kindernotfällen auch für den Einsatz in der Klinik oder in der Kinder- oder Allgemeinarztpraxis – unabhängig davon, ob das Team „Kindererfahrung" hat oder nicht.

Das Ziel dieses Buches ist es, Notärztinnen, Rettungsdienstfachpersonal und allen in der Akutmedizin tätigen Fachkräften eine praxisnahe und – soweit möglich – evidenzbasierte Orientierungshilfe zu bieten. Klare Handlungsempfehlungen, strukturierte Algorithmen und praxisrelevante Tipps sollen es zu einem wertvollen Begleiter im Einsatz machen, um die Notfallversorgung kritisch kranker Kinder zu optimieren.

Florian Hoffmann
München, Deutschland

Bernd Landsleitner
Nürnberg, Deutschland

Danksagung

Besonderer Dank gilt Prof. Dr. Thomas Nicolai, der als Mitbegründer dieses Buchs und langjähriger Wegbereiter der Kindernotfallmedizin maßgeblich zur Etablierung und Weiterentwicklung des Münchner Kindernotarztdienstes und der Kindernotfallversorgung beigetragen hat. Sein Engagement und seine Expertise haben dieses Werk mitgeprägt und bilden eine wertvolle Grundlage seiner Weiterführung.

Dank auch für die Unterstützung für Abbildungen in ► Kap. 7 und an Dr. Malin-Theres Seffer und Dr. Toni Kühbacher.

Inhaltsverzeichnis

II Skills

III Leitsymptome

Über die Autoren

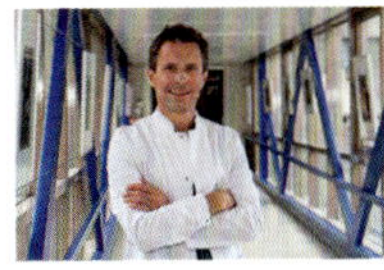

Prof. Dr. Florian Hoffmann

absolvierte sein Medizinstudium an der LMU München. Nach seiner pädiatrischen Facharztausbildung mit Zusatzweiterbildung Notfallmedizin und Intensivmedizin arbeitete er bis 2025 als Oberarzt auf der interdisziplinären Kinderintensivstation und seit 2019 zusätzlich als Leiter der Kindernotaufnahme am Dr. von Haunerschen Kinderspital am LMU Klinikum. Seit 01.04.2025 ist er Chefarzt der Klinik für Kinder und Jugendliche am Klinikum Dritter Orden München-Nymphenburg.

Sein Engagement gilt der Kindernotfall-Ausbildung, in deren Rahmen er regelmäßig für die Landesärztekammer Bayern Kindernotfall-Kurse der DIVI gibt und als EPALS-Kursdirektor für den GRC tätig ist. Er ist derzeit Präsident der Deutschen Interdisziplinären Vereinigung für Intensiv- und Notfallmedizin (DIVI) sowie Vorstandsmitglied der Gesellschaft für Neonatologie und Pädiatrische Intensivmedizin (GNPI).

Seit 20 Jahren ist er als aktiver Notarzt im Kindernotarztdienst der Stadt München tätig und seit 2018 ärztlicher Leiter des Münchner Kindernotarztdienstes.

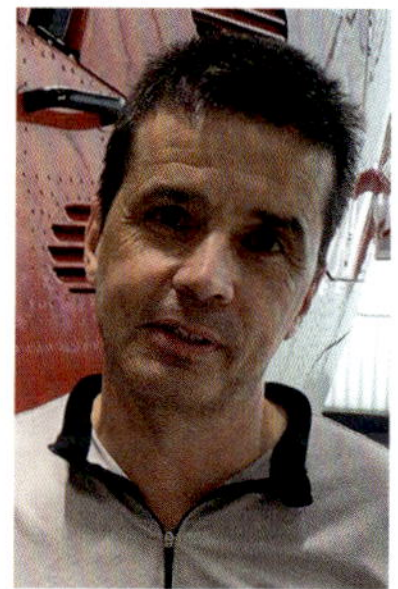

Prof. Dr. Bernd Landsleitner begann seine notfallmedizinische Tätigkeit als Rettungsassistent. Er absolvierte sein Medizinstudium und die Facharztausbildung zum Anästhesisten mit Zusatzweiterbildung Notfallmedizin an der Friedrich-Alexander-Universität Erlangen-Nürnberg. Nach zwei Jahren als Funktionsoberarzt in Kronach und einem Jahr Elternzeit kam er für die Zusatzweiterbildung Intensivmedizin an das Klinikum Nürnberg. Seit 2007 ist er leitender Oberarzt der Abteilung Anästhesie und Intensivmedizin der Klinik Hallerwiese – Cnopfschen Kinderklinik in Nürnberg. Er war außerdem bis 2025 leitender Arzt der Region Südost der DRF Luftrettung und übernahm ab 01.05.2025 mit einer Stiftungsprofessur die wissenschaftliche Leitung des Technologie-Transfer-Zentrums (TTZ) „Digitalisierung in der notfallmedizinischen Bildung“ der Hochschule Ansbach.

Er ist ebenfalls als Instruktor verschiedener DIVI-Kursformate und als EPALS/ALS-Kursdirektor für den GRC aktiv.

Seit über 25 Jahren ist er als aktiver Notarzt im Boden- und Luftrettungsdienst sowie im Intensivtransport tätig.

Allgemeines

Inhaltsverzeichnis

Besonderheiten bei der Notfallversorgung von Kindern

1.1 Anatomische Besonderheiten und ihre Konsequenzen

- **Bei Säuglingen und Kleinkindern ist der Kopf im Verhältnis zum Rumpf deutlich größer und der Kehlkopf steht etwa einen Wirbelkörper höher als beim Erwachsenen.**
  - Freie obere Atemwege ergeben sich in Neutralposition, nicht bei Reklination des Kopfes. Dazu muss der Schulterbereich unterpolstert werden (Schulterrolle).
  - Die laryngoskopische Sicht ist ohne Kehlkopfmobilisation erschwert.

F. Hoffmann, B. Landsleitner, *Kindernotfall-ABC*,
https://doi.org/10.1007/978-3-662-67460-4_1

- Über einen nasal eingeführten Rachentubus kann i. d. R. problemlos assistiert und kontrolliert beatmet werden.
- Bei Traumata sind Schädel-Hirn-Verletzungen deutlich häufiger – mit zunehmendem Lebensalter nähert sich die Häufigkeit dem Erwachsenenalter an.

- **Der Durchmesser der Trachea beträgt beim Neugeborenen ca. 4 mm, beim Kleinkind ca. 7 mm und beim Schulkind ca. 10 mm (Erwachsene 15–25 mm)**
  - Geringe Schleimhautschwellungen (ausgelöst durch Infekt oder Intubationsversuche) führen zu einer signifikanten Abnahme des Atemwegsquerschnitts und damit zu einer deutlichen Zunahme der Atemarbeit. (Beispiel: 1 mm tracheale Schleimhautschwellung bedeuten beim Säugling ca. 16-fachen Atemwegswiderstand, beim Erwachsenen jedoch keine klinisch relevante Veränderung.)

- **Die engste Stelle der extrathorakalen Atemwege befindet sich in Höhe des Ringknorpels.**
  - Ein Tubus, der die Stimmbänder passiert, kann trotzdem zu groß sein – er darf keinesfalls mit Gewalt vorgeschoben werden.

- **Die Länge der Trachea beträgt beim Neugeborenen ca. 4 cm, beim Kleinkind ca. 5 cm und beim Schulkind ca. 6 cm – das ist maximal halb so lang wie beim Erwachsenen.**
  - Risiko zu tiefer und damit einseitiger Intubation.
  - Risiko zu hoher Tubuslage mit Blockung in der Stimmbandebene.
  - Gefahr der Tubusdislokation ist deutlich erhöht.

- **Rechter und linker Hauptbronchus gehen nahezu im gleichen Winkel ab.**
  - Eine einseitige Intubation nach links ist ebenso wahrscheinlich wie nach rechts.

- **Die Rippen verlaufen bei Säuglingen nahezu senkrecht zur Wirbelsäule, stehen also horizontal und nicht schräg, wie beim Erwachsenen.**
  - Zwischenrippen- und Atemhilfsmuskulatur können die Rippen nicht anheben und somit keine Atemexkursion bewirken; vorrangig übernimmt das Zwerchfell die Atemarbeit.

- **Das thorakale Skelett des Säuglings ist weich und instabil.**
  - Erhöhte Atemarbeit ist auf den ersten Blick an den typischen inspiratorischen Einziehungen (Rippen, Jugulum, Abdomen) leicht zu erkennen.
  - Intraabdominelle Raumforderungen (z. B. Magenüberblähung durch Maskenbeatmung) führen zur Einschränkung der pulmonalen Compliance mit erhöhter Atemarbeit bzw. Beatmungsproblemen.

1.2 Physiologische Besonderheiten und ihre Konsequenzen

- **Säuglinge sind Nasenatmer und können bei verstopfter Nase nicht einfach durch den Mund atmen.**
  - Eine behinderte Nasenatmung durch Schwellung der Nasenschleimhaut und Sekretverlegung (bei Infekt) kann deshalb eine relevante Atemwegsverlegung darstellen.

- Durch einfachste Maßnahmen wie Sekretabsaugung und anschwellende Nasentropfen kann Nasenatmung erleichtert und die Atemarbeit wesentlich reduziert werden.

- **Wichtige Lungenfunktionsparameter sind – entgegen einer verbreiteten Ansicht – nicht kleiner als beim Erwachsenen, sondern bezogen auf das Körpergewicht gleich: Atemzugvolumen (Vt) = 6–8 ml/kg, pulmonale Compliance = 1–2 ml/mbar*kg.**
   - Mit druckkontrollierter Beatmung (PCV) lässt sich auch ohne Kenntnis physiologischer Normalwerte ein annähernd physiologisches altersentsprechendes Tidalvolumen (Vt) erzielen.
   - Eine druckunterstützte Beatmung (PSV/ASB) kann im Rahmen der nichtinvasiven Ventilation (NIV) im Notfall mit den gleichen Starteinstellungen für die Beatmungsdrucke erfolgen wie beim Erwachsenen.

- **Der Sauerstoffverbrauch eines Neugeborenen ist mit 6 ml/kgKG/min doppelt so hoch, die funktionelle Residualkapazität (FRC, Restvolumen nach Ausatmung = Sauerstoffreserve) ist deutlich kleiner als bei Erwachsenen**
   - Bei Säuglingen und Kleinkindern kommt es während der Narkoseeinleitung und bei respiratorischen Zustandsverschlechterungen daher selbst bei guter Vorbereitung rasch zu einem kritischen Abfall der Sauerstoffsättigung! (Abb. 1.1)

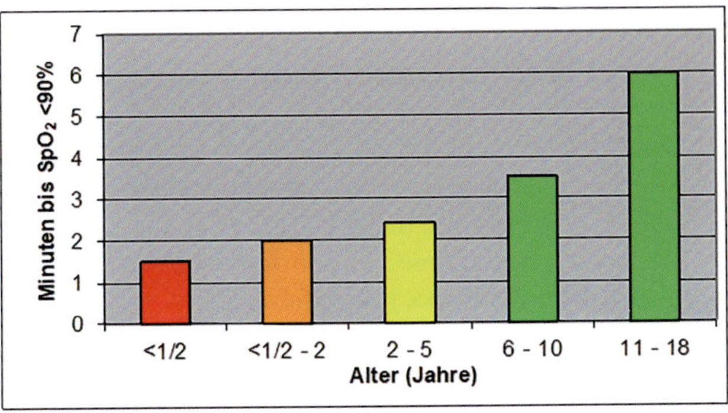

Abb. 1.1 Zeit bis Entsättigung < 90 % [min] gesunder Kinder nach 2 min Präoxygenierung mit 100 % Sauerstoff [*mod. nach* Patel R, Lenczyk M, Hannallah S, McGill WA (1994) Age and the onset of desaturation in apnoeic children. Can J Anaesth 41:771–774]

- Bei plötzlichen Zustandsverschlechterungen mit erhöhter Atemarbeit und verminderter Vigilanz muss im Zweifelsfall sofort mit einer assistierten Maskenbeatmung mit 100 % Sauerstoff begonnen werden. (Bei Kindern gilt: „Wer sich eine assistierte Beatmung gefallen lässt, braucht sie auch!“)
- Im Rahmen einer Narkoseeinleitung muss sofort nach Bewusstseinsverlust mit einer drucklimitierten Maskenbeatmung mit 100 % Sauerstoff begonnen werden.
- Intubationsversuche müssen zeitlich limitiert bleiben und vor dem kritischen Abfall der Sauerstoffsättigung abgebrochen werden.

Oxygenierung ist wichtiger als Intubation!

1

1.3 Pathophysiologische Besonderheiten und ihre Konsequenzen

- **Das Notfallereignis ist bei Kindern meist nicht Endstrecke eines protrahierten Krankheitsverlaufes (z. B. COPD, Herzinsuffizienz) wie in der Erwachsenennotfallmedizin, sondern ein Akutereignis (z. B. Krupp-Syndrom, Krampfanfall, Trauma).**
  - Die Anamnese ist oft kurz oder leer, relevante Hinweise durch einen Medikamentenplan ergeben sich meist nicht. Die klinische Beurteilung spielt daher eine größere Rolle.
  - Umgekehrt führen aber nichtinvasive Behandlungsstrategien (z. B. inhalative Therapie, assistierte Beatmung) viel häufiger zur Stabilisierung, als das bei Erwachsenen der Fall ist.

Die „Top 3" Krampfanfälle, Atemstörungen und Traumata machen gut 80 % aller Kindernotfälle aus!

- **Ventilationsstörung – ein relevanter Abfall der Sauerstoffsättigung ist oft ein Spätsymptom (**Tab. 1.1**)**
  - Zur Beurteilung der respiratorischen Insuffizienz ist die pulsoxymetrische Sättigung alleine nicht aussagekräftig, da sie nur die Oxygenierung repräsentiert. Zusätzlich muss die Ventilation durch Beobachtung von Atemfrequenz, -mechanik und Vigilanz sowie mittels Kapnographie überwacht werden.

Tab. 1.1 Früh- und Spätsymptome der respiratorischen Insuffizienz bei Kindern

Frühsymptome	Spätsymptome
Schwitzen	Zyanose
Nasenflügeln	Motorische Unruhe
Tachypnoe	Bradypnoe
Husten, Heiserkeit	Lippenbissverletzungen
Inspiratorischer Stridor	Bewusstseinstrübung
Inspiratorische Einziehungen	Geringe Thoraxexkursionen
Exspiratorisches Giemen	Bradykardie
Paradoxe Atmung/inverse Atmung	Schnappatmung

- **Ein wichtiges Leitsymptom der akuten Atemwegsobstruktion ist der Stridor. Er entsteht, wenn die Strömungsgeschwindigkeit der Luft aufgrund einer Engstelle stark ansteigt. Es handelt sich um ein Frühsymptom der respiratorischen Insuffizienz bei noch erhaltenem Luftstrom.**
  - Oft ist Stridor als Leitsymptom bereits ohne Stethoskop hörbar.
  - Stridor ist meist mit Zeichen der erhöhten Atemarbeit (Nasenflügeln, juguläre, thorakale, epigastrische Einziehungen, Tachypnoe) verbunden. Je länger und je ausgeprägter die erhöhte Atemarbeit besteht, desto höher ist die Gefahr der akuten respiratorischen Dekompensation.

- Inspiratorischer Stridor deutet eher auf ein extrathorakales, exspiratorischer Stridor eher auf ein intrathorakales Problem hin.
- Ein in- *und* exspiratorischer Stridor (biphasischer Stridor) kommt bei einer kritischen Engstelle der Atemwege vor und muss als Alarmzeichen gewertet werden!
- Nachlassender Stridor kann Folge zunehmender Erschöpfung sein, da mit zunehmender Atemarbeit die Strömungsgeschwindigkeit abnimmt.

- **Der „Worst Case", also der Atem-Kreislauf-Stillstand ist bei Kindern deutlich seltener als bei Erwachsenen. Er tritt fast immer sekundär, z. B. als Folge von Hypoxie auf und ist daher durch rechtzeitige Intervention meist vermeidbar.**
  - Auch für Profis in der Kindermedizin ist die kardiopulmonale Reanimation eine seltene Intervention abseits jeder Routine!
  - Die Beatmung hat bei der Kinderreanimation einen höheren Stellenwert, als bei der Reanimation von Erwachsenen. Eine „Compression-Only-CPR" wird nicht empfohlen.
  - Die Vermeidung des Atem-Kreislauf-Stillstands durch adäquate Interpretation von Warnzeichen und rechtzeitige Intervention ist entscheidend.

- **Ein kritischer Volumenmangel, z. B. bei Trauma oder Gastroenteritis, kann von Kindern sehr viel länger ohne Blutdruckabfall kompensiert werden als von Erwachsenen. Erst nach ca. 30 % Volumenverlust kommt es zum Blutdruckabfall und danach oft zur raschen Dekompensation.**

- Neben der Anamnese gibt v. a. die ab etwa 15 % Volumenverlust verlängerte Rekapilarisierungszeit (> 2 s) den Hinweis auf ein C-Problem.
- Da bei Kindernotfällen Stress, Angst und Schmerzen eine Rolle spielen, hilft auch die erhöhte Herzfrequenz als Schockzeichen nicht weiter.

1.4 Sonstige Besonderheiten und ihre Konsequenzen

- **Der Kindernotfall stellt eine Stresssituation dar – nicht nur für das betroffene Kind, sondern auch für Eltern und Bezugspersonen, aber auch für das Notfallteam.**
  - Oberste Priorität ist es, alle Beteiligten (also auch sich selbst und das eigene Team) zu beruhigen – das ist der erste therapeutische Schritt!
  - Zentral ist die Beurteilung des Kindes aus der Distanz (➔ s. pädiatrisches Beurteilungsdreieck). Es sollten nur die Untersuchungen durchgeführt werden, die unmittelbar einen Erkenntnisgewinn oder eine therapeutische Konsequenz haben. (Wenn z. B. ein Stridor schon aus der Distanz hörbar ist, bringt die zusätzliche Auskultation keinen diagnostischen Mehrwert, stresst aber das Kind und kann so die Situation potenziell verschlechtern.)
  - Diagnostische Standardmaßnahmen aus der Erwachsenenmedizin, wie z. B. die Blutdruckmessung sorgen aber nicht nur für Angst und Stress, sondern haben auch nur eine eingeschränkte Aussagekraft (unpassende Manschettengröße, Abwehrbewegungen des Kindes, mangelnde Kenntnis der Normalwerte, geringe therapeutische Konsequenz).

- Gleiches gilt für therapeutische Standardmaßnahmen: Die Anlage eines i.v.-Zugangs kann für alle Beteiligten zur Ausnahmesituation werden und sollte daher nur bei unmittelbarer therapeutischer Notwendigkeit erfolgen – dies ist bei den meisten Kindernotfällen nicht der Fall!

- **Säuglinge und Kleinkinder sind in Notfallsituationen selten kooperativ, können Schmerzen nicht lokalisieren und lassen aus Angst eine Untersuchung kaum zu.**
  - Standardmäßiges „Verkabeln" bringt nur Stress und keine Erkenntnis!
  - Pulsoxymetrie, Beobachtung und Gespräch mit der Bezugsperson reichen (zunächst) aus und beruhigen die Situation.

- **Extreme Variation von Körpergröße und Gewicht (Neugeborenes 3 kg → 13 Jahre 40 kg)**
  - Normalwerte der Vitalfunktionen sind oft nicht bekannt. Statt numerischen Werten sollte zur Beurteilung der Gesamteindruck im Rahmen des pädiatrischen Beurteilungsdreiecks herangezogen werden.
  - Die Dosierung von Medikamenten, Volumen und Energie weichen um bis zu Faktor 20 vom Erwachsenenalter ab.

Zur Dosierung sollte unbedingt eine kognitive Hilfe (körperlängenbasierte Dosierhilfe) herangezogen werden!

Erkennen des kritisch kranken Kindes

2.1 Blickdiagnosedreieck

- Instrument zur strukturierten notfallmedizinischen Ersteinschätzung von Kindern ohne Erhebung von Vitalparametern (▪ Abb. 2.1)
- Entwickelt von der American Academy of Pediatrics (AAP)
- Anwendung dauert max. 30 s
- Keine Hilfsmittel wie Stethoskop, EKG-Monitor, SpO_2 oder Ähnliches notwendig
- Beurteilung von Allgemeinzustand, Atemarbeit und Hautperfusion
- Die Beeinträchtigung eines dieser drei Kriterien stellt ein Alarmzeichen dar, bei Beeinträchtigung von mehreren Kriterien ist das Kind kritisch krank

F. Hoffmann, B. Landsleitner, *Kindernotfall-ABC*,
https://doi.org/10.1007/978-3-662-67460-4_2

2

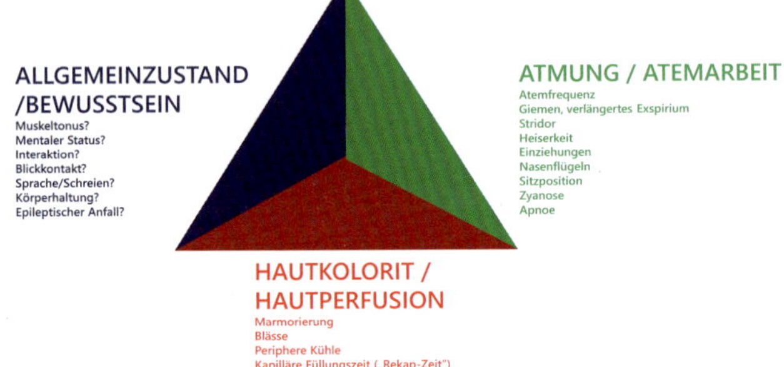

Abb. 2.1 Blickdiagnosedreieck zur klinischen Erstbeurteilung eines Kindes

- Im Anschluss erfolgt dann die strukturierte Abarbeitung des ABCDE-Algorithmus
- Unterscheidung in zwei verschiedene Algorithmen
  - Kritisch krankes Kind (Reaktion+ = Kreislauf+)
  - Kind mit Kreislaufstillstand („Reanimations-Algorithmus")

2.2 ABCDE-Algorithmus der systematischen Untersuchung und Behandlung des kritisch kranken Kindes

- Ziel des Algorithmus „Kritisch krankes Kind" ist eine rasche Erkennung lebensbedrohlicher Probleme und deren sofortige Behebung, um einen drohenden Atem-Kreislauf-Stillstand zu verhindern (Abb. 2.2).

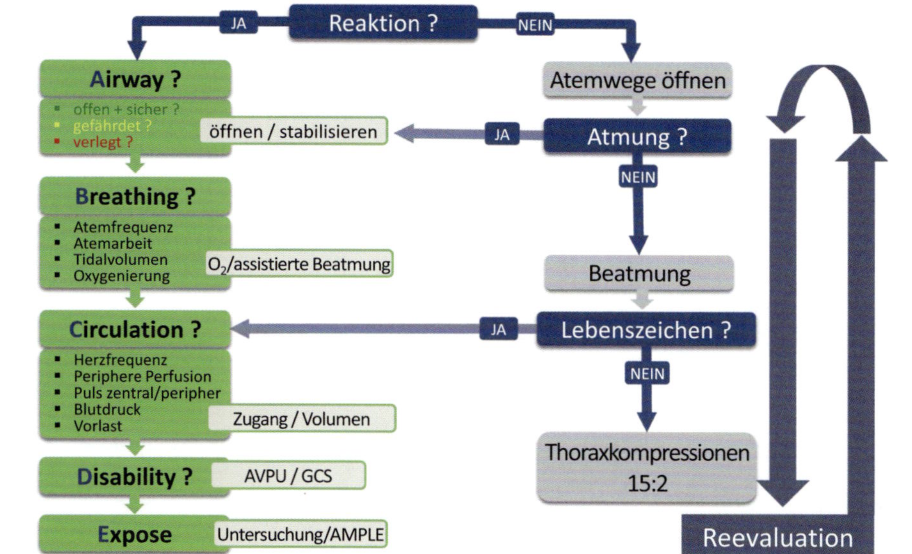

Abb 2.2 Algorithmus zum Erkennen des kritisch kranken Kindes

2.2.1 A = Airway/Atemweg beurteilen

- 3 Fragen:
  - **Offen + sicher?**
  - **Gefährdet?**
  - **Verlegt?**
- Ein biphasischer Stridor (in- *und* exspiratorisch) ist immer Hinweis auf eine kritische obere Atemwegsobstruktion
- Kein blindes Auswischen der Mundhöhle
- Korrekte Lagerung des Kopfes in Neutralposition (Säuglinge) bzw. Überstreckung (Kleinkinder/Kinder)
- Bei Säuglingen und Kleinkindern ggf. Rolle unter die Schultern zum Ausgleich des ausladenden Hinterkopfs
- Bei Bewusstseinstrübung ggf. Öffnen der Atemwege durch Esmarch-Handgriff
- Bei neurologischer Beeinträchtigung, Sedierungsüberhang etc. ggf. Einsatz eines Wendl-Tubus (Cave: nicht bei V. a. Schädelbasisfraktur)
- Bei tiefer Bewusstlosigkeit und Indikation zur kontrollierten Beatmung ➔ Anwendung des Guedel-Tubus

2.2.2 B = Breathing/Atmung beurteilen

- **4 Fragen:**
  - **Atemfrequenz?**
  - **Atemarbeit?**
  - **Tidalvolumen?**
  - **Oxygenierung?**

- Altersabhängige Atemfrequenz beachten (Sgl. 30/min, Kleinkind ca. 20/min, Jugendlicher 14/min)
- Atemfrequenz messen und dokumentieren
- Bradypnoe als Hinweis auf drohende Erschöpfung
- Auf Zeichen erhöhter Atemarbeit achten: juguläre, interkostale und subkostale Einziehungen, Nasenflügeln
- Eine gut sichtbare, regelmäßige und atemsynchrone Thoraxhebung (oder abdominelle Hebung v. a. bei Säuglingen) bedeutet auch einen guten Lufteintritt (gutes Tidalvolumen)

  Eine Seitendifferenz lässt sich oft besser an der Beobachtung der Thoraxexkursionen erkennen als durch Auskultation. ➔ Seitendifferente Thoraxhebungen sind immer verdächtig auf Fremdkörperaspirationen oder Pneumothorax
- Bei sichtbarer Zyanose (Ausnahme: Kinder mit zyanotischen Herzfehlern) sofortiger Handlungsbedarf, da Hypoxie die häufigste Ursache für Reanimationssituationen im Kindesalter darstellt
- Eine nicht sichtbare Zyanose schließt eine schlechte Sauerstoffsättigung nicht aus ➔ Sättigungsmessung etablieren (häufig aufgrund kindlicher Gegenwehr/Bewegungen schwierig)
- O_2-Gabe bevorzugt über Maske mit Reservoir (10–15 l/min O_2-Fluss aufdrehen ➔ je nach Dichtigkeit der Maske bis zu 90 % FiO_2)
- Bei fehlender Besserung und/oder fortschreitender Erschöpfung ➔ großzügige Indikationsstellung zur assistierten Beutel-Masken-Beatmung mit Reservoir (vgl. ▶ Abschn. 8.5.3)

2.2.3 C = Circulation/Kreislauf beurteilen

2

- **5 Fragen:**
  - **Herzfrequenz?**
  - **Periphere Perfusion?**
  - **Puls zentral/peripher?**
  - **Blutdruck?**
  - **Vorlast?**
- Tachykardie ➔ Schockzeichen, aber auch unspezifisch bei Fieber, Schmerzen, Aufregung etc.
- Marmorierung der Haut und/oder kalte Extremitäten ➔ Hinweis auf Zentralisierung mit reduzierter peripherer Perfusion
- Die kapilläre Füllungszeit („Rekap-Zeit") als sehr früher Hinweis auf eine Störung der Mikrozirkulation der Haut
  - Rekap-Zeit: normal <3 s➔ ≥3 s sicher pathologisch = Schock), am besten über Sternum oder Stirn messen (5 s Druck auf das Kapillarbett, anschließende Beobachtung bis zur kompletten Reperfusion), Zeit möglichst stoppen, nicht schätzen)
- Pulse bei Kindern schwierig zu tasten, häufig Leistenpuls der A. femoralis am leichtesten tastbar
- Blutdruckmessung:
  - Wird häufig in der Akutsituation nicht toleriert ➔ Beschränkung auf Rekap-Zeit und andere Kreislaufzeichen
  - Gelingt nur mit richtiger Manschettengröße (ca. 2/3 der Oberarmlänge), häufig nicht verfügbar in Akutsituation ➔ bei zu großer Manschette: alternativ Messung am Unterschenkel möglich

  - Ziel ist ein mittlerer arterieller Blutdruck von 55–60 mmHg für Kinder < 1 Jahr sowie > 60 mmHg für Kinder ab 1 Jahr
  - Blutdruck kann selbst bei ausgeprägter Schocksituation noch normal sein, da Kinder diesen extrem lange kompensieren können (bis ca. 30 % Blut-/Volumenverlust)
- Bei kardialer Funktionseinschränkung kann es zur Erhöhung der Vorlast kommen ➔ auf gestaute Halsvenen und Lebergröße achten
- Die Anlage eines i.v.-Zugangs im Kindesalter kann sehr schwierig sein (max. 2 Versuche und/oder 5 min)
- Bei mangelnder Erfolgsaussicht oder frustranem Versuch und akuter Lebensbedrohung ➔ frühzeitig auf intraossären Zugang wechseln
- Volumenbolus: 10–20 ml/kgKG einer kristalloiden Lösung (z. B. VEL, Ringer-Acetat etc.)

2.2.4 D = Disability/Neurologie beurteilen

- **4 Fragen:**
  - **Bewusstseinszustand?**
  - **Pupillen?**
  - **Blutzucker?**
  - **Epileptischer Anfall?**
- Dokumentation des Bewusstseinszustands mit Hilfe des AVPU-Scores (▣ Abb. 2.3)
- Pädiatrische Modifikationen der Glasgow Coma Scale (pGCS) verfügbar, GCS aber nur für SHT evaluiert und schwierig übertragbar auf andere Bewusstseinsstörungen

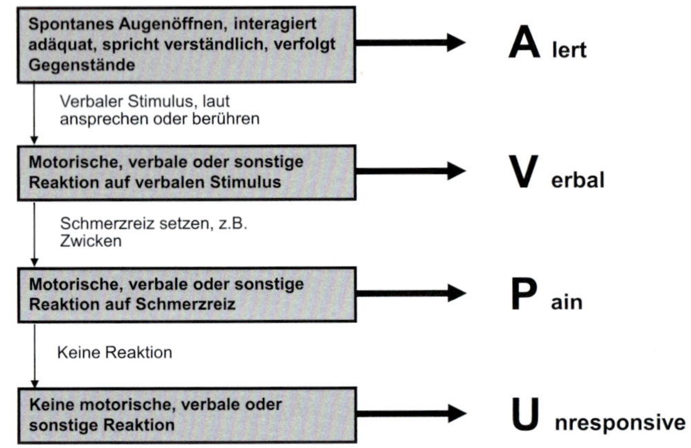

Abb. 2.3 AVPU-Score

- Dokumentation Pupillen (Größe, Seitenvergleich, direkte und indirekte Pupillenreaktion)
- Symmetrische Spontanmotorik?
- Blutzuckermessung
- Meningismus? (Cave: Meningismus kann aber gerade bei Kleinkindern und Säuglingen völlig fehlen)
- Hinweis auf epileptischen Anfall (Cave: nichtkonvulsiver Status epilepticus, d. h. Anfall ohne äußerlich sichtbare Muskelzuckungen, Augen offen, nicht ansprechbar)
- Häufig postiktaler Dämmerzustand nach epileptischem Anfall (Augen geschlossen, Muskeltonus normal, keine Blickdeviation)

2.2.5 E = Expose/Environment

- Auf Wärmeerhalt achten (Merke: Ein Neugeborenes kühlt bei 21°C genauso schnell aus wie ein Erwachsener bei 0°C!)
- Entkleiden und körperliche Untersuchung
- Anamneseerhebung mittels Akronym „SAMPLER“
  - **S**ymptome
  - **A**llergien
  - **M**edikation
  - **P**atienten-Vorgeschichte
  - **L**etzte Mahlzeit
  - **E**reignisse vor dem Vorfall
  - **R**isikofaktoren

Für das Erkennen des kritisch kranken Kindes ist v. a. die Anwendung des pädiatrischen Behandlungsdreiecks zielführend. Apparative Diagnostik kann kontraproduktiv und/oder irreführend sein und sollte zurückhaltend und zielgerichtet eingesetzt werden!

Umgang mit Eltern

Häufig sind bei der präklinischen Erstversorgung die Eltern des zu versorgenden Kindes anwesend. Dadurch sind eine indirekte Einflussnahme auf das Kind (Beruhigung) und die Anamneseerhebung möglich. Bei kritischen Situationen oder Reanimation können die Emotionen der Eltern die Versorgung aber auch durchaus erschweren.

Es gibt eine Diskussion, inwieweit Eltern auch bei **dramatischen Versorgungssituationen** (wie einer Reanimation) am Kind zugegen sein sollen. In der Praxis ist es häufig so, dass eine kurze Erklärung über die durchzuführenden Maßnahmen und eine fest ausgesprochene Bitte, die Maßnahmen nicht zu behindern und daher einige Schritte, z. B. an die Tür des Zimmers zurückzutreten, das richtige Vorgehen sind.

Häufig können Eltern aber auch in die klinische Erstversorgung eingebunden werden (z. B. Halten der Infusion etc.) und haben somit das Gefühl, ihrem Kind helfen zu können. Entgegen der weit verbreiteten Meinung, Eltern durch Herausschicken aus dem Raum vor den schlimmen Eindrücken zu schützen, führt die Anwesenheit von Eltern zu einer besseren Verarbeitung einer solchen Situation (sie sehen, dass alles für ihr Kind getan wird).

F. Hoffmann, B. Landsleitner, *Kindernotfall-ABC*,
https://doi.org/10.1007/978-3-662-67460-4_3

Am günstigsten ist es, wenn eine Person explizit damit beauftragt wird, sich um die Eltern zu kümmern.

Dies wird nicht immer kontinuierlich möglich sein, häufig reicht es auch, den Eltern immer wieder eine kurze Zwischeninformation zu geben.

Die Eltern sollen unbedingt (kurz) über geplante Maßnahmen etc. informiert werden.

In der Regel wird das Vorgehen der Notärztin gegenüber den Eltern korrekt sein, wenn sie sich vorstellt, ihr eigenes Kind wäre betroffen und sie wäre als Elternteil involviert.

Vor Einleitung zusätzlicher Maßnahmen oder beim Abtransport müssen erklärende Worte für die Eltern gefunden werden. Es ist darauf zu achten, dass die Eltern, wenn irgendwie möglich, im Rettungswagen mitgenommen werden oder ansonsten möglichst nicht selbst mit dem eigenen Pkw hinterherfahren und dabei womöglich sich selbst und andere gefährden.

Bei dramatischen Versorgungssituationen wie Reanimation oder Polytrauma empfiehlt es sich, die Eltern ggf. frühzeitig durch ein Kriseninterventionsteam betreuen zu lassen.

Nach der Übergabe des Patienten im Krankenhaus soll die Notärztin noch einmal ein kurzes zusammenfassendes Gespräch mit den Eltern suchen und dabei die wesentlichen Punkte des Ablaufes und mögliche prognostische Einschätzungen darstellen.

Team Resource Management

4.1 Kernpunkte

- Behandlung kritisch kranker oder verletzter Kinder ist häufig zeitkritisch
- Herausforderungen für die jeweiligen Behandlungsteams sind: Erkennen des medizinischen Problems, Festlegen einer gemeinsamen Arbeitshypothese, strukturierte Planung der Notfalltherapie, regelmäßige Reevaluation
- Dynamische Verläufe mit häufig sich rasch verschlechternden Zuständen
- Zumeist ad hoc zusammengesetzte interprofessionelle und/oder interdisziplinäre Teams
- Neben medizinischem Fachwissen sind daher Kompetenzen notwendig, die die Übermittlung und effektive Anwendung dieses Wissens und damit die Patientensicherheit optimieren
- Nichtmedizinische Fertigkeiten = Team Resource Management (TRM) oder Crew Resource Management (CRM)
- Übersicht der wichtigsten CRM-Leitsätze (▣ Abb. 4.1)

F. Hoffmann, B. Landsleitner, *Kindernotfall-ABC*,
https://doi.org/10.1007/978-3-662-67460-4_4

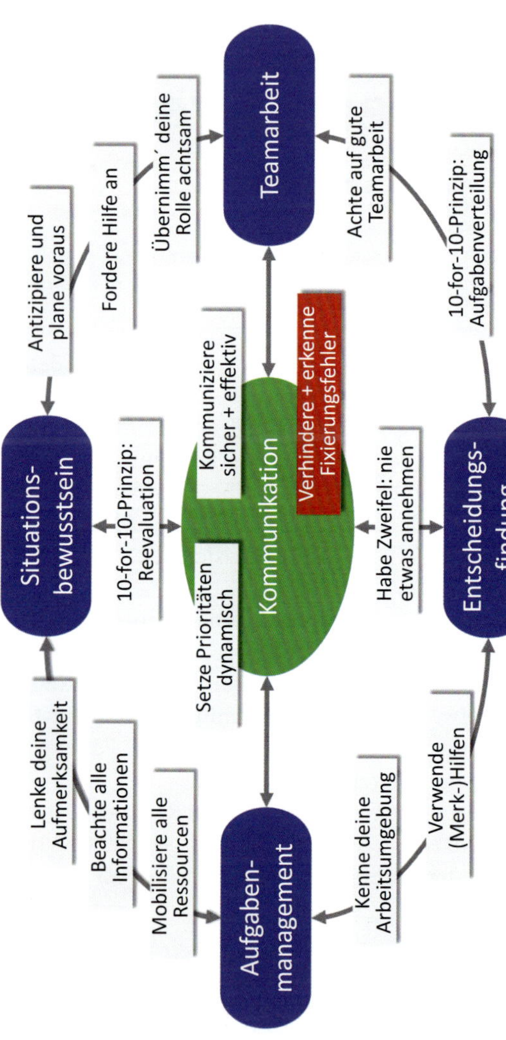

Rall M, Gaba D (2009) Human Performance and Patient Safety, in Miller'sAnesthesia, 7.Aufl. Elsevier, ChurchillLivingstone,Philadelphia, S93–150

Abb. 4.1 CRM-Leitsätze. modifiziert nach (Rall und Gaba 2009)

- Häufig scheitert die Versorgung nicht am fehlenden medizinischen Wissen, sondern an der praktischen Umsetzung einer einfachen, sicheren und effektiven Therapiestrategie
- Zunehmender Fokus auf Training und Ausbildung dieser nichtmedizinischen Herausforderungen von Teamversorgungen
- Fokus auf realistisch umsetzbaren Maßnahmen mit maximal möglicher Effektivität und geringstmöglichem Patientenrisiko

4.2 Häufigste TRM-Stolpersteine in der Kindernotfallversorgung

4.2.1 Closed-loop-Kommunikation

- Gesagtes wird häufig nicht gehört und/oder inhaltlich nicht verstanden, Verstandenes wird oft nicht adäquat umgesetzt → geschlossene Kommunikation zur Vermeidung von Informationsverlusten
- Zur sogenannten „closed-loop comunication" gehören folgende Punkte:
  - **Laute und klare Weitergabe der Nachricht durch die Absenderin** („call out")
  - **Klare Nennung die Empfängerin** (Name, Rolle), meiden von Aussagen wie „Kann mal jemand …", da sich dann ggf. niemand oder mehrere Personen angesprochen fühlen und der Auftrag entweder nicht oder gar mehrfach erledigt wird

- **Bestätigung der Nachricht durch die Empfängerin** („ich kümmere mich um …")
- **Rückversicherung der Absenderin**, dass auch tatsächlich verstanden wurde, was gesagt wurde („Check-back")
- **Mündliche Bestätigung durch die Absenderin**, dass die Empfängerin die Nachricht erhalten und richtig interpretiert hat („loop closure")

4.2.2 Team-Time-outs

- Regelmäßige Team-Time-outs helfen, alle Teammitglieder auf dem Laufenden zu halten
- Kann zu jedem Zeitpunkt einer Patientenversorgung geschehen
- **Briefing** (Vorbesprechung)
  - Bei angekündigtem Notfall während der Anfahrt im Rettungsdienst oder vor Eintreffen des Kindes in der Klinik
  - Antizipation, was das Team erwarten kann, Absprache von Vorbereitungen
  - Bei bestmöglicher Vorbereitung kann man frühzeitig auf Verschlechterungen reagieren und nimmt somit Stress vom Team
- **STOPP-Sequenz (10 s für 10 min, „10-for-10", Team-Time-out)**
  - Gut einsetzbar nach initialer Evaluation des Patienten, bei Zustandsveränderungen oder vor und nach komplexen Interventionen (z. B. Notfallnarkose) sowie bei Problemen

- Alle Personen, die an der Versorgung beteiligt sind, sollen an den Team-Time-outs teilnehmen, um alle Informationen zu erhalten und eigene Ideen einzubringen (Ausnahme: Teammitglieder, die lebensnotwendige Prozeduren wie Thoraxkompressionen oder Beatmung durchführen)
- Kann und soll von jedem Teammitglied eingefordert werden und wird optimalerweise laut angekündigt

Ablauf eines Team-Time-outs („10 for 10")

- Wie ist der aktuelle Patientenzustand?
- Was wurde bisher gemacht?
- Wie ist die Arbeitshypothese/Verdachtsdiagnose?
- Was sind die geplanten nächsten Maßnahmen?
- Wer übernimmt welche Aufgaben (einschließlich der Teamleader-Position)?
- Werden weitere Ressourcen benötigt?
- Gibt es weitere Ideen oder Bedenken?

T.E.A.M. als Weiterentwicklung des „10 for 10": Time-out – Evaluation – Antizipation – Mitteilung

- **Debriefing** (Nachbesprechung) → Kap. 20

4.2.3 Speaking-up (Teamkultur)

- Alle Teammitglieder sollen jederzeit Zweifel oder Alternativvorschläge zum Ausdruck bringen

- Diese Form der Kommunikation wird „Speaking-up" genannt
- Speaking-up sollte von der Teamleitung immer aktiv eingefordert werden („Fällt euch noch etwas ein?", „Was denkst du/was denkt ihr?", „Haben wir noch etwas übersehen?")
- Mit Speaking-up sollte immer respektvoll und wertschätzend umgegangen werden
- Hürden im Alltag stellen das Gefühl der Kompetenzüberschreitung oder Angst vor negativem Feedback dar
- Botschaften und Begründungen für die jeweilige Beobachtung oder Idee geben
- Besonders geeignet hierfür sind Ich-Botschaften („Ich mache mir Sorgen, weil …", „Ich denke, wir sollten …", „Ich habe beobachtet, dass …"), da diese die eigene Meinung und Sorge widerspiegeln und keine Kritik formulieren.

Speaking-up-Verhalten – also das explizite und deutliche Äußern von Bedenken und Ideen – ist sowohl Aufgabe jedes einzelnen Teammitglieds als auch der Teamleitung!

4.2.4 Fixierungsfehler vermeiden

- Fixierungsfehler passieren häufig in komplexen Situationen. Wir erkennen sie aber nicht als Fehler, weil wir so vollständig auf ein Problem oder eine Maßnahme fixiert sind, dass wir Alternativen übersehen und Prioritäten falsch setzen („Tunnelblick")

- Häufigster Fixierungsfehler bei lebensbedrohlichen Kindernotfällen: Fixierung auf Unbekanntes oder Invasives (z. B. Intubation, i.o.-Zugang) anstelle von einfach erlernbaren und nichtinvasiven Maßnahmen (z. B. Beutel-Maske-Beatmung, Larynxmaske, intranasale Medikamentenapplikation etc.)
- Außerdem häufig Fixierung auf Diagnose: „Es kann nur diese Diagnose sein“ oder „Diese Diagnose ist es auf keinen Fall“
- Auch Problemleugnung stellt eine Form von Fixierungsfehler dar: „Die Sauerstoffsättigung beträgt 78 %, die kann aber nicht stimmen, das Kind sieht ja rosig aus“)
- Möglichkeiten zur Verhinderung von Fixierungsfehlern:
  - Team-Time-outs: „Haben wir irgendwelche möglichen Diagnosen übersehen?“ oder „Hat jemand im Team noch Ideen zur Diagnose?“ oder „Sind wir uns einig, dass wir es hier mit … zu tun haben?“
  - Wurde die Versorgung unterbrochen, von der Versorgung abgelenkt oder das Team mit Informationen überladen?
  - Wurde die Diagnose von jemand anderem übernommen?
  - Gibt es Unterlagen, Werte oder Informationen aus dem Team, welche noch nicht einbezogen wurden?

4.2.5 Situationsbewusstsein

- Hierzu gehören viele Aspekte eines guten Teamworks (Antizipation und Planung von weiteren Schritten,

Anfordern weitere Hilfe, Verwenden aller Informationen, Lenken von Aufmerksamkeit)
- Wichtig ist die Konzentration auf Maßnahmen (z. B. „Achtung, wir haben Probleme bei der Oxygenierung. Wir müssen jetzt alle Konzentration auf die Optimierung der Maskenbeatmung setzen")

4.2.6 Merkhilfen verwenden

- Gewichtsadaptierte Dosierung von Medikamenten und unterschiedliche Dosierungen je nach Applikationsweg sind große Herausforderungen
- Ausrechnen der korrekten Dosis in zeitkritischen Stresssituationen birgt ein hohes Fehlerpotenzial
- Im Sinne der Patientensicherheit ist es unumstritten, dass die Anwendung kognitiver Hilfsmittel Fehldosierungen bei Medikamenten vermeiden kann
- Gewichts- oder längenadaptierte Medikamentenlisten sollten unbedingt die Absolutmenge des Medikaments in ml enthalten, um eine Fehlerebene (Umrechnung von mg in ml) zu eliminieren
- Durch den (weitgehenden) Verzicht auf Verdünnungen kann eine weitere Fehlerebene eliminiert werden
- Es gibt zahlreiche Merkhilfen (digital oder analog); bei unbekanntem Patientengewicht braucht man zu allen Produkten ein Maßband zur Messung der Körperlänge

- Systematik dieses Buches richtet sich nach der aktuellen DIVI-Kindernotfallkarte (https://www.divi.de/joomlatools-files/docman-files/publikationen/kinder-und-jugendmedizin/2023-08-divi-kindernotfallkarte.pdf)
- Digitale Version der DIVI-Kindernotfallkarte als **DIVI-Kindernotall-App** zum Download in den App-Stores

Die Anwendung der jeweiligen kognitiven Hilfe/Merkhilfe muss vorher geübt und trainiert werden!

Literatur

Rall M, Gaba D (2009) Human performance and patient safety. In: Miller's Anesthesia, 7. Aufl. Elsevier, Churchill Livingstone, Philadelphia, S S93–S150

Skills

Inhaltsverzeichnis

Analgesie und Analgosedierung

5.1 Kernpunkte

- **Ziel**

Schmerzen sollen frühzeitig erkannt und effektiv behandelt werden; gelegentlich ist auch eine leichte zusätzliche Sedierung erwünscht. Dabei sollen Schutzreflexe, Atmung und Kreislauf nicht beeinträchtigt werden.

- **Alarmierungsgrund**

Schmerzen bei Frakturen, Verbrühungen oder sonstigen Verletzungen – Schmerzen aus innerer Ursache sind deutlich seltener.

- **Typische Probleme**

- Starke Schmerzen bedeuten nicht nur für das betroffene Kind, sondern auch für Bezugspersonen und oft ebenfalls für das Notfallteam Stress und Angst.

F. Hoffmann, B. Landsleitner, *Kindernotfall-ABC*,
https://doi.org/10.1007/978-3-662-67460-4_5

- Das Legen eines i.v.-Zugangs ist bei Kindern technisch anspruchsvoller, führt zu weiteren Schmerzen sowie möglicherweise Gegenwehr und ist daher meist keine schnelle Lösung.
- Einerseits kann die Angst vor Nebenwirkungen der verwendeten Medikamente (z. B. Atemdepression) zur Unterdosierung, andererseits können die (mutmaßlichen) Erwartungen von Kind und Bezugspersonen zur Überdosierung verleiten.
- Kinder sind in der Notfallsituation selten nüchtern.
- **Schmerzmessung**: Je jünger das Kind und je größer die Aufregung, desto schwieriger kann es sein, Schmerz und Angst zu unterscheiden. Für Kinder unter 4 Jahren hilft die „Kindliche Unbehagens- und Schmerzskala" (KUSS) bei der Fremdeinschätzung der Schmerzen (◘ Tab. 5.1). Hier gilt der Grundsatz: solange Schmerzen nicht sicher auszuschließen sind, sollten sie angenommen und effektiv behandelt werden.
- **„Off-label use"**: Nicht alle Analgetika sind für alle Altersgruppen und Applikationsformen (i.n./i.o.) zugelassen. Dies sollte jedoch keinesfalls von der Anwendung bewährter Medikamente oder Applikationswege abhalten! Im klinischen Routinebetrieb wird über den Off-label use aufgeklärt, im Notfall ist dies oft nicht möglich bzw. sinnvoll.

▪ Setting

- Bei eher größeren Kindern, denen das Vorgehen erklärt werden kann und eher isolierter Verletzung (z. B. Fraktur nach Fahrradsturz), steht die reine An-

Tab. 5.1 Kindliche Unbehagens- und Schmerzskala (KUSS)

Parameter	Beobachtung	Punkte
Weinen	Gar nicht Stöhnen, jammern, wimmern Schreien	0 1 2
Gesichtsausdruck	Entspannt, lächelt Mund verzerrt Mund und Augen grimassieren	0 1 2
Rumpfhaltung	Neutral Unstet Aufbäumen, krümmen	0 1 2
Beinhaltung	Neutral Strampelnd, tretend An den Körper gezogen	0 1 2
Motorische Unruhe	Nicht vorhanden Mäßig Ruhelos	0 1 2

algesie im Vordergrund – hier empfiehlt sich der Einsatz von Opioiden (z. B. Fentanyl).

- Bei Säuglingen/Kleinkindern und/oder stressiger Gesamtsituation (z. B. Verbrühung im häuslichen Umfeld) ist Esketamin neben einer effektiven Analgesie durch seinen zusätzlichen sedierenden Effekt vorteilhaft. Die bei Erwachsenen beschriebenen psychomimetischen Nebenwirkungen sind insbesondere bei kleineren Kindern selten und meist nicht interventionsbedürftig. Die bewährte Kombination mit einem Benzodiazepin kann aber in allen Altersstufen erfolgen.

5

Wichtig

Obwohl eine Analgesie bzw. Analgosedierung bei adäquater Auswahl von Medikament, Applikationsweg und Dosierung selten zu Atemdepression oder Beeinträchtigung der Schutzreflexe führt, muss trotzdem eine Basis-Notfallausrüstung mit funktionsfähigem Absauger und Beatmungsbeutel mit passender Maske jederzeit griffbereit sein!

Als Monitoring sollte mindestens die SpO_2 gemessen werden. Nasenbrillen mit integrierter Kapnographie ermöglichen die Messung des endtidalen CO_2 und detektieren somit Apnoe oder Hypoventilation deutlich vor dem Sättigungsabfall!

5.2 Analgesie/Analgosedierung *ohne* i.v.-Zugang

- **Intranasal**
  - Vergleichbar effektiv, wie intravenös gegeben, mit langsamerer Anschlagszeit (Wirkmaximum ca. 5–15 min)
  - **Nasalzerstäuber**: Für die intranasale Applikation mittels eines Zerstäubers (Mucosal Atomization Device, LMA MAD nasal™, Teleflex Medical GmbH oder DART, Intersurgical GmbH, St. Augustin) sind Wirksamkeit und Dosierung u. a. für Fentanyl, Midazolam und Esketamin/Ketamin gut belegt.

- **Wirkeintritt** nach ca. 5 min und damit letztlich schneller als intravenös, weil die vorherige, ggf. zeitaufwendige Anlage eines i.v.-Zugangs entfällt.
- **Titration**: Bei unzureichender Analgesie sollte die berechnete Dosis nach 5–10 min wiederholt werden. Bei Bedarf zweizeitiges Vorgehen: intranasale Analgesie als Sofortmaßnahme, danach bzw. Anlage eines i.v.-Zugangs und weitere Therapie, falls erforderlich.
- **Dosierungen**: siehe Übersicht 5.1.

Alter			Jahre	0	0.5	1	2	4	6	8	10
Gewicht			kg	3	7	10	13	17	22	28	34
Körperlänge			cm	50	65	75	85	105	115	130	140
Medikament	**Dosis**	**Verdünnung ⋙**	**Konzentration**	**⋙ Dosis der fertigen Lösung in ml**							
Esketamin **intranasal**	2 mg/kg[1]	unverdünnt	25 mg/ml	0.2	0.6	0.8	1	1.4	1.8	2[2,3]	3[2,3]
Fentanyl **intranasal**	2 µg/kg	unverdünnt	50 µg/ml	X	0.3	0.4	0.5	0.7	0.9	1.2	1.4
Sufentanil **intranasal**	0,5 µg/kg	unverdünnt	5 µg/ml	X	0.7	1	1.3	1.7	2,2[3]	2,8[3]	3,4[3]
Midazolam[4] **intranasal**	0,2 mg/kg	unverdünnt	5 mg/ml	0.1	0.3	0.4	0.5	0.7	0.9	1.2	1.4

(1) Unterer Dosisbereich; bei entsprechend hohem Schmerzwert (z.B. Verbrühung) kann wegen der großen therapeutische Breite die Startdosis verdoppelt werden (4 mg/kg).

(2) In dieser Altersgruppe sollte aufgrund des Volumens > 2 ml und möglicher psychomimetischer Nebenwirkungen bevorzugt ein Opioid eingesetzt werden.

(3) Volumina über 2 ml müssen 2-zeitg im Abstand von einigen Minuten appliziert werden.

(4) Midazolam hat keine analgetische Wirkung und darf nur additiv zu den anderen eingesetzt werden, wenn Sedierung erforderlich!

Übersicht 5.1 intranasale Analgosedierung

- *Vorsicht bei Sufentanil*: Die Konzentration 5 µg/ml ist zwar im Rettungsdienst verbreitet, es sind aber auch andere Konzentrationen im Umlauf, die dann ggf. verdünnt werden müssen!

Tipps und Tricks zur intranasalen Medikamentenapplikation

- Zur optimalen Resorption und damit schnellstem Wirkungseintritt Zerstäuber (z. B. MAD®) verwenden!
- Nase sollte sekretfrei sein – ggf. Nase putzen oder Sekret absaugen!
- Bei Blutungen aus der Nase andere Applikationsform wählen!
- Möglichst höchstkonzentrierte Form des Arzneimittels wählen (nicht verdünnen!)! (Midazolam 5 mg/ml, Esketamin 25 mg/ml, Fentanyl 50 µg/ml)
- Pro Nasenloch maximal 1,0 ml applizieren!
- Dosis immer auf beide Nasenlöcher verteilen (doppelte Resorptionsfläche)!
- Sind höhere Volumina als 2 ml erforderlich, muss nach einigen Minuten nachdosiert werden!
- Spritze fest auf Zerstäuber konnektieren; besser Luer-Lock-Spritze verwenden!
- Kind und Eltern vorher informieren; formal: Aufklärung über Off-label use!
- Kopf zur Sicherheit festhalten (lassen), um Abrutschen/Leckage zu vermeiden!

5

▪ Rektal

Die rektale Applikation ist nur ein Notbehelf, wenn die intranasale Gabe nicht möglich ist und noch kein i.v.-Zugang vorhanden ist. Sie kann über einen speziellen Rektalapplikator oder mit einem abgeschnittenen Absaugkatheter (14/16 Ch passt auf Luer-Spritzenkonus; Off-label use!) mit Gleitmittel tief rektal erfolgen.

Problem: Im Einzelfall **sehr lange Anschlagszeit** und **unklare Medikamentenresorption** (deshalb hohe Dosierung notwendig), (siehe Übersicht 5.2)

				Säugling			Kind			Schulkind	
Alter			Jahre	0	0.5	1	2	4	6	8	10
Gewicht			kg	3	7	10	13	17	22	28	34
Körperlänge			cm	50	68	76	88	105	116	129	140
Esketamin **rektal**	5 mg/kg	unverdünnt	25 mg/ml	0.6	1.4	2	2.6	3.4	4.4	5.6	6.8
Midazolam **rektal**	0,3 mg/kg	unverdünnt	5 mg/ml	0.2	0.4	0.6	0.8	1.0	1.3	1.7	2

Übersicht 5.2 Rektale Analgosedierung

Intramuskulär

Die intramuskuläre Analgosedierung ist ebenfalls nur ein Notbehelf für seltene Ausnahmefälle, z. B. wenn das Kind nach einem Unfall eingeklemmt ist und alle anderen Zugangswege nicht möglich sind. Für die i.m.-Applikation wird eine geeignete Kanüle mit ausreichender Länge benötigt (z. B. 27 G 19 mm).

(Siehe Übersicht 5.3)

	Säugling			Kind			Schulkind	
Alter Jahre	0	0.5	1	2	4	6	8	10
Gewicht kg	3	7	10	13	17	22	28	34
Körperlänge cm	50	68	76	88	105	116	129	140
Esketamin **i.m.** 3 mg/kg unverdünnt 25 mg/ml	0.4	0.8	1.2	1.6	2	2.6	3.4	4.1

■ Übersicht 5.3 Intramuskuläre Analgosedierung

5.3 Analgesie und Analgosedierung *mit* i.v.-Zugang

5

- Anlage i.v.-Zugang nur, wenn intranasale Analgesie nicht ausreichend oder wenn andere Gründe dafür bestehen (z. B. Volumenersatz).
- Auch wenn die Indikation für einen i.v.-Zugang besteht, empfiehlt sich die primäre Anwendung der intranasalen Analgesie/Analgosedierung!
- Notwendigkeit zur Dosistitration muss antizipiert werden → wiederholte Schmerzwerterfassung, Information von Team und Bezugspersonen, Sicherung und Prüfung des i.v.-Zugangs.
- **Dosierungen:** siehe Übersicht 5.4.

				Säugling			Kind			Schulkind	
Alter			Jahre	0	0.5	1	2	4	6	8	10
Gewicht			kg	3	7	10	13	17	22	28	34
Körperlänge			cm	50	68	76	88	105	116	129	140
Esketamin i.v./i.o.	0,5 mg/kg	1 ml/25 mg + 4 ml NaCl	5 mg/ml	0.3	0.7	1	1.4	1.8	2.2	2.8	3.4
Fentanyl i.v./i.o.	1 µg/kg	unverdünnt	50 µg/ml	X	0.2	0.2	0.3	0.3	0.4	0.6	0.7
Sufentanil i.v./i.o.	0,25 µg/kg	5 µg/ml unverdünnt	5 µg/ml	X	0.4	0.5	0.7	0.9	1.1	1.4	1.7
Piritramid i.v./i.o.	0,1 mg/kg	2 ml/15 mg + 13 ml NaCl	1 mg/ml	X	0.7	1	1.4	1.8	2.2	2.8	3,4
Midazolam i.v./i.o.	0,1 mg/kg	1 ml/5 mg + 4 ml NaCl	1 mg/ml	0.3	0.7	1	1.4	1.8	2.2	2.8	3.4

Übersicht 5.4 Intravenöse Analgosedierung

- Statt Piritramid kann auch Morphin in einer Verdünnung von 1 mg/10 ml (=0,1 mg/ml) verwendet werden. Die Volumina entsprechen dann den in Übersicht 5.4 für Piritramid angegebenen.

Medikamentenapplikation

- **Typische Probleme**
  - Die Anlage eines peripher-venösen Zugangs bei Säuglingen und Kleinkindern ist grundsätzlich anspruchsvoll; Probleme sind u. a. Angst, fehlende Kooperation und schlechte Sichtbarkeit der Venen. Erschwerend kommt im Notfall der Stressfaktor für alle Beteiligten hinzu!
  - Grundsätzlich sollte beim Kindernotfall ein i.v.-Punktionsversuch nur erfolgen, wenn 1) hinreichende Erfolgsaussichten bestehen und 2) ein unmittelbarer therapeutischer Vorteil besteht. Die „prophylaktische" i.v.-Punktion, wie in der Erwachsenen-Notfallmedizin, hat i. d. R. keine Berechtigung!
  - Das bedeutet umgekehrt, dass in der Mehrzahl der Fälle auf die Anlage eines i.v.-Zugangs verzichtet werden kann, weil die Therapieziele durch andere Applikationsformen ebenso effektiv erreicht werden können (z. B. intranasale Analgesie, inhalative antiobstruktive Therapie)!

F. Hoffmann, B. Landsleitner, *Kindernotfall-ABC*,
https://doi.org/10.1007/978-3-662-67460-4_6

- Die Erfolgsaussichten der i.v.-Punktion können durch Einsatz der Sonografie bei entsprechender Expertise erhöht werden, allerdings stehen Geräte mit ausreichender Auflösung prähospital oft nicht zur Verfügung.
- Die europäischen Reanimations-Leitlinien von 2025 empfehlen bei der Versorgung eines *kritisch kranken Kindes* die i.v.-Punktionsversuche zu limitieren. Bei absehbar geringen Erfolgschancen (z. B. Reanimation) erübrigen sich diese Versuche!
- Der primäre alternative Zugangsweg beim *kritisch kranken Kind* ist der intraossäre (i.o.) Zugang. Alle professionellen Helferinnen sollten in der Technik des intraossären Zugangs geschult sein und diese regelmäßig trainieren.
- Im Notfall obsolet ist die zentralvenöse Punktion! Die intramuskuläre Injektion ist nur bei Anaphylaxie das Standardverfahren und beim Krampfanfall ein Rescue-Verfahren bei Versagen anderer Techniken.
- Das in der Erwachsenen-Notfallmedizin übliche „Tropfenlassen" der Infusion kann bei Kindern entweder zur Unter- (höherer Widerstand durch kleinen Kanülenquerschnitt oder bei i.o.-Infusion) oder Überinfusion führen! ➔ Die Erhaltungsinfusion erfolgt daher bei kleinen Kindern über Infusionsspritzenpumpe; Volumenboli werden mittels 50-ml-Spritze „aus der Hand" gegeben!

6.1 Intravenöser Zugang

6.1.1 Punktionsorte (▣ Abb. 6.1)

- Handrücken
- Unterarminnenseite
- Fußrücken, Innenknöchel
- Kopf: nur bei Säuglingen → Stauung und Kopftieflage nicht immer möglich, der Blutrückfluss nach erfolgreicher Punktion ist deutlich geringer → Erfahrung hilfreich!
- Ellenbeuge → oft schlecht sichtbar und relativ mobil im Gewebe; CAVE: arterielle Fehlpunktion! → Punktionsversuch nur unternehmen, wenn Vene eindeutig identifizierbar bzw. mit Sonographie-Unterstützung

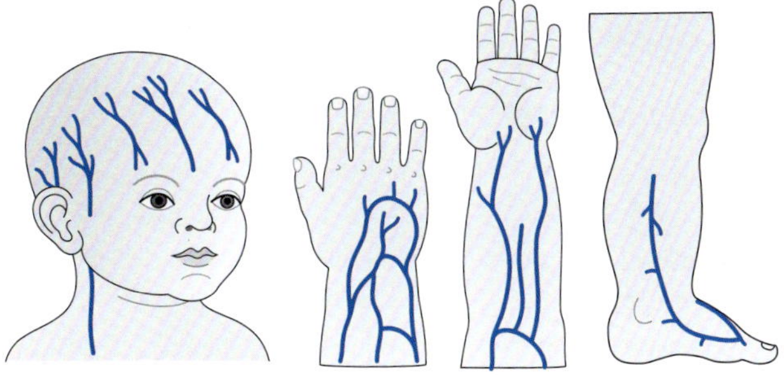

▣ **Abb. 6.1** Typische Punktionsstellen bei Säuglingen

- V. jugularis externa → ist zwar bei Säuglingen/Kleinkindern meist gut sichtbar, die Punktion ist aber im präklinischen Setting schwierig (kurzer Hals, Lagerung) und setzt entsprechende Erfahrung voraus! → Option für einen zweiten i.v.-Zugang beim narkotisierten oder bewusstlosen Kind

6.1.2 Größe der Venenverweilkanülen

(◘ Tab. 6.1)

◘ **Tab. 6.1** Altersbezogene Größen der peripheren Venenverweilkanülen

Alter	i.v.-Venenverweilkanüle Größe	Max. Durchflussrate (ca.)	Außendurchmesser	Farbe
Neugeborenes	26 G	10 ml/min	0,6 mm	Lila
Säugling/ Kleinkind	24 G	20 ml/min	0,7 mm	Gelb
Kleinkind/ Schulkind	22 G	35 ml/min	0,9 mm	Blau
Schulkind (ab 6 Jahre)	20 G	60 ml/min	1,1 mm	Rosa

6.1.3 Technik

- **A. Vorbereitung**
  - Entlüftete, kurze Leitung mit angeschlossenem Dreiwegehahn ➔ bessere Fixierung und reduzierte Dislokationsgefahr
  - Venenverweilkanüle
  - Desinfektionsspray und Tupfer
  - Pflasterstreifen schmal 2–3 Stück oder spezielles Fixierpflaster

- **B. Procedere**
  - Wenn möglich: alle Maßnahmen vorher erklären, dabei Negativsuggestionen und/oder Lügen vermeiden (z. B. „Das tut gar nicht WEH!“; „Du musst keine ANGST haben!“)
  - Vorsichtige Anlage der Staubinde oder Blutdruckmanschette (Puls tastbar?); bei Säuglingen oft manuelle Stauung ausreichend
  - Arm, Bein oder Kopf des Kindes gut festhalten (lassen)
  - **Haut immer gut straffen; besonders bei dickem Unterhautfettgewebe!**
  - Vene mit Venenverweilkanüle punktieren

Gefäße liegen sehr oberflächlich, nicht zu steil punktieren!

Blutrückfluss in Kanüleansatzkonus beweisend für Punktion des Gefäßes, häufig aber erst verzögert sichtbar

Aufgrund der manchmal späten sichtbaren Blutfüllung der Kanüle → abwarten, nicht zu schnell zurückziehen!

- Nach Blutrückfluss Kanüle noch minimal (!) in Verlaufsrichtung der Vene vorschieben, danach Stahlkanüle zurückziehen und gleichzeitig Kunststoffteil vorschieben (das muss leicht möglich sein)
- Infusionsleitung mit Dreiwegehahn (möglichst mit Verlängerung) anschließen
- Sichere Fixierung mittels Pflasterstreifen oder Fixierpflaster; zusätzliches Fangpflaster nicht vergessen! (Beispiel s. Abb. 6.2)
- Lagekontrolle *vor* Medikamentenapplikation: problemlose Injektion von 2–5 ml Volumen (NaCl 0,9 %) beweist intravasale Lage

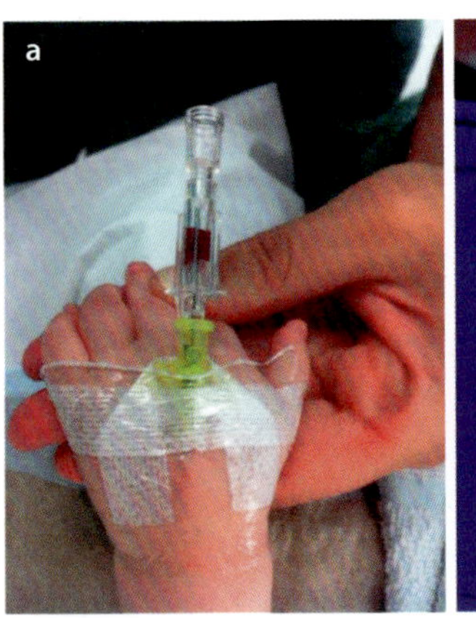

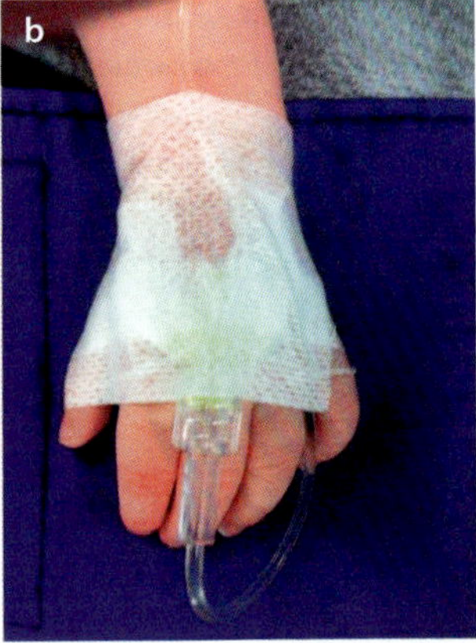

Abb. 6.2 **a, b** Fixierung eines i.v.-Zugangs

- Nach positiver Lagekontrolle kann weitere Sicherung (Schiene oder Verband) der punktierten Extremität erfolgen. Die Punktionsstelle sollte möglichst trotzdem noch einfach kontrollierbar sein.
- Bei Kopfhautvenen
  - Unterscheidung Arterie/Vene häufig schwierig → auf Pulsationen achten
  - Kopfhautvenen bei schreiendem Kind häufig besser sichtbar (aber trotzdem provozieren wir das nicht!)
  - Flussrichtung mittels Ausstreichen und Beobachtung der erneuten Füllung beobachten → Punktion in venöser Flussrichtung des Blutes
  - Wird Haut um die Kanüle weiß, wenn Volumen (NaCl 0,9 %) gespritzt wird → V. a. arterielle Punktion, Kanüle sofort entfernen

6.2 Intraossärer Zugang

6.2.1 Indikation

Bei Reanimation oder unmittelbar drohender Dekompensation des kritisch kranken/verletzten Kindes sofort und ohne Zeitverlust durch periphere Punktionsversuche!

In allen anderen Situationen kann meist zunächst eine Analgesie oder Analgosedierung über einen alternativen Applikationsweg (meist intranasal) und danach die Anlage eines i.v.- oder i. o.-Zugangs erfolgen (zweizeitiges Vorgehen).

6.2.2 Material

6

- **Manuelles Punktionssystem:** z. B. Cook®-Intraossärkanüle (Cook Critical Care, Bloomington, IN, USA): Stahlkanüle mit breitem Handgriff und Diekmann-Modifikation (2 lateral gelegene Austrittsöffnungen, d. h. Flüssigkeitsaustritt ist auch dann möglich, wenn Kanülenspitze in gegenüberliegender Kortikalis anliegt). Erhältlich in 3 Stärken: 14G/3 cm-Länge, 16G/2,5, 3 oder 4 cm Länge und 18G/3 cm Länge. → *Nachteile: Erfolg abhängig von Kraft und Gefühl; Gefahr des Abrutschens und der Perforation der Gegenkortikalis; Knochenperforation größer als Nadeldurchmesser (hohe Paravasatrate), wird kaum mehr benutzt.*
- **Automatisches Punktionssystem:** z. B. B.I.G™ Bone Injection Gun (Waismed Medical Ltd./PerSys Medical; Houston, TX, USA): federgespanntes Set mit regulierbarer Eindringtiefe (Voreinstellung Kinderkanüle: 1,5 cm). Erhältlich in 2 Stärken: 18G und 15G. → *Nachteile: Achsenabweichung leicht möglich, da Nadel vor Auslösung nicht sichtbar; Eindringtiefe nach einmaligem Einstellen nicht mehr anzupassen; Gefahr der Selbstverletzung bei versehentlicher Auslösung, für Katastrophenmedizin konzipiert.*
- **Halbautomatisches Punktionssystem:** z. B. Arrow® EZ-IO® Intraosseous Vascular Access System (Teleflex Incorporated, Morrisville, NC, USA). Dieses System ist aktueller „**Goldstandard**", hat nachweislich eine höhere Erfolgsquote als die anderen Punktionssysteme und muss überall vorhanden sein, wo kritisch kranke/verletzte Kinder versorgt werden könnten (◘ Tab. 6.2, ◘ Abb. 6.3):

Tab. 6.2 Größenauswahl Arrow® EZ-IO®-Kanülen

Gewicht	Kanülen-größe/-länge	Kanülen-farbe	Besonder-heiten*
3–39 kg	15 G /15 mm	rosa	Dickes Fett-gewebe → blaue Nadel
≥ 3 kg	15 G/25 mm	blau	ab Säuglingsalter zugelassen
≥ 40 kg	15 G/45 mm	gelb	für Humeruspunk-tion + Adipöse

*Wenn die 5-mm-Markierung bei Knochenkontakt der Kanülenspitze nicht mehr über der Haut sichtbar ist, muss auf die nächstgrößere Kanüle gewechselt werden. Dann darf nur bis zum Widerstandsverlust gebohrt werden!

- Einfache und schnelle Anwendung mit hoher Trefferrate (bis zu 97 % beim 1. Versuch)
- Anwendung nicht kraftabhängig, aber trotzdem hat man Gefühl für den Widerstandsverlust
- Da Bohrkanal exakt dem Nadeldurchmesser entspricht → bessere Fixierung im Knochen, geringere Paravasatrate
- Durch den scharfen Kanülenschliff und die hohe Drehzahl entstehen deutliche geringere Punktionsschmerzen als bei manueller Punktion
- Die 15G-Nadeln sind in 3 Längen verfügbar: 15 mm (rosa, Säuglinge), 25 mm (blau, ab 3 kg) und 45 mm (gelb, für Humeruskopfpunktion und adipöse Patienten). Vgl. Tab. 6.2

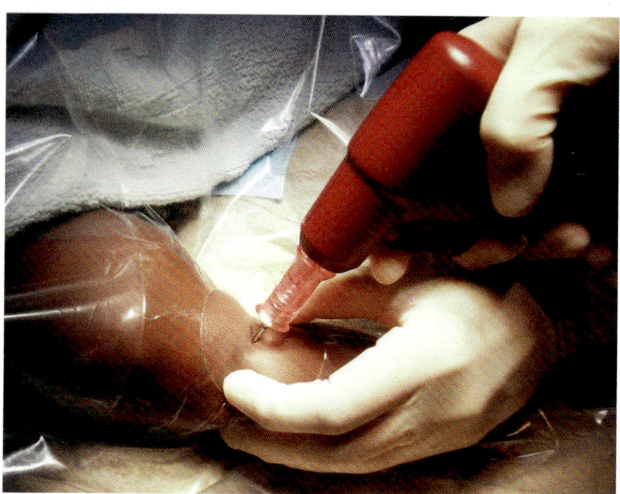

Abb. 6.3 Intraossäre Punktion an der proximalen Tibia mit halb automatischem Punktionssystem

- Seit einigen Jahren ist die 25-mm-Nadel (blau) für Säuglinge ab 3 kg zugelassen, weil die 15- mm-Nadel (rosa) bei dickem Unterhautfettgewebe oft zu kurz ist. Wenn die 5-mm-Markierung nach Punktion und Knochenkontakt nicht mehr sichtbar ist, muss auf die nächstgrößere Nadel gewechselt werden. Diese wird dann aber streng bis Widerstandsverlust und nicht bis zum Anschlag eingebohrt!
- Umgekehrt kann die 15-mm-Nadel (rosa) für Neugeborene manchmal zu lang sein. Auch hier gilt: nur bis Widerstandsverlust bohren!

- Mitgeliefert in jeder Kanülenpackung: rechtwinkeliges Ansatzstück mit kurzer Leitung und Rückschlagventil ➔ muss mit 3-Wege-Hahn gekoppelt und vor Anwendung mit NaCl 0,9 % entlüftet werden!
- Ebenfalls in der Packung enthalten: Fixierpflaster mit verstellbarer Kunststoffhalterung ➔ Fixierung kommt erst durch Kombination von Kanülenansatz, Pflaster und Winkelstück zustande (damit sollte man sich vorher vertraut machen!)

6.2.3 Punktionsstellen

- **1. Wahl proximale Tibia:** 1–2 cm unterhalb (Sicherheitsabstand zur Wachstumsfuge) und 1–2 cm medial der Tuberositas tibiae auf der Tibiainnenseite (◘ Abb. 6.3)
- **2. Wahl distale Tibia:** 1–2 cm proximal des Malleolus medialis auf der Tibiainnenseite (◘ Abb. 6.1)
- **3. Wahl proximaler Femur:** 1–2 cm proximal des Oberrandes der Patella bei gestecktem Bein
- **Ultima Ratio:** proximaler Humerus bei größeren Kindern, ca. 2 Querfinger unterhalb einer gedachten Linie zwischen Akromion und Processus coracoideus im Bereich des Tuberculum majus. (Wird bei Kindern nicht empfohlen; kann aber ein Ausweg bei Verletzung der unteren Extremität oder nach multiplen Punktionsversuchen sein.)

Keine sternalen Punktionsversuche im Kindesalter!

6.2.4 Technik halb automatisches Punktionssystem

- Halbautomatische Punktion weniger schmerzhaft → trotzdem vorherige (z. B. intranasale) Analgesie beim nichtbewusstlosen Patienten!
- Bein stabil auf Unterlage lagern und durch Hilfsperson festhalten lassen!
- Punktionsstelle identifizieren
- Hautdesinfektion, ggf. sterile Handschuhe
- i.o.-Nadel öffnen, mittels Magnetmechanismus auf Bohrmaschine aufbringen
- Check Bohrmaschine: Auslöser kurz bedienen
  - Maschine läuft und LED (Gehäuse-Oberseite) leuchtet grün → Maschine bereit, ausreichende Batteriekapazität
  - Maschine läuft und LED blinkt rot → Batteriekapazität 10 %, eine Insertion noch möglich (Bohrmaschine danach auswechseln)
  - Maschine läuft nicht → Maschine diskonnektieren und Nadel manuell inserieren (s. ► Abschn. 6.2.5)
- Haut mit der Nadel durchstoßen (noch nicht bohren) bis zum Knochenkontakt → Check: 5-mm-Markierung noch sichtbar? Sonst nächstgrößere Nadel wählen! (◘ Abb. 6.3)
- Punktionswinkel (senkrecht zum Knochen) prüfen (◘ Abb. 6.3)
- Bohrmaschine starten → unter sanftem Druck Nadel in den Knochen bohren
- Bei Widerstandsverlust Druckknopf loslassen und Stillstand der Nadel abwarten (◘ Abb. 6.4)

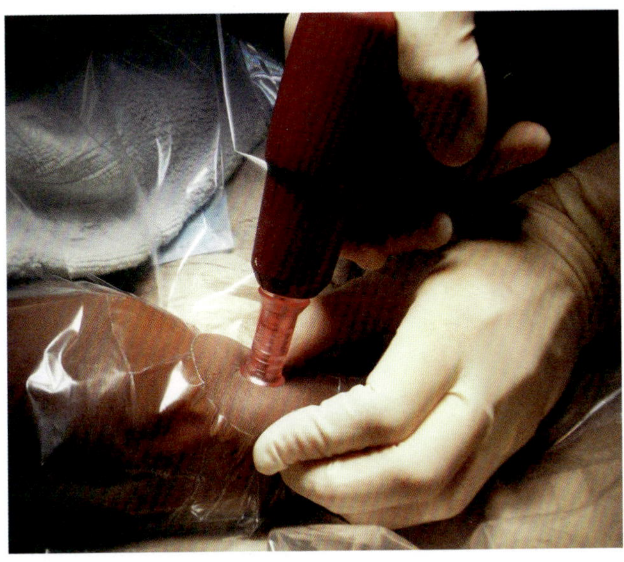

Abb. 6.4 Korrekte Position der i.o.-Nadel an der proximalen Tibia

- Nadel mit einer Hand halten, Bohrmaschine abnehmen
- Nadel-Trokar gegen den Uhrzeigersinn herausdrehen (Abb. 6.5)
- Mitgeliefertes, entlüftetes rechtwinkliges Ansatzstück mit distalem Dreiwegehahn auf Luer-Lock-Anschluss befestigen (CAVE: bei Verwendung des beiliegenden Fixierpflasters muss dieses *vorher* geklebt werden!)
- Erfolgskontrolle = Injektion von Flüssigkeit ohne größeren Widerstand oder Paravasat (CAVE: Schmerzreaktion bei Knochenmarkexpansion antizipieren → vorherige Analgesie, z. B. intranasal!)

6

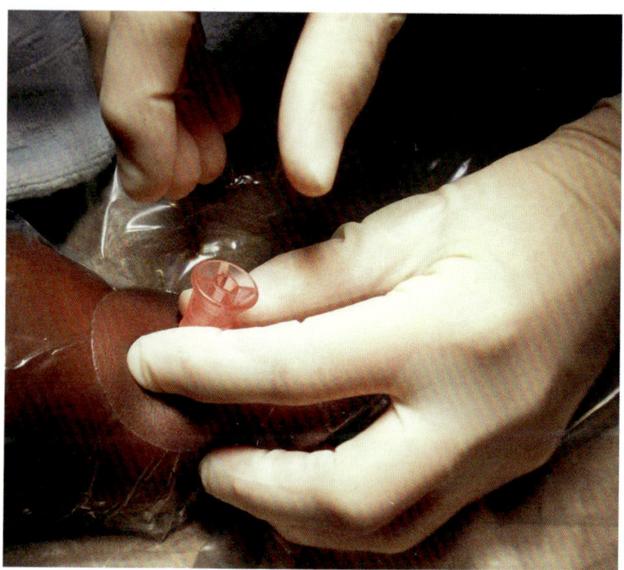

Abb. 6.5 Trokar herausdrehen, Nadel gegenhalten

- Aspiration von Knochenmark nur in etwa 50 % möglich ➔ kein sicheres Erfolgskriterium ➔ Aspirationsversuch sollte deshalb nicht durchgeführt werden
- Fixierung mittels beigepacktem Fixierpflaster (EZ-Stabilizer®, Abb. 6.6) ➔ CAVE: Nadel darf beim Fixieren nicht weiter in den Knochen gedrückt werden; danach rechtwinkliges Ansatzstück anschließen und zusätzliches Fangpflaster anbringen

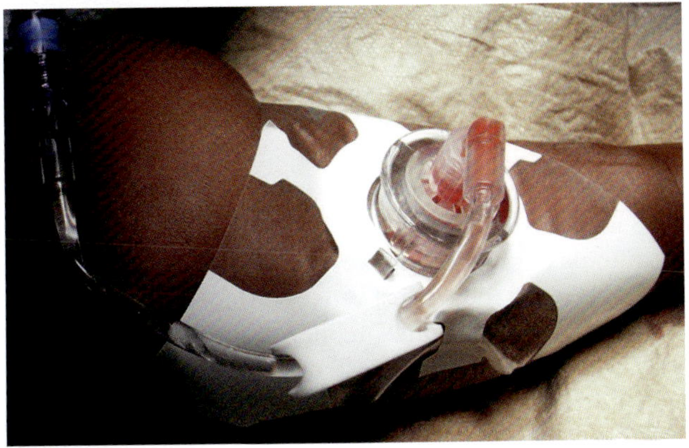

Abb. 6.6 Fixierung der i.o.-Kanüle

6.2.5 Technik manuelles Punktionssystem

- Kaum mehr eingesetzt und eindeutig Methode 2. Wahl, also nur einsetzen, wenn kein halb automatisches System verfügbar! Sollte einmal eine Bohrmaschine nicht funktionieren, so kann die dafür vorgesehene Nadel nach der hier beschrieben Technik manuell platziert werden.
- Manuelle Punktion deutlich schmerzhafter, als semiautomatische → Einsatz nur bei bewusstlosem Patienten oder nach vorheriger (z. B. intranasaler) Analgesie!
- Bein stabil auf Unterlage lagern und durch Hilfsperson festhalten lassen!

- Punktionsstelle identifizieren
- Hautdesinfektion, ggf. sterile Handschuhe
- Nadel senkrecht auf Knochenfläche aufsetzen, Nadelspitze mit Daumen und Mittelfinger „wie Bleistift" fassen, Zeigefinger neben Nadelspitze abstützen, um zu tiefes Eindringen bei Widerstandsverlust zu verhindern
- Sanfter Druck und Rechts-links-Drehbewegungen ➔ Kanüle durch Knochenkortex bohren
- Bei Widerstandsverlust ➔ Nadel sofort entlasten, keinen Druck und keine Drehbewegungen mehr ausüben
- Nadel gut festhalten und Trokar gegen den Uhrzeigersinn herausdrehen

Unterschenkel nicht in eigener Hand halten, da sonst Verletzungsgefahr beim Abrutschen besteht!

- Kurze Infusionsleitung mit Dreiwegehahn (vorher entlüften!) an Luer-Lock-Anschluss befestigen
- Fixierung der Kanüle schwierig ➔ hohes Dislokationsrisiko ➔ Versuch der Fixierung durch über Hautniveau befestigte Klemme, die dann mittels Mullbinde fixiert wird
- Lagekontrolle wie oben beschrieben

Tipps und Tricks zum i.o.-Zugang

- NaCl 0,9 %-Bolus (altersabhängig 3–10 ml) vor und nach jeder Medikamentengabe, um Medikament aus Knochenmarkhöhle zu spülen!
- Alle Medikamente intraossär möglich

- Dosierungen i.v. und i.o. identisch
- Bei korrektem Nachspülen schnelle Anflutung! (Entspr. ZVK)
- Keine signifikanten Flussraten bei Schwerkraftinfusion → Druckinfusion oder Volumenbolus „aus der Hand"
- Max. erreichbare Durchflussrate (Druckinfusion) ca. 150 ml/h → Volumensubstitution bei Kindern per i.o.-Kanüle möglich (zweiter i.o.-Zugang an kontralateraler Seite möglich, jedoch meist nicht erforderlich)
- Liegedauer: maximal 24 h
- Relevante Komplikationen selten; die häufigste Akutkomplikation ist die akzidentelle Dislokation!
- Relative Kontraindikationen:
  - Fraktur an Punktionsstelle
  - Vorangegangene intraossäre Punktionsversuche an selber Stelle
  - Verletzung proximal der Punktionsstelle

6.3 Intranasale Applikation

6.3.1 Indikation

Je 20–30 % der Kindernotfälle sind Fieberkrämpfe und Traumata; die hier erforderliche medikamentöse Therapie (Benzodiazepin, Analgetikum) kann in der überwiegenden Mehrzahl der Fälle ausschließlich intranasal appliziert werden.

6.3.2 Material

Um die Resorption und Titration geeigneter Medikamente über die Nasenschleimhaut zu verbessern, ist der Einsatz eines Nasalzerstäubers (z. B. Mucosal Atomization Device, MAD®) erforderlich (Wirkbeginn: 5–10 min). Für die nasale Applikation werden nur wenige Komponenten benötigt:

- Geeignetes Medikament in möglichst hoher Konzentration (z. B. Esketamin 25 mg/ml, Fentanyl 50 µg/ml, Midazolam 5 mg/ml)
- 1- oder 2-ml-Spritze
- Nasalzerstäuber (Mucosal Atomization Device, LMA MAD nasal™, Teleflex Medical GmbH, Fellbach [Abb. 6.7] oder DART, Intersurgical GmbH, St. Augustin)

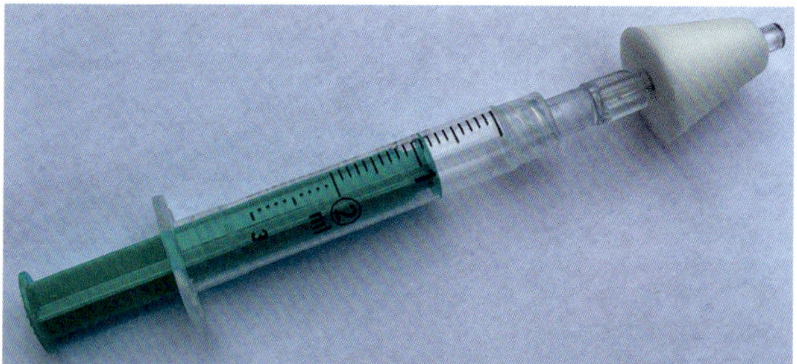

Abb. 6.7 Nasalzerstäuber (Mucosal Atomization Device)

6.3.3 Technik

- Nase sollte sekretfrei sein – ggf. Nase putzen oder Sekret absaugen
- Bei Blutungen aus der Nase andere Applikationsform wählen
- Möglichst höchstkonzentrierte Form des Arzneimittels wählen
- Pro Nasenloch maximal 1,0 ml rasch applizieren
- Dosis immer auf beide Nasenlöcher verteilen (doppelte Resorptionsfläche)
- Volumina > 2 ml müssen also zweizeitig (Abstand einige Minuten) gegeben werden
- Spritze fest auf Nasalzerstäuber konnektieren; besser Luer-Lock-Spritze verwenden!
- Kopf zur Sicherheit festhalten (lassen), um Abrutschen/Leckage zu vermeiden!
- Kind und Eltern vorher informieren; formal: Aufklärung über Off-label use!

6.3.4 Off-label use

- Gängige Notfallmedikamente sind für die intanasale (und intraossäre!) Applikation nicht zugelassen.
- Dieser Off-label use ist in der Kindermedizin tägliche und bewährte Praxis.
- Man sollte sich dessen bewusst sein, jedoch keinesfalls auf diese effektive Applikationsform verzichten!

- Für die in der Dosistabelle empfohlenen Medikamente (und viele mehr) gibt es zahlreiche klinische Studien, die Wirksamkeit und Dosierungen belegen.
- Im klinischen Routinebetrieb wird über den Off-label use ggf. aufgeklärt. Im Notfall ist dies i. d. R. nicht möglich.

6.4 Inhalative Applikation

6.4.1 Indikation

20–30 % der Kindernotfälle sind akute respiratorische Probleme; die hier erforderliche medikamentöse Therapie (Oberflächen-Vasokonstriktor, Beta-2-Mimetikum) kann in der überwiegenden Mehrzahl der Fälle ausschließlich inhalativ appliziert werden.

6.4.2 Material

Obwohl die Applikation mittels Dosieraerosol und Spacer in der Dauertherapie entsprechend geschulter Asthma-Kinder effektiver und nebenwirkungsärmer ist, kommt im Notfall die sog. Feuchtverneblung zum Einsatz. Da zumindest im prähospitalen Setting kaum Kompressor-Düsenvernebler-Systeme zur Verfügung stehen und im Notfall oft Ventilations- und Oxygenierungsstörung kombiniert auftreten, empfiehlt sich der Einsatz von sauerstoffbetriebenen Einweg-Verneblermasken (Jet-Vernebler, ◘ Abb. 6.8).

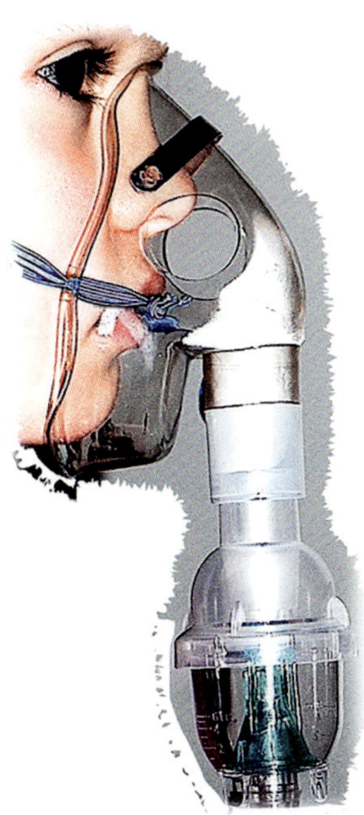

Abb. 6.8 Verneblermaske („Feuchtverneblung")

- Einweg-Verneblermaske in Kindergröße mit Verbindungsschlauch
- Sauerstoffflasche mit regelbarem Durchflussmesser (Flow mindestens 6 l/min)
- Geeignetes Medikament:
  - Salbutamol Fertiginhalat 2 × 2,5 ml/1,25 mg = **5 ml/2,5 mg pur** *oder*
  - Adrenalin (Ampulle) **5 ml/5 mg pur**

6.4.3 Technik

- Verneblertopf aufschrauben, Medikament einfüllen, Topf zuschrauben
- Sauerstoffschlauch mit Verneblermaske und Durchflusmesser der Sauerstoffflasche verbinden
- Flow von 6–12 l/min einstellen (Nebel muss sichtbar sein, weitere Flowsteigerung orientiert sich an der Sättigung)
- Maske möglichst dicht vor das Gesicht des Kindes halten (lassen)
- Dabei muss der Verneblertopf möglichst senkrecht positioniert werden
- Kind und Bezugsperson engmaschig betreuen und den klinischen Zustand reevaluieren
- Bei entsprechender Toleranz kann die Maske später mit den dafür vorgesehenen Gummiband am Kopf fixiert werden
- Wenn der Verneblertopf leer ist, wird die Situation reevaluiert und ggf. eine zweite Dosis vernebelt

6.4.4 Tipps und Tricks

- Die inhalative Applikation bedarf keinerlei Gewichtsanpassung, da die Wirkstoffaufnahme direkt mit dem (altersabhängigen) Atemminutenvolumen korreliert.
- Die Gefahr systemischer Nebenwirkungen (z. B. Tachkardie) ist gering. Umgekehrt kann nicht mit einer systemischen therapeutischen Wirkung (z. B. bei Anaphylaxie) gerechnet werden.

- Bei therapierefraktären Beschwerden kann – unter engmaschigem Monitoring – eine Wirkungssteigerung durch Verwendung hoch konzentrierter Inhalationslösungen erreicht werden, also z. B. Adrenalin 4 mg/ml oder Salbutamol-Konzentrat 5 mg/ml.
- Falls verfügbar (z. B. in Klinik und Notaufnahme) sollten elektrisch betriebene Mesh-Vernebler bevorzugt werden, da sie hinsichtlich Verneblungsleitung und Lungendisposition den einfachen Jet-Verneblern deutlich überlegen sind.

6.5 Andere Zugangswege

6.5.1 Intramuskulär

- Standardindikation: Therapie der Anaphylaxie (auch, wenn bereits ein i.v.-Zugang liegt!)
- Weitere Indikation: Krampfanfalltherapie bei Versagen der intranasalen/bukkalen Medikation und wenn die unmittelbare Anlage eines i.v.-Zugangs nicht zeitgerecht möglich oder sinnvoll erscheint.
- Material:
  - Hoch konzentriertes Medikament (z. B. Adrenalin 1 mg/ml, Midazolam 5 mg/ml)
  - Aufziehkanüle
  - 1-ml-(oder 2-ml-)Spritze
  - altersgerechte i.m.-Nadel
- Technik:
  - Genau die vorher berechnete Dosis aufziehen

  - Muskel auswählen (bevorzugt Oberschenkel), Hausdesinfektion nur wenn noch Zeit
  - Rasche Punktion und komplette Injektion (notfalls durch die Kleidung)

6.5.2 Bukkal

- Standardindikation: Krampfanfall/Fieberkrampf
- Meist kinderärztliche Verschreibung zur Notfalltherapie durch Eltern oder Betreuungspersonen
- Material:
  - < 1 Jahr: gelbe Spritze/2,5 mg Midazolam (Buccolam®)
  - 1–5 Jahre: blaue Spritze/5 mg Midazolam
  - 5–10 Jahre: violette Spritze/7,5 mg Midazolam
  - 10–18 Jahre: orange Spritze/10 mg Midazolam
- Technik: Gesamten Inhalt der jeweiligen Fertigspritze langsam zwischen Zahnfleisch und Wange spritzen; auf Eigenschutz achten

Hintergrundinformation

- Bukkales Miazolam wurde für die Laientherapie entwickelt.
- Die Vorhaltung in der prähospitalen Notfallmedizin ist wegen der 4 verschiedenen Wirkstärken eher unpraktisch.
- Je nach Alter und Gewicht kann die Anwendung der Fertigspritze gegenüber einer exakt titrierten Gabe zur Unter- oder Überdosierung führen (z. B. 6 Monate/6 kg → gelbe Spritze = 2,5 mg gegenüber 1,8 mg intranasal)
- Bei den Zulassungsstudien war die bukkale Anwendung effektiver als eine rektale Diazepamgabe – ein direkter Vergleich mit der intranasalen Midazolam-Applikation erfolgte nicht.
- Bukkales Midazolam ist – im Gegensatz zur intranasalen Applikation – offiziell zugelassen.

6.5.3 Rektal

- Indikation: Krampfanfall/Fieberkrampf → inzwischen veraltet, da langsamer und schlechter steuerbar, als intranasale Gabe
- Ausnahmeindikation: Analgosedierung, wenn andere Applikationswege nicht zur Verfügung stehen
- Meist kinderärztliche Verschreibung zur Notfalltherapie durch Eltern oder Betreuungspersonen
- Material:
  - Diazepam-Rektiole 5 mg
  - Diazepam 10 mg
  - Alternativ: andere schleimhautgängige Arzneimittel in möglichst hoher Konzentration (z. B. Midazolam, Esketamin), Applikationshilfe (z. B. handbreit distal abgeschnittener Absaugkatheter 14 Ch)

Kardiopulmonale Reanimation (ERC-Leitlinien 2025)

7.1 Basismaßnahmen (Paediatric basic life support)

- Zumeist respiratorische, selten zirkulatorische Ursachen (Schock) mit hypoxischer Bradykardie/Asystolie
- Kollaps aus völliger Gesundheit, Z. n. Elektrounfall, Z. n. Herz-OP ➔ V. a. primär kardiale Ursache (selten!) ➔ schnellstmögliche Defibrillation

Das praktische Vorgehen bei Reanimation gliedert sich nach dem ERC-Algorithmus, den ◘ Abb. 7.1. zeigt.

F. Hoffmann, B. Landsleitner, *Kindernotfall-ABC*,
https://doi.org/10.1007/978-3-662-67460-4_7

7

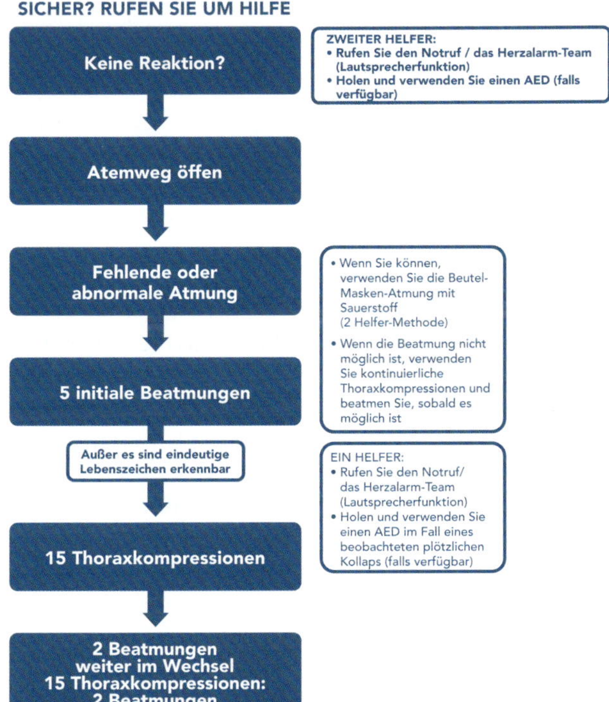

Abb. 7.1 Algorithmus für die Basismaßnahmen der Reanimation von Kindern und Jugendlichen. (www.grc-org.de; www.erc.edu publiziert Oktober 2025 (Algorithmus angelehnt an ERC-Leitlinien 2021) durch German Resuscitation Council, © European Resuscitation Council)

7.2 Basismaßnahmen (Paediatric basic life support)

- Die Basismaßnahmen bei Kindern erfolgen weiterhin nach der „ABC-Sequenz“, also beginnend mit 5 Intialbeatmungen, aufgrund der hohen Wahrscheinlichkeit einer primär respiratorischen Ursache (nachfolgendes Kompressions-Ventilations-Verhältnis = **15:2**)
- Die pädiatrischen Leitlinien gelten für alle Kinder im Alter von 0 bis 18 Jahren, mit Ausnahme von „Neugeborenen rund um die Geburt“
- Bei Vorliegen von Pubertätszeichen/Patient sieht „erwachsen aus“ → Anwendung Erwachsenen-Algorithmus (**30:2**)!
- Neugeborenen-Algorithmus (**3:1**) nur direkt peripartal (Kreissaal, Hausgeburt) (▶ Kap. 19)

Atemweg öffnen und Atmung überprüfen

- Kind sollte nach Feststellen der Bewusstlosigkeit vorsichtig auf den Rücken gedreht werden
- Öffnen der Atemwege durch Anheben des Kinns oder Esmarch-Handgriff
- Richtige Kopfposition
  - Säugling: Neutralposition/Schnüffelposition (evtl. Unterpolsterung der Schultern zur Stabilisierung)
  - > 1 Jahr: zunehmende Reklination des Kopfes und Kinn anheben
- Atmung maximal 10 s überprüfen → bei Unsicherheit Beginn mit Maskenbeatmung

7

- Sichtbare, regelmäßige Thoraxexkursion = sicherstes Zeichen einer ausreichenden Eigenatmung
- Cave: Schnappatmung → keine suffiziente Atmung → gilt als Atemstillstand

Falls keine ausreichende oder zweifelhafte Spontanatmung: sofort Beginn mit der Maskenbeatmung!

Beatmung

- Einweg-Beatmungsbeutel mit Reservoir verwenden.
- Möglichst gut abdichtende Einweg-Beatmungsmasken mit luftgefülltem Rand verwenden.
- Kopfposition: Säuglinge „Schnüffelstellung“, je älter desto mehr Reklination des Kopfes.
- Maske mittels C-Griff halten ohne Kompression der Halsweichteile.
- Sobald möglich (= 2 Personen anwesend) → 2-Personen-Beutel-Maske-Beatmung mittels Doppel-C-Griff → eine Person hält Maske und Kopf, eine zweite Person komprimiert den Beutel (▫ Abb. 7.2).
- Bei Schwierigkeiten mit der Beutel-Maske-Beatmung ggf. Einlage eines Guedel-Tubus erwägen (richtige Größe = Länge Zahnreihe bis Kieferwinkel) → verhindert das Zurückfallen der Zunge.
- 5 initiale Beatmungen (Inspirationsdauer 1 sec).
- **Während 5 initialer Beatmungen auf Lebenszeichen (Bewegungen, Husten, Würgen) achten** → wenn keine vorhanden → sofort weiter zu C (= Circulation) = Thoraxkompression

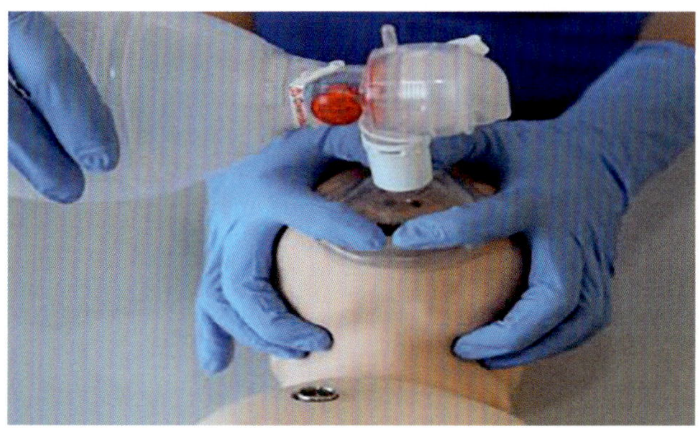

Abb. 7.2 Maskenbeatmung 2 Personen-Technik

Wenn Beatmungsbeutel und passende Maske nicht direkt griffbereit ➔ sofortiger Beginn mit Thoraxkompressionen + Durchführung der Beatmungen, sobald Beatmungsbeutel bereit (Wechsel auf CAB-Schema)

- **Kontrolle von Lebenszeichen und Thoraxkompression**
  - Identifikation des Pulses ist im Kindesalter auch für Profis extrem schwierig ➔ Indikation zur Thoraxkompression bei Fehlen von Lebenszeichen (Husten, Würgen, Bewegungen)
  - Pulsprüfung fakultativ möglich, aber maximal 10 sec Zeit bis zur Entscheidung (Säuglinge: A. brachialis, A. femoralis; > 1. Lebensjahr: A. carotis communis, A. femoralis) ➔ im Zweifelsfall immer Throraxkompression durchführen!

- Druckpunkt: untere Sternumhälfte
- Neugeborene/Säuglinge: thoraxumfassende Technik (◘ Abb. 7.3a oben)
- Säuglinge/Kleinkinder: 1-Handballen-Technik (◘ Abb. 7.3b oben)
- Frequenz: mindestens 100 – maximal 120/min (ca. 2/Sekunde)
- Drucktiefe: mindestens ein Drittel des anterior-posterioren Durchmessers des Thorax
- niemals tiefer als die 6-cm-Grenze für Erwachsene
- Im 1. Lebensjahr: wenn möglich thoraxumgreifende Technik mit überlappend positionierten Daumen auf der unteres Sternumhälfte, ggf. modifizierte vertikale Zwei-Daumen-Technik, wenn Standardmethoden zu ermüdend oder zu schwierig durchzuführen (◘ Abb. 7.3a unten)
- > 1. Lebensjahr: je nach Größe und Handfläche des Helfers entweder eine Einhand- oder eine Zweihandtechnik (◘ Abb. 7.3b unten)
- Auf komplette Entlastung des Thorax achten (Druck: Entlastung 1:1)
- Unterbrechungen minimieren
- Kein Druck auf Rippen des Kindes
- Wechsel bei Throraxkompression (HDM) alle 2 min, um Übermüdung mit insuffizienter Kompression vorzubeugen

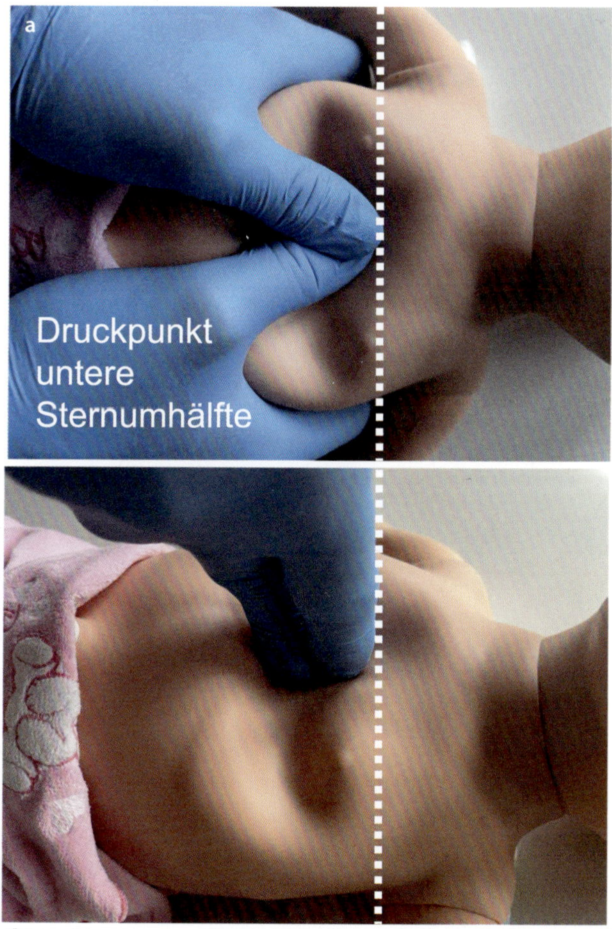

Oben: Thoraxumgreifende Zwei-Daumen-Technik (bevorzugt)
Unten: 2-Finger-Technik (wenn 1 Person alleine)

Abb. 7.3 (**a**, **b**, **c**) Techniken der Throraxkompression im Kindesalter

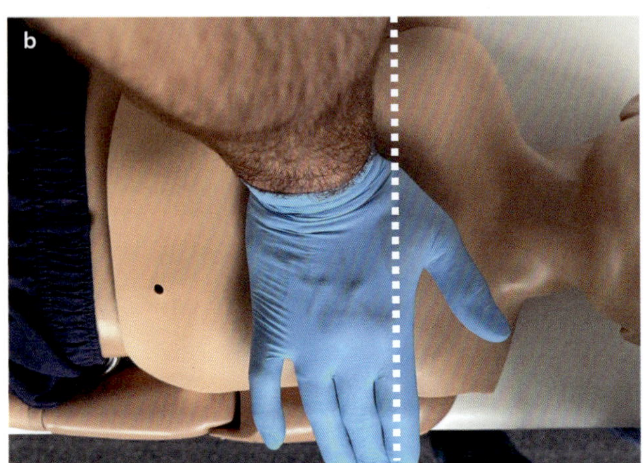

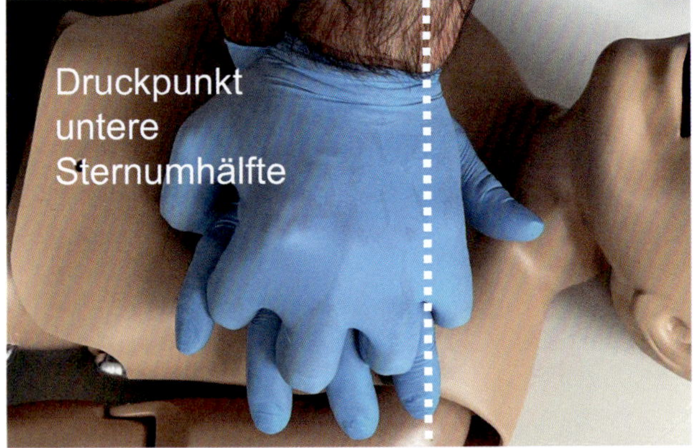

Oben: 1-Hand-Technik
Unten: 2-Hand-Technik (bei größeren Kindern)

Abb. 7.3 (Fortsetzung)

- 15 × Throraxkompression + 2 Beatmungen (bei 1 Helfer auch 30:2 möglich)
- Lautes Zählen zur Koordination von Throraxkompression und Beatmung
- Bei Einsatz einer Larynxmaske weiterhin 15 Thoraxkompressionen und 2 Beatmungen im Wechsel
- Nach Intubation durchgehende Thoraxkompressionen ohne Synchronisation von Beatmung und Throraxkompressionen möglich
- Unterbrechung der CPR nur, wenn eindeutige Lebenszeichen (Anzeichen auf ein Wiedererlangen des Kreislaufs, Bewegung, Husten, o. ä.) oder zur Durchführung einer Defibrillation (max. Unterbrechung 5 Sek.)

Häufigste Fehler

- Zu später Reanimationsbeginn ➔ sofortiger Beginn der Reanimation, wenn keine Lebenszeichen
- Zu häufige Unterbrechungen der Thoraxkompressionen ➔ kurzer Stopp nur zu Rhythmuskontrolle und Defibrillation (Klare Ansage „Stopp/Start")
- Zu langsame oder zu hohe Frequenz der Thoraxkompressionen; unvollständige Thoraxentlastung
- Wenn möglich Einsatz von Feedback-Systemen zur Kompressionstiefe und -frequenz,
- Desorganisation durch fehlende „Kommandoübernahme" ➔ Teamleader bestimmen „CPR-Coach" als Moderator der Basismaßnahmen bestimmen, welcher ausschließlich die Qualitätsindikatoren „richtige Drucktiefe", „richtige Druck-Frequenz", „volle Entlas-

tung des Thorax", „Minimieren von Unterbrechungen" und „regelmäßige Wechsel bei der Thorax-kompression" überwacht
- Kompression der Halsweichteile mit den Fingern bei der Maskenbeatmung

7.3 Erweiterte Reanimationsmaßnahmen (Paediatric advanced life support)

- Obwohl die Abfolge der Aktionen der erweiterten Reanimationsmaßnahmen schrittweise dargestellt wird, handelt es sich um Teamarbeit, bei der mehrere Interventionen parallel durchgeführt werden (◘ Abb. 7.4).
- Wichtig ist die hochqualitative und lückenlose Fortführung der o. g. Basismaßnahmen.

7.3.1 Rhythmusanalyse

Falls noch kein EKG geklebt ist: möglichst schnell selbstklebende Defibrillationspads (Defi-Pads) aufkleben und Rhythmuskontrolle durchführen.

▪ Asystolie/pulslose elektrische Aktivität (häufig)

(◘ Abb. 7.4, rechte Spalte, ◘ Abb. 7.5)
- **Schnellstmöglich Adrenalin** 0,01 mg/kg i. v./i. o. (= 0,1 ml/kg einer 1:10.000-Lösung) → Pädiatrische Notfallkarte Reanimation in Übersicht 7.1
- Max. Dosis Adrenalin pro Einzelgabe: 1 mg

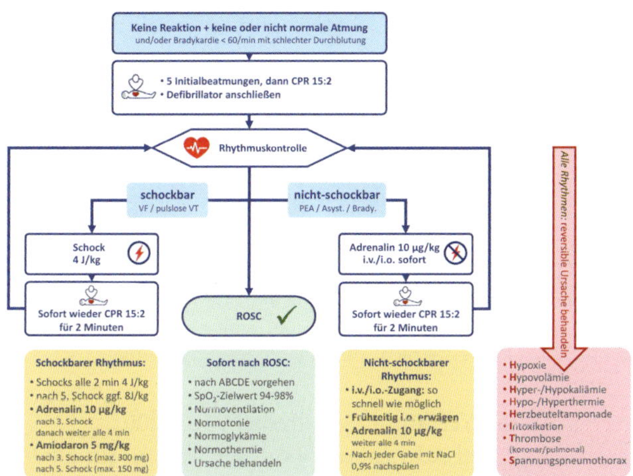

Abb. 7.4 Algorithmus erweiterte Maßnahmen zur Reanimation von Kindern und Jugendlichen (ERC-Leitlinien). 2025 (www.grc-org.de; www.erc.edu publiziert Oktober 2025 durch German Resuscitation Council, © German Resuscitation Council (GRC) und Austrian Resuscitation Council (ARC) 2025)

- Danach Fortsetzung der Basismaßnahmen für 2 min bis zur Reevaluation
- Nach jeder 2. Rhythmuskontrolle (= alle 3–5 min) Adrenalin 0,01 mg/kg i. v./i. o. (Definition Zyklus: ununterbrochene Abfolge von 10 Sequenzen mit je 15 Thoraxkompressionen und 2 Beatmungen, die ca. 2 min dauert.)
- Verwendung von Fertigspritzen mit verdünnter gebrauchsfertiger Adrenalinlösung 1:10.000 empfohlen

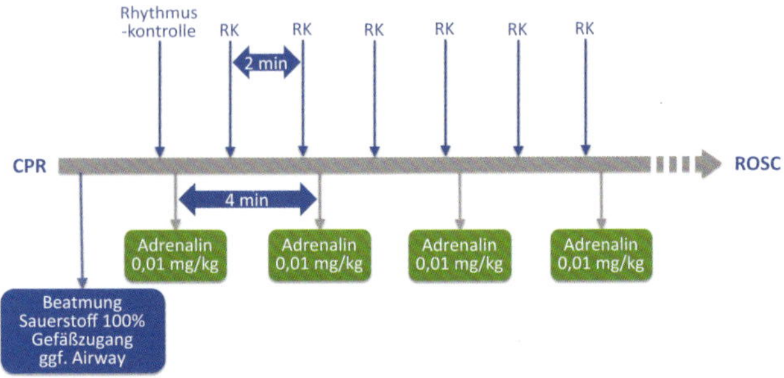

Abb. 7.5 Zeitleiste nicht-defibrillierbarer Rhythmus

- Ansonsten Verdünnung Adrenalin 1:10.000 (= 1 mg/1 ml Adrenalin + 9 ml NaCl 0,9 %) für alle Altersstufen
- Bei Verabreichung im Säuglingsalter 1 ml-Spritzen verwenden → zur genauen Dosierung Fertigspritze oder selber verdünnte 10 ml-Spritze über einen Dreiwegehahn mit einer 1 ml-Spriitze konnektieren → dann jeweils für Patienten errechnete Menge aus 10 ml-Spritze in 1 ml-Sprite überführen und nur exakt zu applizierende Menge weitergeben, um Überdosierungen zu vermeiden (Abb. 7.6)
- Intraossärer Zugang mittels EZIO®-Bohrmaschine als primärer Gefäßzugang, wenn Erfolgsaussichten auf intravenösen Zugang gering
- Wenn Unsicherheiten bezüglich schockbar oder nicht-schockbar bestehen (z. B. Asystolie vs. niedrig amplitudiges Kammerflimmern) → schockbaren Algorithmus wählen.

Alter			Jahre	0	0.5	1	2	4	6	8	10
Gewicht			kg	3	7	10	13	17	22	28	34
Körperlänge			cm	50	68	76	88	105	116	129	140
Medikament	**Dosis**	**Verdünnung ⋙**	**Konzentration**	**⋙ Dosis der fertigen Lösung in ml**							
Adrenalin	**0,01 mg/kg**	**1 ml/1 mg + 9 ml NaCl 0,9%**	**0.1 mg/ml**	0.3	0.7	1.0	1.4	1.8	2.2	2.8	3.4
Amiodaron	5 mg/kg	--	50 mg/ml	0.3	0.7	1.0	1.4	1.8	2.2	2.8	3.4
Defibrillation ϟ	4 J/kg	--	[J]	20 J	30 J	40 J	50 J	70 J	90 J	110 J	130 J
Adrenalin-Perfusor	0,1 µg/kg/min	1 ml/1 mg + 49 ml NaCl 0,9%	0.02 mg/ml	1 ml/h	2 ml/h	3 ml/h	4 ml/h	6 ml/h	7 mll/h	9 ml/h	10 ml/h

■ Übersicht 7.1: Medikamente für die Reanimation

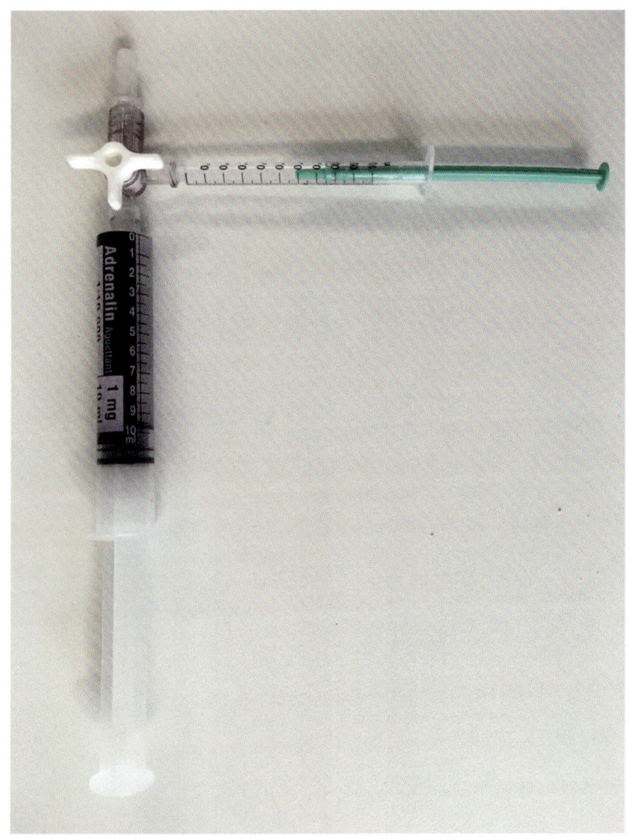

Abb. 7.6 Applikation von Adrenalin im Säuglingsalter über Dreiwegehahn und aufgesetzte 1 ml-Spritze

- **Kammerflimmern (VF)/pulslose ventrikuläre Tachykardie (pVT) (selten, aber mit zunehmendem Alter zunehmende Inzidenz)**

(◘ Abb. 7.4, linke Spalte, ◘ Abb. 7.7)

- Schnellstmögliche Defibrillation mit 4 J/kg als Einzelschock
- Anschließend sofortige Fortsetzung der kardiopulmonalen Reanimation für 2 min
- Nach Reevaluation bei weiterhin bestehendem defibrillierbaren Rhythmus 2. Schock mit 4 J/kg
- Nach erneuter 2-minütiger Reanimation 3. Schock mit 4 J/kg, gefolgt von der direkten Gabe von 0,01 mg/kg i. v./i. o. Adrenalin und 5 mg/kg Amiodaron i. v./i. o. (max. 300 mg) als Bolus nach Wiederaufnahme der CPR
- Danach solle Adrenalin bei jedem 2. Zyklus (d. h. alle 3–5 min) verabreicht werden
- Nach 5. Schock soll erneut einmalig 5 mg/kg i. v./i. o. (max. 150 mg) Amiodaron verabreicht werden

7.3.2 Defibrillation

- **Manuelle Defibrillation**

- **selbstklebende Defibrillationspads** bevorzugen
- Thoraxkompressionen nach Rhythmusanalyse fortführen bis Defibrillator geladen, nur für Schockabgabe unterbrechen, (maximale Unterbrechung der Thoraxkompression für 5 [–10] sec). Deutliche Kommandos geben: „Stopp Kompression" → Defibrillation auslösen → „Start Kompression"

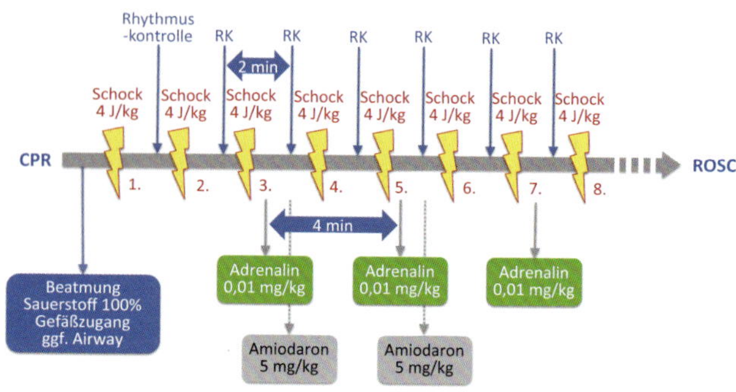

Abb. 7.7 Zeitleiste defibrillierbarer Rhythmus

- Positionierung der Pads bevorzugt antero-posterior (AP) (1 Pad am Rücken zwischen den Scapulae, das andere links am Thorax parasternal), alternativ anterolateral (AL) in anterolateraler Position, (1 Pad unterhalb der rechten Clavicula, das andere in der linken Axilla)
- Die **empfohlene Energiedosis** beträgt 4 J/kg (biphasisch) für den ersten und alle folgenden Schocks (Einzelschock-Strategie)
- Es sollen keine Energiedosen verwendet werden, die über den für Erwachsene empfohlenen liegen (120–200 J, abhängig vom Defibrillatortyp). Bei refraktärem VF/pVT soll ab der 6. Defibrillation eine schrittweise Erhöhung der Defibrillationsenergie auf max. 8 J/kg (max. 360 J) durchgeführt werden.

Praxis-Tipp Dosierung Medikamente während Reanimation

- Adrenalin 0,01 mg/kg = **0,1 ml/kg** der 1:10.000-Lösung (1 ml = 1 mg + 9 ml NaCl 0,9 %)
- Amiodaron 5 mg/kg = **0,1 ml/kg** der puren Injektionslösung (50 mg/ml)

- **Automatische Defibrillatoren (AED)**
- Wenn kein manueller Defibrillator verfügbar ist, kann ein automatischer externer Defibrillator (AED) eingesetzt werden
- Bevorzugt soll dann bei Kindern < 25 kg ein Gerät mit pädiatrischer Dosisreduktion (i. d. R. 50 J) eingesetzt werden.
- Falls auch dieses nicht zur Verfügung steht, kann als 3. Wahl ein AED ohne Dosisreduktion verwendet werden.

7.3.3 Atemwegsmanagement bei Reanimation

- Oxygenierung und Ventilation haben höchste Priorität!
- Wenn Maskenbeatmung effektiv (= gut sichtbare Thoraxhebung) → kein Überlebensvorteil durch Atemwegssicherung mittels Larynxmaske oder Intubation
- Maskenbeatmung sichert effektive Ventilation und Oxygenierung
- Falls Maskenbeatmung schwierig und Intubation nicht möglich/wenig Erfahrung: Larynxmaske (► Kap. 8)
- Keine Evidenz für Verwendung des Laryntubus im Kindesalter

7

- Notfallintubation mit passendem Führungsstab = orale Intubation mit blockbarem Tubus (einfacher, schneller, sicherer) nur erwägen, wenn Erfahrung mit Kinderintubationen
- Unterbrechung der Basismaßnahmen im Rahmen des Intubationsversuchs unter laufenden Reanimationsmaßnahmen relevant ➔ potentiell Verschlechterung des Outcome, deshalb besser nach ROSC
- Unter Reanimation höchstmögliche Sauerstoffkonzentration verwenden (wenn möglich 100 %)
- nach Wiedererlangen eines Spontankreislaufs F_iO_2 soweit reduzieren, dass Ziel-Sättigungswerte von 94–98 % erreicht werden (Ausnahme: Rauchgasinhalation, schwere Anämie)
- nach endotrachealer Intubation nach endotrachealer Intubation und bei Einlage einer Larynxmaske sind keine Unterschiede ist keine Unterbrechung der Throraxkompressionen zur Beatmung erforderlich ➔ Frequenz der Beatmungen: 25/min (Säuglinge), 20/min (> 1 Jahr), 15/min (> 8 Jahre), 10/min (> 12 Jahre)
- Nach Wiedererlangen eines Spontankreislaufs ➔ Atemfrequenz alterabhängig wie oben einstellen, Hyperventilation vermeiden
- Überprüfung der Tubuslage mittels Kapnographie oder Einmal-CO_2-Detektor (kein CO_2 ➔ Fehlintubation oder Kreislaufstillstand mit insuffizienter Thoraxkompression)
- Endtidales CO_2 kann als Parameter für eine effektive Thoraxkompression verwendet werden!
- Sichere Fixierung des Tubus und regelmäßige Überprüfung der Tubuslage

- Korrekte Beatmung = sichtbare Thoraxexkursionen
- Bei akuter Verschlechterung unter Beatmung oder fehlender Thoraxexkursion: Ursachenforschung → DOPES (Tab. 7.1)
- Legen einer Magenablaufsonde nach Intubation, ggf. Luft aktiv absaugen
- V. a. (Spannungs-)Pneumothorax: „blinde" Pleuradrainage mit 18 G- (Säugling), 16 G- (Kleinkind), 14 G-Venenverweilkanüle (Schulkind) im 4. ICR vordere Axillarlinie am oberen Rippenrand

Tab. 7.1 Ursachen beim plötzlichen Sättigungsabfall oder Beatmungsproblem (DOPES)

D	Dislokation	– $etCO_2$ – Inspektion – Auskultation
O	Obstruktion	– Absaugen – An Beatmungsbeutel nehmen (keine Thoraxexkursion)
P	Pneumothorax	– Einseitiges Atemgeräusch, einseitige Thoraxexkursion – Hypersonorer Klopfschall – Fehlendes Pleuragleiten im Thorax-Ultraschall
E	Equipment	– O_2 angeschlossen? – Beatmungsgerät korrekt eingestellt/defekt?
S	Stomach/Sonstiges	– Magen gebläht? → Absaugen! – Unzureichende Narkose? (Erwachendes Kind nach ROSC)

7

7.3.4 Zugang und Medikamente

Tabellen in ▶ Kap. 22.

- Bei fehlender Erfolgsaussicht auf einen peripheren Venenzugang → rasche Entscheidung zum Legen eines intraossären Zugangs, bei CPR zumeist direkte Anlage eines i. o.-Zugangs als Standardzugang notwendig (▶ Kap. 4)!
- Häufigster Punktionsort: proximale Tibia unterhalb und medial der Tuberositas tibiae
- Alternative Punktionsstellen: distale Tibia über Malleolus medialis, distaler Femur, proximaler Humerus
- *Keine* Applikation von Lokalanästhetika (z. B. Lidocain) zur Oberflächenanästhesie der Haut oder des endostalen Raums notwendig
- Bei i. o.-Zugang nach jeder Medikamentengabe altersabhängig mit 5–10 ml NaCl 0,9 % nachspülen
- **Adrenalin 1 mg ad 10 ml NaCl 0,9 % verdünnen → 0,1 ml/kg pro Einzelgabe = 0,01 mg/kg** (◘ Abb. 7.8)

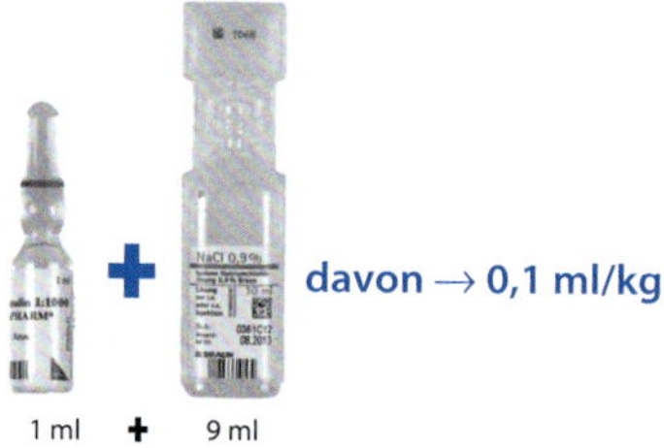

◘ **Abb. 7.8** Verdünnung von Adrenalin bei Kindern

- Adrenalin auch fertig verdünnt 1:10.000 erhältlich Adrenalin-Fertigspritze 1 mg/10 ml (Aguettant)
- Kammerflimmern/pulslose ventrikuläre Tachykardie: nach 3. und 5 Schock Verabreichung von Adrenalin (0,01 mg/kg KG, max. 1 mg) und Amiodaron (5 mg/kg KG, max. 300 mg nach 3. Schock, max. 150 mg nach 5. Schock) intravenös oder intraossär als Bolus
- Atropin: kein Medikament der kardiopulmonalen Reanimation, nur bei vagal bedingter Bradykardie 0,02 mg/kg (mindestens 0,1 mg absolut!)
- Natriumbikarbonat: keine routinemäßige Verabreichung, nur bei prolongierter Reanimation und nachgewiesener metabolischer Azidose erwägen, indiziert bei V. a. Hyperkaliämie (1–2 mmol/kg langsam i. v./i. o.)
- Vasopressin (0,4 IE/kg)/Terlipressin (0,02 mg/kg): Ultima ratio bei Adrenalin-refraktären Reanimationsbemühungen ohne Evidenz

7.3.5 Reversible Ursachen eines Herz-Kreislauf-Stillstands

- Strukturierte und konsequente Abarbeitung der reversiblen und damit behandelbaren Ursachen (4 Hs und HITS)
- Je früher die Korrektur einer reversiblen Ursache, desto höher die Wahrscheinlichkeit für das Wiedereinsetzen der Spontanzirkulation (Return of spotaneous circulation, ROSC) → größere Chance für gutes Outcome

▣ Tab. 7.2 zeigt die 4 Hs und HITS und ihre therapeutischen Ansatzpunkte.

Tab. 7.2 Reversible Ursachen eines Herz-Kreislauf-Stillstands: 4 Hs und HITS

Ursache	Diagnostik und Therapie
Hypoxie	☐ Thoraxhebung nicht eindeutig sichtbar? ○ Guedel-Tubus ○ 2-Personen-Technik (Doppel-C-Griff) ○ Magen entlasten (Absaugkatheter, Megensonde) ○ ggf. frühzeitig Einsatz einer Larynxmaske (LAMA) ○ Tubus/LAMA disloziert? (falls vorhanden) ○ etCO_2 ableitbar? ☐ Max. O_2-Zufuhr? O_2 Schlauch korrekt konnektiert?
Hypovolämie	☐ Volumenbolus (balanzierte VEL) 10 ml/kg i. v./i. o. über 50 ml-Spritze aus der Hand, ggf. mehrfach wiederholen
Hyper-/**H**ypokaliämie	☐ Hinweise für Niereninsuffizienz? Medikamente? ☐ Wenn möglich arteriell messen, im Zweifel aber Verdacht auf Hyperkaliämie behandeln: ○ Calcium-Glukonat 10 % 0,5 ml/kg i. v./i. o. ○ Natriumbikarbonat 8,4 % 1–2 mmol/kg 1:1 mit Aqua i. v. ○ Insulin/Glukose: 2 IE Insulin/50 ml G20 % --> 4 ml/kg (BZ-Kontrolle)

Tab 7.2 (Fortsetzung)

Ursache	Diagnostik und Therapie
Hypothermie	☐ Externe Erwärmung: konvektive und/ oder konduktive Wärmedecken, Rettungsdecke, Blasenspülung mit warmer Lösung, nasse Kleidung entfernen ☐ Innerklinisch ggf. invasive Techniken wie Peritoneal-Dialyse, CVVH oder ECMO/ HLM erwägen ○ < 30°C: keine Medikamente, max. 3 Schocks bei defibrillierbarem Schock, weitere Maßnahmen erst ab > 30°C ○ 30–35°C: Adrenalin i.v./i.o. alle 8 Minuten, 2. Amiodaron-Dosis nach 8 min, Defibrillation alle 2 min. ○ 35°C: normaler Algorithmus
Herzbeuteltamponade	☐ Diagnostik: Echokardiografie (Z. n. Thoraxtrauma? Infusoperikard bei ZVK?, Perikarderguß?) ☐ Therapie: Punktion subxiphoidal 45° in Richtung linke Schulter (wenn möglich unter Echo-Kontrolle)
Intoxikation	☐ Anamnese, Rücksprache Giftnotruf 19240 (mit jeweiliger Vorwahl)
Thrombembolie	☐ Diagnostik: Anamnese (Immobilisation, Einnahme Pille, post-OP, tiefe Beinvenenthrombose, etc.) ☐ Therapie: ggf. Lyse mit rtPA 0,6 mg/kg i. v. als Bolus

(Fortsetzung)

Tab 7.2 (Fortsetzung)

Ursache	Diagnostik und Therapie
Spannungspneumothorax	☐ Diagnostik: seitendifferentes AG/seitendifferente Thoraxexkursion, einseitig fehlenden Pleuragleiten im US, Auftreten v. a. unter Beatmung, Thoraxtrauma? ☐ Therapie: Nadeldekompression (sh. oben) im 4. ICR vordere Axillarlinie/Thorakostomie

7.3.6 Beendigung der Reanimation

- Wenn keine EKG-Aktivität, kein Kreislauf nach 30 min bei optimal durchgeführten CPR-Maßnahmen und alle potenziell reversiblen Ursachen (4 Hs + HITS) abgearbeitet ➔ Abbruch der Maßnahmen gerechtfertigt
- Ausnahmen: Hypothermie (Ertrinkung, Unterkühlung im Freien), Intoxikationen ➔ langfristige CPR-Bemühungen, Transport unter laufender CPR in die nächste Kinderklinik

7.4 Sonderfall: Ertrinkung

- **Ursache**

- Kleinkinder können bereits in flachen Pfützen ertrinken, häufiger fallen sie jedoch in Schwimmbecken oder Teiche, wenn sie kurz unbeaufsichtigt sind.

- Die zweite Ertrinkungsform betrifft Jugendliche, die (z. T. bei Mutproben oder im Zusammenhang mit Alkohol/Drogen) in Gewässer springen und dabei durch Verletzungen oder durch Temperaturabfall bewusstlos werden und ertrinken.

Alarmierungsgrund

Bewusstlos im Wasser/Badewanne treibendes Kleinkind aufgefunden.

Vorgehen Reanimation

(auch durch Laien; d. h. bei Alarmierung sofort initiieren, am besten per Telefon durch Rettungsleitstellendisponenten Anleitung des vor Ort befindlichen Laien), sofort nach Bergung beginnen. Kein Versuch, Lungen zu entleeren, sondern ggf. Atemwege freimachen und sofortige Maskenbeatmung, dann Reanimationsalgorithmus wie oben beschrieben

- **Besonderheiten**: Bei Ertrinken in sehr kaltem Wasser oder im Winter ist durch die rasch einsetzende Hypothermie ein Überleben ohne neurologische Schäden auch nach langer Herzstillstanddauer beschrieben, daher Reanimation weiterführen bis Kind in Klinik und sicher erwärmt
- **Temperaturmanagement bei Hypothermie**: Aktive Erwärmungsmaßnahmen vor Ort nicht realistisch, ggf. nasse Kleider entfernen, warm einpacken, Reanimation möglichst nicht unterbrechen, ggf. unter laufender Reanimation transportieren
- Meist Asystolie/Bradykardie: Basismaßnahmen, Verzicht auf Medikamente bis Körperkerntemperatur

> 30 °C, falls doch defibrillierbare Rhythmusstörung: Defibrillationsversuch erlaubt, aber bei Hypothermie < 30 Grad oft nicht erfolgreich (maximal 3 Versuche, ansonsten Fortführung Basismaßnahmen und Defibrillation bei Körperkerntemperatur > 30 °C)

→ **Konsequenz**: Weiter Thoraxkompressionen und Beatmung

Wichtig: Neurostatus dokumentieren, Körpertemperatur möglichst messen. Bei extremer Hypothermie erwägen, ob Transport in eine Klinik mit der Möglichkeit zur Erwärmung an ECMO (meist nächste Kinderkardiologie) die möglicherweise verlängerte Transportzeit aufwiegt.

Tipps und Tricks bei Ertrinkung

- Aktive Erwärmungsmaßnahmen, insbesondere des Kopfes, sind nicht sinnvoll oder sogar schädlich.
- Nach Begleitverletzungen suchen: Sprung vom Ufer, Sprungbrett, HWS-Trauma (je nach Anamnese) → ggf. WS-Immobilisation.
- **Beatmung initial häufig schwierig wegen verschlucktem Wasser in Magen → Magensonde frühzeitig erwägen.**

7.5 Sonderfall: Intoxikation mit Betablockern

- Bei Betablocker-Intoxikation bis zu 100-fach höhere Adrenalin-Dosierung notwendig
- Glucagon als Antidot-Therapie (Übersicht 7.2)

Alter			Jahre	0	0.5	1	2	4	6	8	10
Gewicht			kg	3	7	10	13	17	22	28	34
Körperlänge			cm	50	68	76	88	105	116	129	140
Medikament	**Dosis**	**Verdünnung**	**»» Konzentration**	**»» Dosis der fertigen Lösung in ml**							
Glucagon-Bolus	0,1 mg/kg	--	1 mg/ml	0.3	0.7	1.0	1.4	1.8	2.2	2.8	3.4
Glucagon-DTI	0,07 mg/kg/h	1 mg=1 ml + 9 ml Aqua	0.1 mg/ml	2 ml/h	5 ml/h	7 ml/h	9 ml/h	12 ml/h	15 ml/h	20 ml/h	24 ml/h

Übersicht 7.2: Glucagon als Antidot-Therapie

7

7.6 Postreanimationsbehandlung

- Die Postreanimationsbehandlung beginnt mit Eintritt eines Spontankreislaufs (ROSC)
- Folgende Ziele sollten im Rahmen der Postreanimationsbehandlung erreicht werden:
  - *Normo*xämie: Ziel-SpO_2 von 94–98 % (Ausnahmen: Rauchgasintoxikation, schwere Anämie)
  - *Normo*kapnie: Zur Sicherstellung einer Normoventilation ist der Einsatz der Kapnografie (Zielwerte: $etCO_2$ 35–45 mmHg bzw. 4,6–6,0 kPa) obligat, außerdem dient die sichtbareThoraxexkursion als Orientierungshilfe für ein adäquates Atemzugvolumen.
  - *Normo*tonie: Vermeiden einer arteriellen Hypotension (Normwert arterieller Mitteldruck = 55 mmHg + 1,5× Alter, Untergrenze = 40 mmHg + 1,5× Alter)
  - *Normo*thermie: Vermeiden von Fieber, Ziel 36,0° – max. 37,5 °C, keine aktive Wiedererwärmung von hypothermen Kind nach Wiedererlangen eines Spontankreislaufs (Ausnahme Körpertemperatur < 32 °C)
  - *Normo*glykämie (100–160 mg/dl): eine zu strenge Glukoseeinstellung kann aufgrund des Risikos einer versehentlichen Hypoglykämie schädlich sein

▪ Link

Kostenfreier Download der deutschen Zusammenfassung der ERC-Leitlinien 2025 www.grc-org.de

▪ Hinweis

Die amerikanischen PALS-Leitlinien der AHA beginnen mit 15 (2 Helfer)/30 (1 Helfer) Thoraxkompressionen gefolgt von 2 Beatmungen, hier *keine* 5 initialen Beatmungen (CAB-Sequenz).

Management akuter Atemwegs- und Atemprobleme (AB-Probleme), Notfallnarkose und Beatmung

8.1 Ersteinschätzung von akuten Atemstörungen

8.1.1 A = Airway/Atemweg beurteilen

- Atemweg *frei*: waches Kind ohne Zeichen erhöhter Atemarbeit oder Atemwegsverlegung

F. Hoffmann, B. Landsleitner, *Kindernotfall-ABC*,
https://doi.org/10.1007/978-3-662-67460-4_8

- Atemweg *gefährdet*: waches Kind mit Zeichen der extrathorakalen Atemwegsverlegung (z. B. inspiratorischer oder biphasischer Stridor, Sekretverlegung, Schleimhautschwellung) oder bewusstseinsgetrübtes Kind
- Atemweg *verlegt*: Zeichen eines Bolusgeschehens, zurückgefallene Zunge bei Bewusstseinstrübung, komplette Verlegung der extrathorakalen Atemwege durch Sekret, Schwellung oder Blutung

8.1.2 B = Breathing/Atmung beurteilen

- *Atemfrequenz*? (Tab. 8.1) Tachypnoe ist ein Frühsymptom, Bradypnoe ein Spätsymptom der respiratorischen Insuffizienz (Tab. 8.2)
- *Atemarbeit*? Nasenflügeln, inspiratorische Einziehungen (jugulär, interkostal, epigastrisch) und Tachypnoe sind Zeichen erhöhter Atemarbeit.
- *Tidalvolumen*? Flache, schnelle Atemzüge deuten auf ein geringes Atemzug-(Tidal-)volumen und erhöhte Totraumventilation hin. Tiefe, schnelle Atemzüge können Zeichen einer stress- oder azidosebedingten (z. B. bei Hyperglykämie) Hyperventilation sein.
- *Oxygenierung*? Die durch Zyanose sichtbare und pulsoxymetrisch messbare Oxygenierungsstörung (SpO_2 < 90 %) ist meist ein Spätsymptom der akuten Atemstörung.

Tab 8.1 Physiologische Atemfrequenz

Alter [Jahre]	Atemfrequenz [1/min]
<1	30–40
2–5	24–30
5–12	20–24
>12	12–20

Tab 8.2 Symptome der akuten Atemstörung

Frühsymptome	Spätsymptome
Stresszeichen – Schwitzen – Tachykardie	**Allgemeine Erschöpfung** – Motorische Unruhe – Lippenbissverletzungen – Bewusstseinstrübung – Bradykardie
Zeichen erhöhter Atemarbeit – Tachypnoe – Nasenflügeln – Einziehungen	**Erschöpfung der Atmung** – Zyanose – Bradypnoe – Geringe Thorax-exkursionen
Pathologische (Atem-)Geräusche – Husten, Heiserkeit – Inspiratorischer Stridor – Exspiratorisches Giemen	**„Silent Lung"**
Paradoxe/inverse Atmung	**Schnappatmung**

Bei drohender respiratorischer Insuffizienz sind oft noch keine eindrücklichen Hypoxiezeichen (Bradypnoe, Zyanose, Bradykardie) präsent → frühzeitige und hoch dosierte Sauerstoffgabe!

8.2 Algorithmus zur Behandlung von AB-Notfällen (▫ Abb. 8.1)

Im Folgenden werden die einzelnen Maßnahmen des Algorithmus AB-Management besprochen

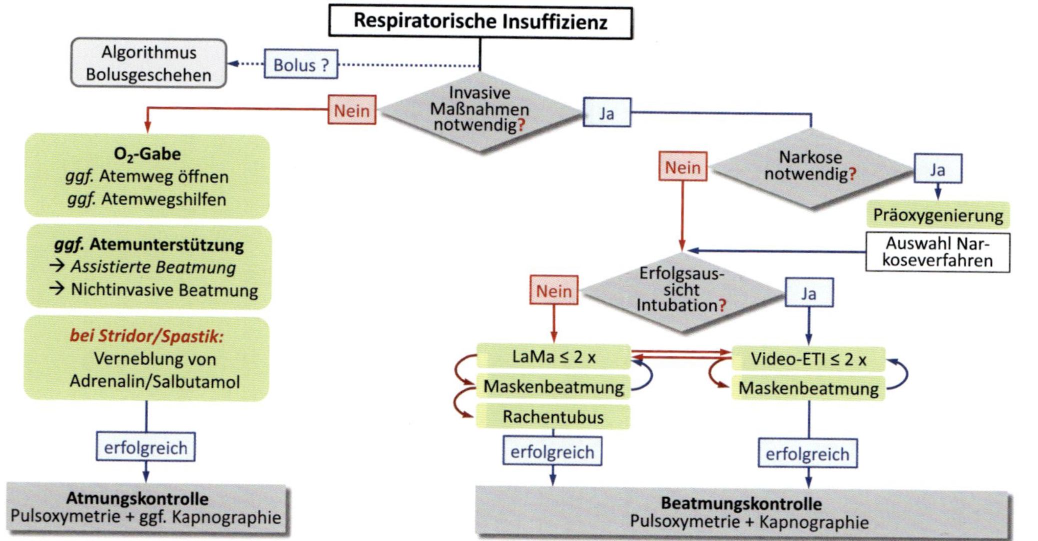

Abb. 8.1 Algorithmus zum AB-Management bei Kindern. (Mod. nach Timmermann A et al: S1-Leitlinie Prähospitales Atemwegsmanagement (Kurzfassung). Anästh Intensivmed 2019;60:316–336)

8.3 Sofortmaßnahmen bei Atemwegsverlegung durch Fremdkörper

- Sofortmaßnahmen bei Bolusgeschehen (◘ Abb. 8.2) müssen durch Notfallzeugen sofort angewendet werden; die Anwendung durch medizinisches Fachpersonal stellt daher die Ausnahme dar
- Eine Atemwegsverlegung durch Fremdkörper bzw. ein Bolusgeschehen (ebenfalls gebräuchlich „foreign body airway obstruction“, FBAO) muss bei folgenden Hinweisen angenommen werden:
  - Plötzliches Auftreten von Atembeschwerden aus völliger Gesundheit heraus (z. B. Husten, Würgen, Stridor, ineffektive Inspiration, Stress)
  - Fremdanamnestisch lässt sich meist vorheriges Spielen mit Kleinteilen oder Essen ermitteln

8

Bei dieser typischen Konstellation von Symptomen und Anamnese soll eine Atemwegsverlegung durch Fremdkörper bis zum Beweis des Gegenteils angenommen werden!

- Grundsätzlich werden 3 Situationen unterschieden:
  - Kind hustet effektiv ➔ Unterstützung und Beobachtung, keine spezifischen Maßnahmen
  - Kind hustet ineffektiv bzw. erschöpft sich zunehmend ➔ Anwendung manueller Maßnahmen, die dem Ersatz des Hustenstoßes dienen

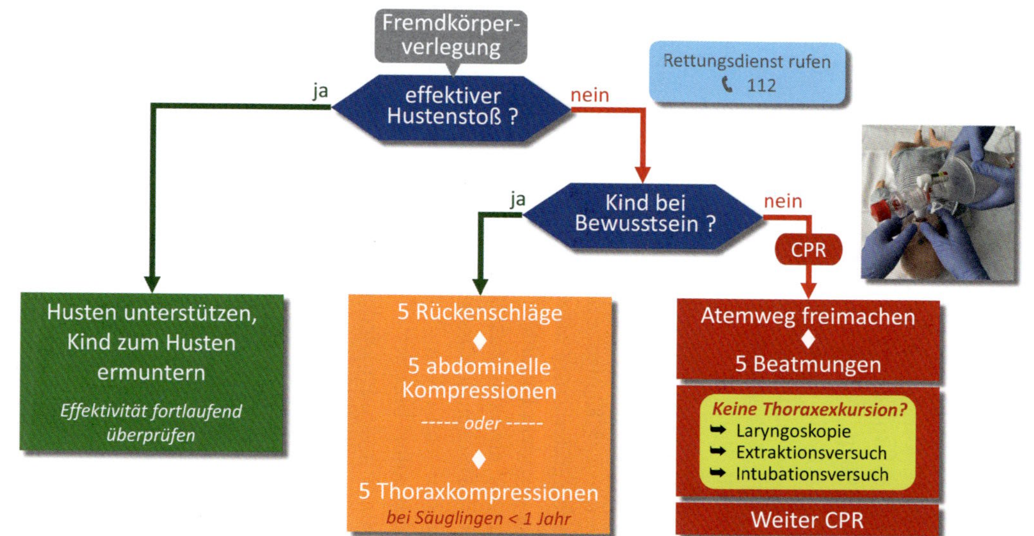

Abb. 8.2 Algorithmus Bolusgeschehen

- Kind ist bereits bewusstlos → Anwendung des pädiatrischen BLS-Algorithmus → **MERKE: Falls sich durch die Beutel-Maske-Beatmung keine Thoraxexkursionen erzielen lassen, so sind laryngoskopische Inspektion, Versuch der Fremdkörperextraktion (Magillzange, Absaugung) und ein Intubationsversuch indiziert!**

- Manuelle Maßnahmen:
  - Bis zu 5 Schläge zwischen die Schulterblätter → Kontrolle der Atemwege
  - Bei Erfolglosigkeit: 5 Thoraxkompressionen bei Säuglingen bzw. 5 abdominelle Kompressionen (Heimlich-Manöver) bei Kindern > 1 Jahr verabreichen → Kontrolle der Atemwege
  - Bei fehlender Zustandsverbesserung und weiterhin reagierendem Patienten: oben beschriebene Sequenzen abwechselnd wiederholen
  - Bei plötzlicher Zustandsverbesserung bzw. sichtbar ausgehustetem Fremdkörper wird die jeweilige Sequenz sofort beendet
- Das blinde und/oder wiederholte Auswischen des Mundes ist wegen der Gefahr der zusätzlichen Atemwegsschwellung und des möglichen Auslösens weiterer Probleme (z. B. Erbrechen, Laryngospasmus) zu unterlassen!
- Nach einem Bolusgeschehen wird das Kind im Zweifelsfall bzw. immer nach Anwendung abdomineller Kompressionen stationär eingewiesen.

8.4 Nichtinvasive Maßnahmen

8.4.1 Sauerstoffgabe

- Im Zweifelsfall frühzeitige Sauerstoffanwendung bei allen respiratorischen Notfallsituationen
- Sauerstofftoxizität spielt in Notfallsituationen jenseits der unmittelbaren Neonatalzeit keine Rolle
- Bei wachen Kindern Sauerstoffschlauch oder Sauerstoffmaske durch Bezugsperson vorsichtig vor Mund/Nase vorhalten lassen
- Nasenbrillen werden von Kindern schlecht toleriert und sind bei manifester Hypoxie ineffektiv
- Wird bei kritischer respiratorischer Insuffizienz ein hoher Sauerstoffflow notwendig, so muss auf eine Sauerstoffmaske mit integriertem Reservoir und Exspirationsventil gewechselt werden. Der Sauerstoffflow wird so eingestellt, dass der Reservoirbeutel immer gut gefüllt ist, mindestens jedoch auf 8 l/min.

> **Erfahrungsgemäß wird bei respiratorischem Kindernotfall primär die Oxygenierungsstörung behandelt, weil sie einfach zu erkennen (Zyanose, SpO_2-Abfall) und zu behandeln (frühzeitige, hoch dosierte Sauerstoffgabe) ist. Die Behandlung einer Ventilationsstörung (s. ► Abschn. 8.4.4) ist jedoch ebenfalls wichtig.**

8.4.2 Atemweg freimachen

- Bei Säuglingen mit bronchopulmonalem Infekt Nasenatmung verbessern:
  - Vorsichtig Sekret aus der Nase absaugen
  - Abschwellende Nasentropfen (z. B. Xylometazolin) in beide Nasenlöcher instillieren
- Bei Bewusstseinstrübung Kopf je nach Alter lagern:
  - Neutralposition („Schnüffelstellung“) beim Säugling → dazu Schulterrolle einsetzen, um den prominenten Hinterkopf auszugleichen (Abb. 8.3)
  - Je älter, desto mehr Kopfüberstreckung, bei Jugendlichen Überstreckung wie beim Erwachsenen
- Bei Bewusstseinstrübung zusätzlich: Unterkiefervorschub = Esmarch-Handgriff (kräftiger Zug an beiden Kieferwinkeln nach vorne oben unter gleichzeitiger Mundöffnung; auch bei Säuglingen; Abb. 8.3)
- Bei Bewusstseinstrübung mit Sekret oder Erbrochenem im Rachen: unter Sicht absaugen (großen Absaugkatheter mit maximalem Sog wählen)

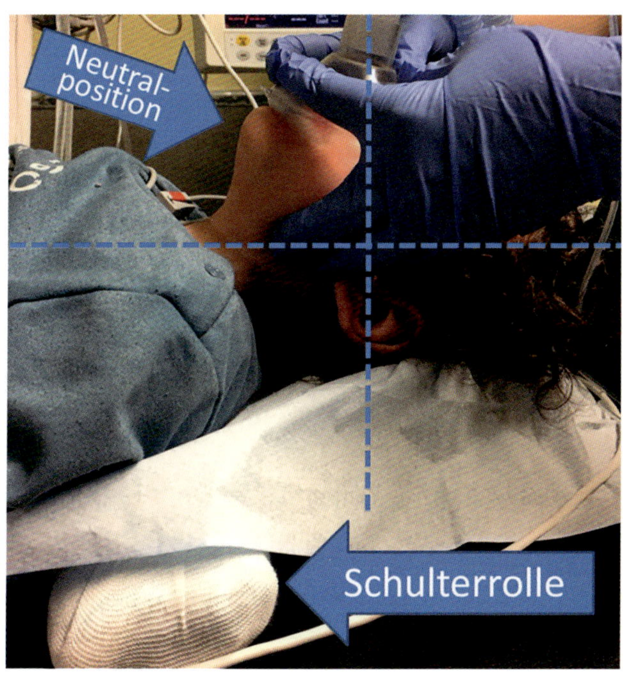

Abb. 8.3 Neutralposition mit Schulterrolle und Unterkiefervorschub mittels Doppel-C-Griff

8.4.3 Atemweg freihalten/Atemwegshilfen einsetzen

Beim bewusstseinsgetrübten Kind besteht immer die Gefahr, durch Atemwegsmanipulationen eine funktionelle Atemwegsverlegung (z. B. Husten, Würgen, Erbrechen, Laryngospasmus, Bronchospasmus) auszulösen. Es dürfen daher im nichtinvasiven Schenkel nur solche Maßnahmen und Atemwegshilfen eingesetzt werden, die ohne Vollnarkose bzw. reflexloses Koma (z. B. bei Reanimation) toleriert werden!

- Freihalten der oberen Atemwege durch manuelles Halten des Unterkiefers in der Vorne-oben-Position, Absaugbereitschaft *und* lückenlose Überwachung der Spontanatmung
- Einlegen eines **Nasopharyngeal-Tubus** (Wendl-Tubus):
  - Hilfreich bei oberer Atemwegsobstruktion (z. B. typisch nach Fieberkrampf wegen bronchopulmonalem Infekt)
  - Größenangabe: Es wird verwirrenderweise der Außendurchmesser (AD) in Charrière (Ch) angegeben (zum Vergleich: ein ungecuffter Säuglingstubus mit Innendurchmesser (ID) 3,0 mm hat einen AD von 4,6 mm, das entspricht ca. 14 Ch)
  - Größenauswahl:
    - 0–6 Monate – 14 Ch
    - 7–12 Monate – 16 Ch
    - 1–2 Jahre – 18 Ch
    - 3–6 Jahre – 20 Ch

Im Zweifelsfall kann der Kleinfingerdurchmesser des Kindes als Anhalt dienen

- Einführtiefe abmessen:
  - Traditionell: Einführtiefe = Abstand Nasenloch – Ipsilateraler Tragus (oder Ohrläppchenansatz)
  - **Neu (und besser): Einführtiefe = Abstand Nasenloch – Ipsilateraler Tragus *minus* 1 cm** (◘ Abb. 8.4)
  - Wendl-Tubus vor dem Einführen gleitfähig machen
- Über liegenden Wendl-Tubus kann Sauerstoff über Reservoirmaske zugeführt und ggf. auch mittels Maske beatmet werden
- CAVE: kein direkter Anschluss eines Sauerstoffschlauchs am Wendl-Tubus! (Flow viel geringer als Inspirationsflow → Gefahr von Dekompensation und Negativdruck-Lungenödem (NPPE) durch forcierte Inspirationsanstrengung)

8.4.4 Atemunterstützung

Eine Ventilationsstörung ist klinisch durch Zeichen erhöhter Atemarbeit (s. ► Abschn. 8.1.2) und messtechnisch mithilfe der Spontanatmungs-Kapnographie zu erkennen. Im Zweifel ist sie anzunehmen und konsequent zu behandeln!

Zur Atemunterstützung bei erhöhter Atemarbeit können grundsätzlich die assistierte Beutel-Masken-Beatmung (BMV) oder die nichtinvasive Beatmung (NIV) eingesetzt werden.

8

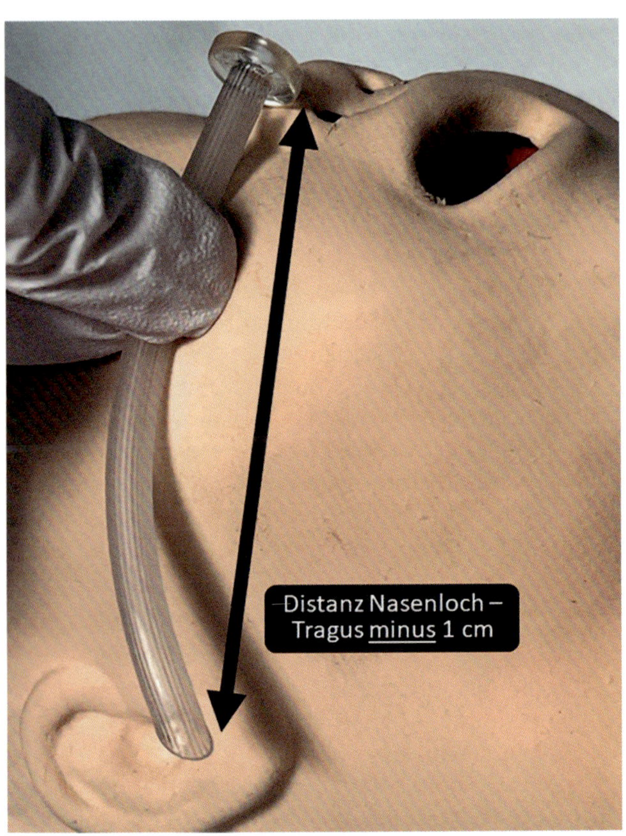

Abb. 8.4 Abmessung Wendl-Tubus

- **Assistierte Beutel-Masken-Beatmung (BMV)**
  - Für die Auswahl von Beatmungsbeutel, Maske und Zubehör zur *assistierten* BMV gelten die gleichen Kriterien, wie für die *kontrollierte* BMV (vgl. ▶ Abschn. 8.5.3)
  - Das Anwenden der assistierten BMV am nicht-bewusstlosen Kind ist für das Notfallteam ungewohnt, wird aber vom kritisch kranken Kind mit massiv erhöhter Atemarbeit und eingeschränkter Vigilanz i. d. R. problemlos toleriert.
  - Toleriert ein Kind die assistierte BMV nicht, so sollte die Situation reevaluiert und ggf. deeskaliert werden.

Das Kind, das die assistierte BMV toleriert, braucht sie auch! Das Aspirationsrisiko ist dabei vernachlässigbar und darf den Beginn der BMV keinesfalls verzögern!

  - Bei der assistierten BMV muss man das (i. d. R. tachypnoeische) Kind sorgfältig beobachten, die Inspiration antizipieren und den Beatmungshub synchron applizieren.
  - Der inspiratorische Beatmungsruck sollte mit einem auf den Beatmungsbeutel aufgesteckten Manometer überwacht und möglichst unter 20 mbar gehalten werden → falls keine Thoraxexkursion sichtbar → Übergang zur kontrollierten Beatmung und schrittweise Erhöhung des Beatmungsdrucks (s. ▶ Abschn. 8.5.3)

- Beginn immer mit maximaler inspiratorischer Sauerstoffkonzentration ➔ Reduktion, wenn pulsoxymetrische Sättigung (SpO_2) > 94 %
- Die Effektivität der assistierten Beatmung wird durch Beobachtung der Thoraxexkursionen und Kapnographie überwacht.
- Kriterien für den Therapierfolg: s. Abschnitt NIV

Nichtinvasive Beatmung (NIV)

- Therapiestart meist mit assistierter BMV – parallel dazu bereitet das Team die NIV vor
- Geeignetes Beatmungsgerät: Obwohl Beatmungsgeräte für die Kindernotfallmedizin einige spezifische Kriterien erfüllen sollten (s. Kap. 24), kann zur NIV nahezu jedes moderne, mikroprozessorgesteuerte Beatmungsgerät mit NIV-Option verwendet werden.
- Das Beatmungsgerät muss *vor* Anlage der Maske gestartet werden, sonst hat das Kind wegen ausbleibendem Gasfluss sofort Erstickungsangst!
- Sauerstoffvorrat checken: Für die Verbrauchskalkulation kann das nach NIV-Start ermittelte Atemminutenvolumen (AMV) plus 10 % verwendet werden. (Beispiel: gemessenes AMV = 10 l (Tachypnoe) ➔ Verbrauch bei 100 % Sauerstoff = 11 l O_2/min ➔ volle 2-Liter-Sauerstoffflasche hält ca. 36 min)
- Die Starteinstellungen entsprechen in etwa denen für die notfallmäßige NIV im Erwachsenenalter, nur der Trigger sollte – falls gerätetechnisch möglich – etwas niedriger gewählt werden (■ Tab. 8.3) ➔ zur Gewöhnung empfiehlt es sich Δp von 5 auf 10 mbar schrittweise zu steigern

8

Tab 8.3 NIV-Starteinstellungen

Beatmungsform	Druckunterstützte Beatmung Pressure Support Ventilation (PSV) Assisted Spontaneous Breathing (ASB)
FiO_2	1,0 (100 %)
PEEP	5 mbar
Δp (über PEEP)	10 mbar
p_{insp} (PEEP + Δp)	15 mbar
Inspirationstrigger	1 l/min
Exspirationtrigger	50 %
Rampe	100 ms

- Die NIV-Maske sollte anfangs immer manuell gehalten werden, später kann sie fixiert werden.
- Maskenfixierung mit Kunststoffband (wie bei Erwachsenen), bei kleinen Masken ohne Haken kann mithilfe eines Schlauchverbands oder einer Mullbinde improvisiert werden.
- Medikamentöse Sedierung meist nicht erforderlich – kann wegen der Schwächung der Atemmuskulatur sogar gefährlich sein!

Ein Kind unter NIV darf nicht aus den Augen gelassen werden; Atemarbeit und Synchronisation mit dem Beatmungsgerät müssen jederzeit überwacht werden! Bei Problemen ist es sicherer, wieder auf BMV zu wechseln.

- Kriterien für den Therapierfolg:
  - Spontanatemfrequenz sinkt
  - Zeichen erhöhter Atemarbeit nehmen ab
  - Stressniveau reduziert sich (auch beim Team)
  - Vigilanz verbessert sich, ggf. toleriert das Kind die assistierte Beatmung nicht mehr
  - Sättigung steigt eher langsam

High-Flow-Therapie (High Flow Nasal Cannula, HFNC)

- Mit der High-Flow-Therapie existiert seit Jahren in der Neonatologie und pädiatrischen Intensivmedizin eine bewährte Therapieoption zwischen Sauerstoffinhalation und NIV, die theoretisch auch prähospital angewendet werden kann.
- Besonders für den Einsatz bei Bronchiolitis ist die Wirksamkeit gut belegt.
- Zahlreiche moderne Transportbeatmungsgeräte verfügen über eine HFNC-Funktion oder könnten dafür aufgerüstet werden.
- HFNC wird mit einem Flow von 1,5–2 l/kg/min über gewichtsadaptierte Nasensonden (CAVE: Maximal-Flow der verschiedenen Sonden beachten) appliziert
- *Limitationen*:
  - Jede HFNC-Anwendung bedarf einer aktiven Atemwegsklimatisierung („aktive Befeuchtung"), die außerhalb einer Intensivtransport-Inkubatoreinheit i. d. R. nicht verfügbar ist.
  - Aktive Atemgasklimatisierungsgeräte für den Einsatz außerhalb der Neonatalbeatmung sind i. d. R. wegen ihrer hohen Leistungsaufnahme ohne Netzstrom nicht betreibbar.

  - Neuerdings verfügbare akkubetriebene reine High-Flow-Geräte können im Rettungsdienst kaum zusätzlich mitgeführt werden.
  - Nasalkanülen sind relativ teuer und müssen in zahlreichen Größen vorgehalten werden.
- *Fazit*: Die HFNC dürfte aktuell eher dem neonatalen oder pädiatrischen Intensivtransport unter Einsatz von klinischem Material und Know-how vorbehalten bleiben.

Soll ein mit HFNC versorgtes Kind notfallmäßig durch den Rettungsdienst verlegt werden, so gilt der Grundsatz: „Jedes HFNC-Kind kann auch NIV-beatmet werden, aber nicht umgekehrt!"

8.4.5 Medikamentenverneblung („Feuchtverneblung")

Eine Obstruktion der intra- oder extrathorakalen Atemwege kann durch die Applikation von Medikamenten über eine Verneblermaske zielgerichtet und nebenwirkungsarm behandelt werden.

- Verneblermasken sind Einweg-Produkte, in Kindergröße erhältlich und in der Notfallmedizin überall verfügbar.
- Sie verfügen über ein ca. 10–15 ml großes Medikamentenreservoir und einen Anschlussschlauch für eine Druckgasquelle (im Notfall wird ausschließlich Sauerstoff verwendet)

- Ab einem Sauerstoffflow von ca. 6 l/min ist ein deutlicher Nebel sichtbar, der (z. B. durch die Bezugsperson) unmittelbar vor Mund und Nase des Kindes gehalten werden kann.
- Andere Applikationsmethoden, wie Dosieraerosole mit Inhalationskammer (z. B. AeroChamber®), Düsen- (z. B. Pari Boy®), Ultraschall- oder Mesh-Vernebler stehen im Notfall meist nicht unmittelbar zur Verfügung bzw. sind von Instruktion und Mitarbeit des Kindes abhängig.
- Vorteile der Verneblermaske gegenüber den anderen Applikationsmethoden:
  - Sofort an Notfallarbeitsplätzen verfügbar
  - Gleichzeitige Zufuhr von Sauerstoff möglich
  - Effekt weitgehend unabhängig von der Patientenmitarbeit
  - Anwendung muss dem Kind bzw. der Bezugsperson nicht umständlich erklärt werden
  - Wirkstoffaufnahme vom jeweiligen Atemminutenvolumen (AMV) abhängig ➔ kleines Kind = kleineres AMV = geringer Wirkstoffaufnahme pro Zeit und umgekehrt ➔ „automatische Dosisanpassung"
  - Systemische Nebenwirkungen (z. B. Tachykardie, Hypertonie) sind bei Kindern selten
- Nachteil: Gesamtdosis ist meist deutlich höher ➔ Anwendung auf Notfallsituationen beschränkt
- Die inhalative Anwendung erfolgt hoch dosiert und hoch konzentriert, um eine rasche Wirkung zu erzielen
- Bei chronisch kranken Kindern (z. B. Asthma) sollten zuerst die vorhandenen und geschulten Applikationsmethoden angewendet werden

8

Tab 8.4 Medikamentenverneblung

Medikament	Dosierung	Indikation
Salbutamol	2,5 mg/5 ml	Intrathorakale Obstruktion
Ipratropium	0,25 mg/2 ml	Intrathorakale Obstruktion (zusätzlich zu Salbutamol)
Adrenalin	5 mg/5 ml	Extrathorakale Obstruktion oder im Zweifelsfall

Medikamentenauswahl

- Bei Bronchospastik/*Obstruktion der intrathorakalen Atemwege* → kurzwirksames Beta-2-Mimetikum, ggf. in Kombination mit Anticholinergikum (Tab. 8.4)
- Bei akuter *Obstruktion der extrathorakalen Atemwege* (z. B. Krupp-Syndrom, Insektenstich, Anaphylaxie) → Adrenalin/Epinephrin (Tab. 8.4) → direkter abschwellenden Effekt durch Vasokonstriktion der Schleimhaut + starke Beta-2-mimetische, bronchodilatatorische Wirkung
- Im differenzialdiagnostischen Zweifelsfall (biphasischer oder nicht klar klassifizierbarer Stridor) oder bei kombinierter extra- und intrathorakaler Stenose sollte daher Adrenalin als universales Medikament eingesetzt werden.

Bei intrathorakalen Obstruktionen wird Salbutamol (Fertiginhalat), bei extrathorakalen Obstruktionen oder im Zweifelsfall Adrenalin (pur) vernebelt.

8.4.6 Überwachung der Atmung

- Nach jeder Intervention muss der Therapieerfolg anhand der o. g. Kriterien (vgl. ▶ Abschn. 8.1) überprüft werden
- *Pulsoxymetrie*: Standardverfahren zur lückenlosen Überwachung der Oxygenierung
- Überwachung der *Atemfrequenz*: einfacher und wichtiger Parameter, der regelmäßig erfasst werden sollte – man muss nur konsequent das Kind beobachten und auszählen (bei angelegter Sauerstoffmaske mit Reservoir kann auch das atemsynchrone Leeren des Beutels beobachtet und ausgezählt werden).
- *Kapnographie*: Mittels spezieller Kapnographie-Nasenbrille (nur zur $etCO_2$-Messung, nicht zur Sauerstoffapplikation verwenden, weil eine Reservoir-Maske deutlich effektiver ist) kann am bewusstseinsgetrübten Kind gut Ventilation und Atemfrequenz überwacht werden; wird allerdings andererseits vom wachen Kind in einer Stresssituation eher schlecht toleriert.
- *EKG*: wenn beim kritisch kranken Kind eine effektive Überwachung der Herzfrequenz nötig ist, empfiehlt sich eine EKG-Ableitung, weil die Frequenzanzeige weniger störanfällig ist als bei der Pulsoxymetrie. Dies bedeutet andererseits aber für das wache Kind unnötigen Stress.
- *RR-Messung*: gibt keine relevante Zusatzinformation und bedeutet unnötigen Stress für das Kind. Nur sinnvoll anwendbar bei Bewusstseinstrübung und in Narkose.

8

8.5 Invasive Maßnahmen

> **Als invasive Maßnahmen des Atemwegsmanagements gelten alle Formen der Anwendung einer trachealen oder laryngopharyngealen Atemwegshilfe. Sie sind bei Kindernotfällen mit einem erhöhten Komplikationsrisiko verbunden, deshalb muss ihr Einsatz stets kritisch abgewogen werden!**

8.5.1 Indikationsstellung für invasive Maßnahmen und Notfallnarkose

- Die aus der Erwachsenen-Notfallmedizin bekannten Indikationen zur Notfallnarkose
  - Bewusstseinstrübung GCS < 8 (unter sorgfältiger Risikoabwägung),
  - schweres Schädel-Hirn-Trauma bzw. Hirndruck anderer Ursache,
  - schweres Trauma im Bereich der oberen Atemwege,
  - respiratorische Erschöpfung (nach Therapieversuch),
  - anhaltend niedrige SpO_2 (Pneu ausgeschlossen),
  - anhaltende Hypoventilation/Hyperkapnie,
  - schwere hämodynamische Instabilität

können *nicht* unkritisch auf Kindernotfälle übertragen werden!

> **Für Kindernotfälle gilt: Können die Therapieziele Normoxie, Normoventilation und Normotonie nichtinvasiv erreicht werden, besteht keine Indikation für Notfallnarkose und invasives Airway-Management!**

- Es gibt keine Evidenz für eines besseres Outcome intubierter Kinder! Im Gegenteil existieren klare Hinweise für ein schlechteres Überleben nach Intubation z. B. bei Reanimation vor ROSC und bei Schädel-Hirn-Trauma.
- Das abstrakte Aspirationsrisiko kann nicht als Begründung für eine Intubation gelten, weil
  - bei Kindernotfällen eine Beeinträchtigung des Bewusstseins typischerweise nur kurzdauernd ist (z. B. Fieberkrampf, Commotio cerebri),
  - zwei Drittel der Kinder mit gesicherter pulmonaler Aspiration komplett asymptomatisch bleiben, die anderen es meist nach wenigen Stunden werden,
  - sich das akut beeinträchtigte Ventilations-/Perfusionsverhältnis nach einem Aspirationszwischenfall fast immer mittels erhöhter FiO_2 und ggf. PEEP-Applikation kompensieren lässt und keine akute Bedrohung darstellt,
  - Todesfälle nach pulmonaler Aspiration im Kindesalter in den vergangenen Jahrzehnten nicht dokumentiert wurden,
  - Aspirationen nachweislich auch bei intubierten Kindern vorkommen, in einigen Studien sogar häufiger, als bei Beutel-Masken-Beatmung.

- *Wenn* eine Indikation zum invasiven Airway-Management besteht, dann ist grundsätzlich auch eine vorherige Notfallnarkose erforderlich – eine Ausnahme stellt nur die Reanimationssituation dar!
- In allen Situationen, also auch beim bewusstlosen Kind, besteht sonst die *Gefahr der funktionellen Atemwegsverlegung* durch
  - reflektorische Abwehr,
  - Husten,
  - Würgen,
  - Erbrechen,
  - Pressen,
  - Laryngospasmus,
  - Bronchospasmus.
- Notfallnarkose → erheblicher Zeitbedarf → Verzögerung von Transport und klinischer Therapie
- Notfallnarkose → deutliche Erhöhung des Behandlungsrisikos z. B. durch Hypoxie, Hypotonie, Bradykardie
- Die früher übliche Maxime „Lufttransport bedarf einer vorherigen Intubation" ist heute nicht mehr uneingeschränkt richtig. Je nach Situation und Hubschraubermuster lassen sich grundsätzlich auch nicht-invasive Maßnahmen während des Fluges effektiv und sicher einsetzen.
- Für die Planung berücksichtigt werden muss immer auch die Teamkompetenz und die erforderliche Zeit (Vorbereitung und Durchführung sind kaum unter 15–20 min zu schaffen)

- Obwohl der anatomisch fixierte schwierige Atemweg bei Kinder selten ist: Bei Hinweisen auf syndromale Veränderungen soll die Atemwegssicherung mittels endotrachealer Intubation möglichst erst in der Klinik erfolgen
- Die Entscheidung sollte eine Teamentscheidung sein!

> **Es gibt kein typisches Krankheitsbild oder Symptom (z. B. Bewusstlosigkeit), das *alleine* eine Rechtfertigung für ein invasives Airway-Management darstellt. Die Indikation ergibt sich immer erst nach Ausschöpfung aller nicht-invasiven Optionen und sorgfältiger Nutzen-Risiko-Analyse unter Berücksichtigung der Teamkompetenz.**

8.5.2 Notfallnarkose

Eine Notfallnarkose ist immer eine Hochrisikointervention, die eine Planung und Durchführung mit Respekt erfordert – die Vorbereitung umfasst weit mehr als das Bereitlegen von Atemwegshilfen.

> **Eine Notfallnarkose bedarf trotz der Dringlichkeit immer einer sorgfältigen Planung, Vorbereitung, Durchführung und Kommunikation sowie einer klaren Aufgabenverteilung im Team**

Typische Gefahren und Probleme

- Jede Manipulation im Bereich der Atemwege kann bei unzureichender Bewusstseinsausschaltung (z. B. durch zu flache Narkose) zur funktionellen Atemwegsverlegung führen ➔ eine invasive Atemwegssicherung (Tubus oder Larynxmaske) erfordert außerhalb einer Reanimationssituation immer eine Vollnarkose mit Relaxierung! (vgl. ► Abschn. 8.5.1)
- Die Dosis der Narkosemedikamente muss vorab bestimmt (z. B. mittels kognitiver Dosierhilfen) und dann vollständig appliziert werden ➔ Titration würde zur zu flachen Narkose führen
- Je kleiner das Kind, desto geringer die Apnoetoleranz ➔ größte Gefahr durch Hypoxie, nicht durch Aspiration ➔ Vermeidung von Hypoxie hat höchste Priorität ➔ Narkoseeinleitung immer als „modifizierte (kontrollierte) Rapid Sequence Induction" (RSI) mit drucklimitierter Maskenbeatmung vom Einschlafen bis zum Eintritt der Muskelrelaxierung.
- Patienten sind praktisch nie nüchtern ➔ Regurgitation mit Aspirationsgefahr antizipieren und Absaugung bereit halten (dickster Absaugkatheter oder starrer [Yankauer-]Absauger, kein Kricoid-Druck/Sellick-Manöver, da ohne Effekt!)
- i.v.-Zugang prüfen und sichern ➔ bei unmöglichem i.v.-Zugang ➔ i.o.-Zugang legen

Der „Plan A" zur Atemwegssicherung richtet sich nach der eigenen Kompetenz – wer nicht sicher in der Intubation von Kindern ist, plant die Notfallnarkose mit der Larynxmaske!

- **Auswahl der Narkosemedikamente**
  - Zu jeder Narkoseeinleitung gehören Hypnotikum, Analgetikum und Muskelrelaxans (Tab. 8.5)
  - Auswahl abhängig von
    - Teamerfahrung
    - Verfügbarkeit im Notfallsetting (Kühlpflicht prähospital problematisch)
    - Therapeutischer Breite/Nebenwirkungen/Situation
  - Dosierung des Hypnotikums: Vor allem Säuglinge und kleine Kinder benötigen eine deutliche höhere körpergewichtsbezogene Dosierung als Erwachsene → z. B. Einleitungsdosis für Propofol: 4(-5) mg/kg statt (1-)2 mg/kg bei Erwachsenen (CAVE: Kreislaufdepression!)

  - Richtige Dosis: Es sollte immer eine Dosierhilfe (kognitive Hilfe) verwendet werden! (Zum Beispiel DIVI-Kindernotfallkarte; Abb. 8.5)

Tab 8.5 Beispiele für Narkoseeinleitung im Notfall

Hypnotikum (Dosierung)	Analgetikum (Dosierung)	Relaxans (Dosierung)
Propofol* (4 mg/kg)	**Fentanyl** (3 µg/kg)	**Rocuronium** (1 mg/kg)
Esketamin (2 mg/kg)	**Esketamin** <—	**Rocuronium** (1 mg/kg)

*CAVE: Propofol nicht bei Kreislaufdepression!

					Säugling			Kind			Schulkind	
Kind	Gewicht in **kg**				3	7	10	13	17	22	28	34
	Alter in **Jahren**				0	½	1	2	4	6	8	10
	Körperlänge in **cm**				50	65	75	85	105	115	130	140
Airway	Larynxmaske			Größe #	1	1½	1½	2	2	2½	2½	3
	Endotracheal-Tubus gecufft			ID mm	3	3	3,5	4	4,5	5	5,5	6
	Einführtiefe Endotracheal-Tubus oral (Mundwinkel)			cm	9	11	12	13	14	15	16	18
Narkose	Esketamin i.v./i.o.	2 mg/kg	unverdünnt	25 mg/ml	0,2	0,6	0,8	1	1,4	1,8	2	3
	Rocuronium i.v./i.o.	1 mg/kg	unverdünnt	10 mg/ml	0,3	0,7	1	1,4	1,8	2	3	3,4
	Fentanyl i.v./i.o.	3 µg/kg	unverdünnt	50 µg/ml	0,2	0,4	0,6	0,8	1	1,4	1,8	2
	Propofol 1% i.v./i.o. [7]	4 mg/kg	unverdünnt	10 mg/ml	1,2	3	4	5	7	9	11	14
	Midazolam i.v./i.o.	0,1 mg/kg	1 ml/5 mg + 4 ml NaCl	1 mg/ml	0,3	0,7	1	1,4	1,8	2,2	2,8	3,4
	Propofol 1%-Perfusor	6 mg/kg/h	unverdünnt	10 mg/ml	1 ml/h	5 ml/h	6 ml/h	8 ml/h	10ml/h	13ml/h	17ml/h	19ml/h

Abb. 8.5 DIVI-Kindernotfallkarte – Abschnitt Atemwege und Notfallnarkose

Eine zu flache Narkose ist gefährlich!

- Anschlagszeit des Muskelrelaxans ist sekundär, da ohnehin sofort nach Bewusstseinsverlust drucklimitiert maskenbeatmet wird
- Succinylcholin kann bei Kindern mit nicht-diagnostizierter Muskelerkrankung zum hyperkaliämischen Herzstillstand führen und hat einige andere relevante Nebenwirkungen ➔ kein routinemäßiger Einsatz mehr, da Alternativen verfügbar und bekannt (z. B. Rocuronium)
- Auch die kürzeste Wirkdauer der Narkosemedikamente übersteigt die Apnoetoleranz des Kindes ➔ immer Vorwärtsstrategie, Rückzug + aufwachen lassen ist keine Option!
- Kennzeichnung der Spritzen mit DIVI-Medikamentenetiketten: Hypnotika = gelb, Opioide = hellblau, Relaxanzien = weiß-rot
- *Vier-Augen-Prinzip* beim Aufziehen der Medikamente und Beschriftung aller Spritzen
- „*Closed-Loop-Communication*" bei der Medikamentenapplikation, z. B.: „80 mg/8 ml Propofol" ➔ „Ich spritze 80 mg/8 ml Propofol" ➔ „80 mg/8 ml Propofol wurden gegeben" **MERKE : Aufgrund geringer Nebenwirkungen und hoher therapeutischer Breite ist die Kombination Esketamin 2 mg/kg und Rocuronium 1 mg/kg die ideale Kombination zur Notfallnarkose bei Kindern!**

- **Technik (analog Checkliste Notfallnarkose; Abb. 8.6)**

Vorbereitung

- Wenn möglich: kognitive Hilfen (z. B. Narkoseschablone) und Checklisten verwenden
- Teambriefing: wer bereitet was vor, wer hat welche Aufgabe, was ist der Plan B (alternative Atemwegssicherung)? → Atemwegsmanagement durch das erfahrenste Teammitglied
- Wenn verfügbar und sinnvoll: Expertenhilfe organisieren (z. B. Kinder-Notärztin)
- Monitoring: SpO_2, EKG, NIBP (Intervall 1 min ab Bewusstseinsverlust), $etCO_2$
- Maske auswählen (benachbarte Größen griffbereit)
- Kopflagerung in Neutralposition (Nackenrolle)
- i.v.-/i.o.-Zugang prüfen und sichern
- Präoxygenierung mit FiO_2 = 100 % und dichtsitzender Maske für mind. 2 min → Kapnographie dabei testen
- Guedel-Tubus (Abmessung: Distanz Mundwinkel – Kieferwinkel) plus 2 Nachbargrößen
- Larynxmaske und ggf. Endotrachealtubus (s. ▶ Abschn. 8.5.6) nach festgelegter Größe plus 2 Nachbargrößen
- *Falls intubiert werden soll:* primär Videolaryngoskopie vorbereiten + apnoeische Oxygenierung (vgl. Hintergrundinfo 8.1)
- Standardzubehör: Gleitmittel, Stethoskop, Cuffdruckmesser, Führungsstab/Bougie (nur bei Intubation)
- Absaugpumpe mit konnektiertem großlumigem Absaugkatheter oder starrer Absauger
- Hilfsmittel zur Atemwegsfixierung

8

Team-Time-Out 1:
Indikation bestätigt / Material ausgewählt / Aufgaben verteilt ?

Patientenvorbereitung

- ✓ Dosisberechnung und Atemwegsauswahl mit kognitiver Hilfe
- ✓ i.v./i.o.-Zugang sichern und prüfen
- ✓ Monitoring: SpO_2, EKG (QRS-Ton an), NIBP, etCO2
- ✓ Lagerung mit Kopf in Neutralposition (Schulterrolle)
- ✓ Ggf. HWS-Schiene abnehmen → manuelle In-Line-Stabilisierung
- ✓ Präoxygenierung mit 100% O_2 und dichtsitzender Maske

Equipmentvorbereitung

- ✓ Medikamente: 4-Augen-Prinzip, eindeutige Spritzenbeschriftung
- ✓ **Plan A**: Endotrachealtubus, Führungsstab, (Video-) Laryngoskop
- ✓ **Plan A *oder* B**: Larynxmaske
- ✓ **Plan C**: Beutel-Masken-Beatmung mit Manometer (Guedeltubus)
- ✓ Fixierungmaterial, Cuffdruckmesser, Stethoskop
- ✓ Beatmungsgerät checken/einstellen
- ✓ Absaugung + großer Absaugkatheter

Team-Time-Out 2:
Vorbereitung komplett / Ablauf und Aufgaben klar ?

Narkoseeinleitung

- ▶ Hypnotikum injizieren (Dosisangabe in mg und ml, wie vorab festgelegt)
- ✓ Beatmung beginnen, Spitzendruck < 20 mbar (Magenüberblähung vermeiden)
- ▶ Muskelaxans + Analgetikum injizieren (Dosisangabe in mg und ml, wie festgelegt)
- ✓ Effektivität der Beatmung prüfen (Thoraxexkursionen, Kapnogramm)
- ✓ ggf. Lagerung korrigieren, Doppel-C- / Esmarch-Griff, ggf. Magen entlasten
- ✓ Relaxans-Anschlagszeit abwarten; Intubationszeitpunkt rechtzeitig kommunizieren
- ✓ (Video-)Laryngoskopie und Intubation (Erfolg/Probleme kommunizieren)
- ✓ **ODER**: Larynxmaske einführen

Team-Time-Out 3:
Atemweg und Beatmung sicher / ABCDE gecheckt / Narkoseerhalt ?

Nachbereitung

- ✓ Effektivität der Beatmung prüfen, bei Beatmungsproblemen sofort Ursache suchen:
  - ✓ **D** islokation des Tubus (akzidentelle Extubation, einseitige Intubation)?
  - ✓ **O** bstruktion von Tubus, Filter oder Beatmungsschläuchen?
  - ✓ **P** neumothorax / Pulmonale Pathologie?
  - ✓ **E** quipmentversagen (Sauerstoffquelle, Beatmungsbeutel / -gerät)?
  - ✓ **S** tomach = Magenüberblähung?
- ✓ Narkose + Monitoring aufrechterhalten; Ziele: $SpO_2 \geq 94\%$ / etCO2 ≈ 35 mmHg
- ✓ Patientenstatus nach ABCDE-Schema reevaluieren; Therapiehilfen sichern

Abb. 8.6 Checkliste Kindernotfallnarkose

- Beatmungsbeutel mit Manometer und PEEP-Ventil; geeignetes Beatmungsgerät mit Möglichkeit zur druckkontrollierten Beatmung
- Medikamente vorbereiten: Hypnotikum, Analgetikum, Relaxans, ggf. Notfallmedikamente (beschriftet)
- Teambriefing: Ablauf, Aufgaben, Plan A + B, mögliche Probleme und Lösungen besprechen
- Absaugpumpe einschalten und bereithalten

Einleitung

- Teamleitung sagt die Dosierungen laut in mg und ml an ➔ Assistenz wiederholt die Angaben
  - Hypnotikum injizieren (Esketamin ist Hypnotikum und Analgetikum zugleich)
  - Relaxans injizieren
  - Analgetikum injizieren (fakultativ auch vor dem Hypnotikum; es besteht jedoch die Gefahr der Thoraxrigidität bei zu schneller Opiatapplikation)
- Nach Ausfall der Spontanatmung ➔ Beutel-Masken-Beatmung beginnen ➔ Beatmungsdruck möglichst unter 15 mbar halten und auf beatmungssynchrone Thoraxexkursionen achten
- Nach Eintritt der Relaxierung (z. B. bei Rocuronium 1 mg/kg nach ca. 60 s) ➔ vorbereitetes Atemwegshilfsmittel platzieren (Tubus oder Larynxmaske)
- Erfolgskontrolle: Kapnographie, Thoraxexkursionen und Auskultation regelrecht ➔ bei Problemen sofort DOPESs-Schema abarbeiten! (Tab. 8.6)

Tab 8.6 DOPESs-Schema

D	Dislokation	• akzidentelle Extubation (LaMa/Tubus) → Maskenbeatmung • einseitige Intubation → *Rückzug* • Tubus extratracheal → *sofort entfernen* • LaMa zu tief/zu flach inseriert • Beatmungsschlauch diskonektiert
O	Obstruktion	• Tubus/LaMa abgeknickt (auch im Rachen prüfen) → *Korrektur* • Tubus/LaMa sekretverlegt → *Sekret absaugen* • Beatmungsfilter (HME/ASF) sekretverlegt → *Filter tauschen* • Beatmungsschläuche verlegt/abgeknickt → *Beutelbeatmung*
P	Pulmonale Ursache	• Pneumothorax → *Entlastung* • Bronchospasmus → *Bronchospasmolyse* • Aspiration → *Absaugen, ggf. PIP erhöhen* • Entzündung/Erguss/Ödem → *PIP erhöhen, ggf. kausale Therapie* • Pressen/Krampfanfall → *Narkose vertiefen, relaxieren* • Thoraxrigidität nach Opioidgabe → relaxieren
E	Equipment	• Sauerstoffquelle ausgefallen/leer • Beatmungsbeutel defekt/zu klein • Beatmungsgerät defekt/falsch eingestellt • Schlauch-Leckage/-Fehlanschluss
Ss	Stomach / Sedation	• Magenüberblähung durch vorherige Maskenbeatmung → *Magensonde und Luft absaugen/abziehen* • Unzureichende Narkosetiefe → *Narkose vertiefen*

Nachbereitung

- Cuffdruck mittels Cuffduckmesser anpassen: Tubus ≤ 20 cmH_2O, Larynxmaske ≤ 40 cmH_2O
- Atemwegshilfsmittel sicher fixieren (ggf. Einführtiefe dokumentieren)
- Geeignetes Beatmungsgerät anschließen ➔ Starteinstellungen:
  - druckkontrollierte Beatmung/Pressure-Controlled Ventilation (PCV)
  - p_{insp} = 15 mbar ➔ Titration nach $etCO_2$ (Ziel 35–40 mmHg) ➔ p_{insp} ≤ 25 mbar
  - PEEP = 5 mbar (Δp = 10 mbar)
  - Beatmungsfrequenz: 0–1 Jr. 25/min, 1–8 Jr. 20/min, 8–12 Jr. 15/min, > 12 Jr. 10/min
  - FiO_2 = 50 % ➔ Titration nach SpO_2 (Ziel ≥ 94 %)
- Narkoseaufrechterhaltung:
  - Propofol 6–10 mg/kg/h über Spritzenpumpe + Bolusgaben 1 mg/kg Esketamin alle 15 min
  - *oder*: Bolusgaben 0,1 mg/kg Midazolam + 1 mg/kg Esketamin alle 15 min
  - *oder*: Bolusgaben 0,1 mg/kg Midazolam + 3 µg/kg Fentanyl alle 15 min
- Reevaluation aller Vitalfunktionen nach ABCDE-Schema
- Monitoring und alle Schläuche sichern, Transport vorbereiten

Info. 8.1 Apnoeische Oxygenierung

- Zwischen Beutel-Masken-Beatmung und Beatmung über den platzierten Atemweg entsteht eine beatmungsfreie Pause:
  - Bei Larynxmaske ca. 20 s
  - Bei problemloser Intubation 30–60 s

- Mit der apnoeischen Oxygenierung (AO) kann die kurze Apnoetoleranz von Säuglingen und Kleinkindern verlängert werden.
- Variante 1: Vor Narkoseeinleitung wird eine Nasenbrille platziert und über eine zweite Sauerstoffquelle ein Flow von 0,5 l/kg/min bis zur Atemwegssicherung appliziert.
- Variante 2: Falls vorhanden, wird ein Intubationsspatel mit High-Flow-Anschluss vorbereitet und an eine zweite Sauerstoffquelle angeschlossen; zur Intubation wird dann ebenfalls ein Flow von 0,5 l/kg/min appliziert.
- Variante 3: Wenn zuvor HFNC-Therapie etabliert war → Nasensonde belassen und 2l/kgKG/min mit 100 % weiter applizieren
- *Nachteil:* Deutlicher Zusatzaufwand bei der Vorbereitung; klappt wahrscheinlich nur, wenn das gesamte Team in der Maßnahme trainiert ist!

8.5.3 Maskenbeatmung

8

Die Maskenbeatmung ist die universelle Rückfallebene für den gesamten Ablauf der invasiven Atemwegssicherung. Weil bei Kindern anatomisch fixierte Atemwegsprobleme selten sind, gelingt sie mit ein paar Tricks (günstige Kopflagerung/Nackenrolle, beidhändiger Esmarch-Maskengriff, ggf. passender Guedel-Tubus) praktisch immer und hat keinen Outcome-Nachteil!

- **Beatmungsmasken**
  - In der Kindernotfallmedizin sind Einweg-Beatmungsmasken mit weichem, luftgefülltem Maskenwulst zu bevorzugen → bessere Abdichtung und Handhabung als Mehrweg-Masken
  - Einige Produkte haben ein Füllungsventil für den Maskenwulst (Abb. 8.7) → Nachfüllung oder Entlastung des Maskenwulstes möglich, um die Ab-

dichtung zu verbessern (besonders im Rettungsdienst ändert sich das Füllvolumen durch Temperaturschwankungen)
- Einige Produkte haben einen Hakenring (◘ Abb. 8.7, rechts) um den Maskenansatz ➔ Maske kann mit Kopfband auch für die NIV verwendet werden
- *Problem*: Die früher bei den Mehrwegmasken gebräuchliche Nummerierung haben viele Hersteller nicht für die Einwegprodukte übernommen; die Wortbezeichnungen variieren (◘ Tab. 8.7)
- Optimale Maskengröße: Unterrand der Maske schließt mit dem Kinn ab, der Oberrand (Nasenwulst) reicht bis zur Verbindungslinie zwischen den Augen (◘ Abb. 8.8)
- Notfalls kann eine zu große Maske um 180° gedreht als Vollgesichtsmaske verwendet werden

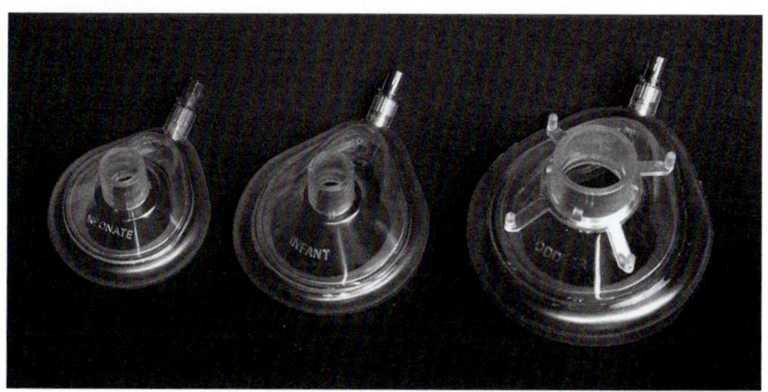

◘ **Abb. 8.7** Maskentypen zur Anwendung bei Kindern

Tab 8.7 Beatmungsmaskengrößen nach Altersbereichen

Größe	Wortbezeichnung (herstellerabhängig)	Altersbereich
0		Frühgeborene
1	Neonate	Neugeborene/kleine Säuglinge
2	Infant	Säuglinge
3	Toddler	Kleinkinder
4	Adult S	(Vor-)Schulkinder

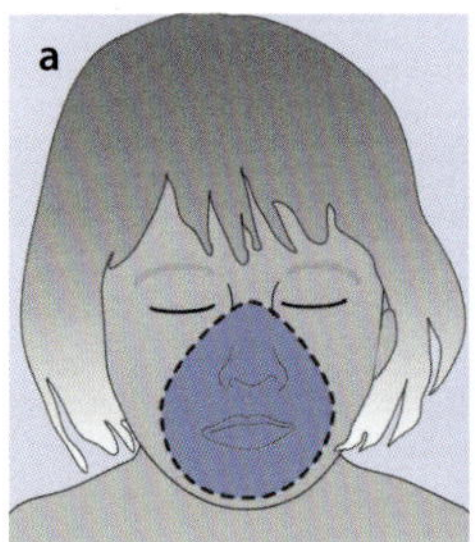

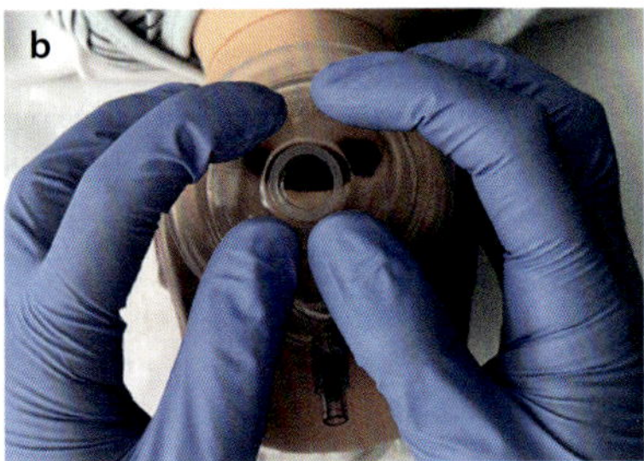

Abb. 8.8 (**a**) Optimale Maskenposition. (**b**) Optimale Maskenhaltung

Beatmungsbeutel

- Einweg-Beatmungsbeutel zu bevorzugen ➔ kann an allen Notfallarbeitsplätzen ohne relevante Investitionskosten vorgehalten werden, ist immer einsatzbereit
- Die meisten Hersteller bieten 3 Größen an: Erwachsene/Kinder/Neugeborene
- *Problem*: Die herstellerseitig angegebenen nutzbaren Hubvolumina sind am geschlossenen System gemessen (Tab. 8.8) und auf die Beutel-Masken-Beatmung unter Notfallbedingungen nicht übertragbar **➔ der kleinste (Neugeborenen-)Beatmungsbeutel ist immer zu klein und ausschließlich für die Versorgung von Frühgeborenen im Kreißsaal geeignet!**
- Ziel ist sichtbare Thoraxexkursion zu erzielen ➔ großzügig Erwachsenenbeutel verwenden, ggf. nur mit 2 Fingern komprimieren
- Modifikationen/Zubehör:
  - Reservoir und Sauerstoffanschlussschlauch
  - Druckbegrenzungsventil (meist ab 40 cmH_2O wirksam)
  - Anschluss für PEEP-Ventil
  - Anschluss für Manometer ➔ Überwachung des Beatmungsdrucks
  - Anschluss für Demandventil
  - *Fakultativ:* Anschlussport für Nebenstrom-Kapnographie

Tab 8.8 Einsatzbereiche der Beatmungsbeutel

Größe	Hubvolumen bei intubiertem Patienten	Gewichtsbereich
Neonatal	150–180 ml	< 3 kg
Kinder	330–450 ml	3–20 kg
Erwachsene	600–830 ml	> 20 kg

- **Technik**
  - Zu starke Überstreckung des Kopfes kann zur Atemwegsobstruktion führen → Je älter, desto mehr Überstreckung (vorsichtig)
  - Säugling/Kleinkind: Optimale Kopfposition = Neutralposition/„Schnüffelposition" → Schulterrolle einsetzen, um prominenten Hinterkopf auszugleichen
  - Maske mit C-Griff dicht halten (C-Griff möglichst zentral am Ansatz der Maske positionieren, um Druck gleichmäßig verteilen zu können) + gleichzeitig Unterkiefer mit 2–3 Fingern nach oben ziehen (Abb. 8.8)
  - **Gelingt dies nicht sofort oder nicht sicher →** ***Doppel-C-Griff*** **mit beiden Händen (Abb. 8.9) → 2. Person drückt dann den Beutel aus (empfohlene Standardtechnik bei Reanimation)**
  - Beatmungsdruck limitieren, um Magenüberblähung zu vermeiden → *Manometer* an den Beatmungsbeutel konnektieren und Beatmungsdruck „im grünen Bereich", also unter 20 cmH_2O halten → **ABER:** falls keine Thoraxexkursionen sichtbar und Dichtigkeit und La-

gerung korrekt, muss der Beatmungsdruck zügig schrittweise gesteigert werden, bis dies der Fall ist – „Luft MUSS in die Lunge!" = Thorax muss sich sichtbar heben und senken!

- *Kapnographie* zwischen Maske und Beutelventil interponieren → Erfolgs- und Verlaufskontrolle der Beatmung, Vermeidung von Hypo- und Hyperventilation
- Absaugung immer griffbereit am Kopf
- Bei dichtem Maskensitz und aufgestecktem PEEP-Ventil ist grundsätzlich eine PEEP-Applikation möglich
- *Bei Problemen mit der Beutel-Masken-Beatmung*: gezielte Fehlerbeseitigung (▪ Tab. 8.9) oder RALPH-Akronym (▪ Tab. 8.10) abarbeiten

Kompression des Mundbodens vermeiden → Gefahr der Atemwegsobstruktion

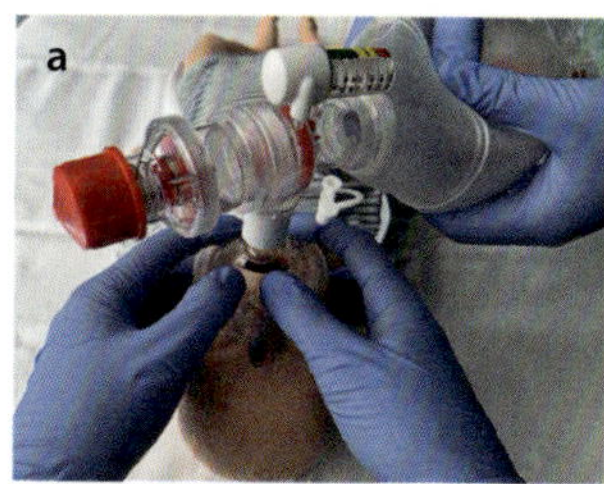

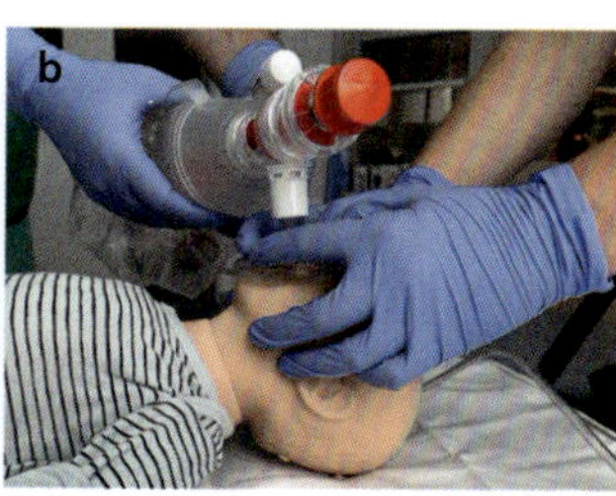

▪ **Abb. 8.9** (**a**) Technik der 2-Personen Beutel-Masken-Beatmung (von oben). (**b**) Technik der 2-Personen Beutel-Masken-Beatmung (seitlich)

Tab 8.9 Typische Probleme bei der Maskenbeatmung

Problem	Ursache	Abhilfe
Maskenleckage	Falsche Maskengröße/-position	Maskenposition/-größe prüfen
Maskenleckage	Schlechte Abdichtung durch Erschöpfung oder zu kleine Hand	2-Hand-Griff + 2-Personen-Beutel-Masken-Beatmung
Atemwegsobstruktion	Kopf zu wenig/zu viel überstreckt	Kopfposition variieren bis Thoraxexkursionen sichtbar, Guedel-Tubus einlegen
Atemwegsobstruktion	Kompression des Mundbodens mit den Fingern	Unterkiefer mit nur 2–3 Fingern fassen, keine Weichteilkompression
Mageninsufflation	Beatmungsdruck > Ösophagusverschlussdruck (15–20 cmH_2O)	1. Magenentlastung durch Absaugkatheter/Magensonde 2. Beatmungsdruck mittels Manometer < 20 cmH_2O halten
Maskenbeatmung auf Dauer insuffizient	Große Zunge/Tonsillen, Retrognathie, anatomische Atemwegsprobleme	Rachentubus oder Larynxmaske anwenden (s. unten)

Tab 8.10 RALPH-Akronym für Probleme bei der Maskenbeatmung

R	Repositionierung	Kopf in Neutralposition, Kinn anheben, Mund öffnen
A	Absaugen	Wenn nötig: Mund/Nase absaugen, Magen entlasten
L	Leckage	Maske repositionieren, Maskengröße prüfen, Doppel-C-Griff anwenden
P	PIP erhöhen	Beatmungsspitzendruck (PIP) erhöhen, bis Thoraxexkursion sichtbar
H	Hilfsmittel	Guedel-Tubus/Rachentubus/Larynxmaske einsetzen

Alternative Technik

- Maskenbeatmung kann auch mittels Beatmungsgerät erfolgen
- Vorteile:
  - Beide Hände können für Doppel-C-Griff eingesetzt werden ➔ dichterer Maskensitz ➔ PEEP-Applikation möglich
  - Eingestellter Beatmungsdruck (≤ 20 mbar) wird genau eingehalten
  - Zusätzliche Kontrolle von Atemfrequenz und Atemzugvolumen
- Voraussetzung: modernes, mikroprozessorgesteuertes Beatmungsgerät mit druckkontrolliertem Beatmungsmodus (Pressure-Controlled Ventilation, PCV) vorhanden und einsatzbereit

- Kapnographie und Absaugbereitschaft obligat
- So kann auch eine längerdauernde Beatmung erfolgen, wenn extraglottische Atemwegshilfen (EGA) oder Intubation nicht möglich oder sinnvoll sind bzw. die Teamkompetenz dafür nicht vorhanden ist

■ **Technik Guedel-Tubus**

- Einlage bei großer Zunge, hohen Beatmungsdrucken oder längerer Maskenbeatmung
- Größenauswahl: Länge von vorderen Schneidezähnen bzw. Zahnleiste bis Kieferwinkel (◘ Abb. 8.10)
- 90° gedreht einführen, dann drehen
- Größen: 000, 00, 0, 1, 2, 3

Bei nicht tief bewusstlosen Kindern Gefahr von Erbrechen und Abwehrreaktionen durch Einlage des Guedel-Tubus

Die Maskenbeatmung ist *die* Kernkompetenz in der Kindernotfallmedizin und muss von allen Notfallteams beherrscht und regelmäßig trainiert werden!

8.5.4 Larynxmaske

- Sicheres Atemwegshilfsmittel in jeder Altersgruppe bis hin zum Frühgeborenen ab 1500 g – auch bei schwierigen anatomischen Verhältnissen (z. B. Pierre-Robin-Syndrom, Gaumenspalte etc.)

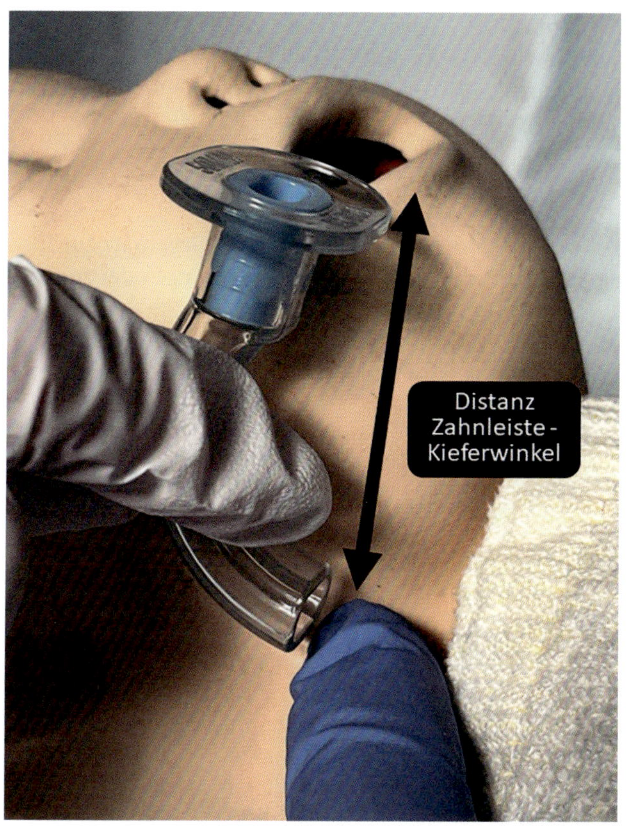

Abb. 8.10 Abmessung Guedel-Tubus

- Langjährige klinische Erfahrung mit der Larynxmaske in der Elektiv- und Notfallanwendung bei Kindern → als extraglottischer Atemweg (EGA) kann derzeit ausschließlich die Larynxmaske empfohlen werden
- Sehr hohe Erfolgsquote im 1. Versuch
- Sehr geringe Komplikationswahrscheinlichkeit beim komatösen oder narkotisierten Kind
- Fehlplatzierung kaum möglich (im Gegensatz zur Intubation), allenfalls führt eine zu geringe oder zu große Einführtiefe zur Leckage
- Steile Lernkurve → nach dem Erlernen der Technik am Phantom kann man durch wenige Anwendungen z. B. in der Kinderanästhesie ausreichende Maßnahmenkompetenz für den Notfall erlangen (ebenfalls im Gegensatz zur Intubation)
- Im Notfall werden nur Larynxmasken der 2. Generation mit Ösophagus-Drainagekanal verwendet → Einlage von Absaugkatheter oder Magensonde möglich (geeignete Größe auf der Packung angegeben) → Entlastung des Magens → niedrigeres Regurgitations-/Aspirationsrisiko und bessere pulmonale Compliance
- Die meisten Modelle haben einen Cuff, der vor der Einlage nicht entlüftet werden muss → die Larynxmaske wir der Packung entnommen und kann sofort eingelegt werden → anschließend wird der Cuffdruck mittels Cuffdruckmesser geprüft ($\leq$ 40 cmH_2O)
- Ein Hersteller verwendet statt eines Cuffs einen thermoplastischen Elastomer – hier tritt vorübergehend eine Leckage auf, bis sich der Kunststoff an die Körperwärme angepasst hat und abdichtet; eine Blockung ist nicht erforderlich. Sie lassen sich noch einfacher platzieren, dislozieren aber auch leichter.

- Grundsätzlich gibt es gebogene und (90°) gewinkelte Larynxmasken. Beide sind vergleichbar einfach zu platzieren, aber die gewinkelten Modelle dislozieren weniger leicht – was im Notfall einen Vorteil darstellt (▣ Tab. 8.11).

■ **Technik**

- Gleitmittel (z. B. Endoskopie-Gel oder einige Tropfen NaCl 0,9 %) auf Spitze des LaMa-Cuffs aufbringen
- Mund möglichst weit öffnen und geöffnet halten → am besten führt 1 Person den Esmach-Handgriff aus, die 2. Person führt die LaMa ein (▣ Abb. 8.11)

▣ **Tab 8.11** Larynxmasken

Größe	Patienten-gewicht* [kg]	Max. Cuffvo-lumen** [ml]	Cuff-druck*** [cmH_2O]	Max. Magen-sonde* [Fr]
1	2–5	4 (5)	40	6
1½	5–10 (-12)	7 (8)	40	8 (6)
2	10–20 (-25)	10 (12)	40	10
2½	20–30 (-35)	14 (20)	40	10
3	30–50	20 (30)	40	16 (14)

* Angaben in Klammern für Intersurgical i-gel®
** Angaben für Ambu Aura Gain® (in Klammern für Teleflex Supreme®)
*** Herstellerangabe: max. 60 cmH_2O

8

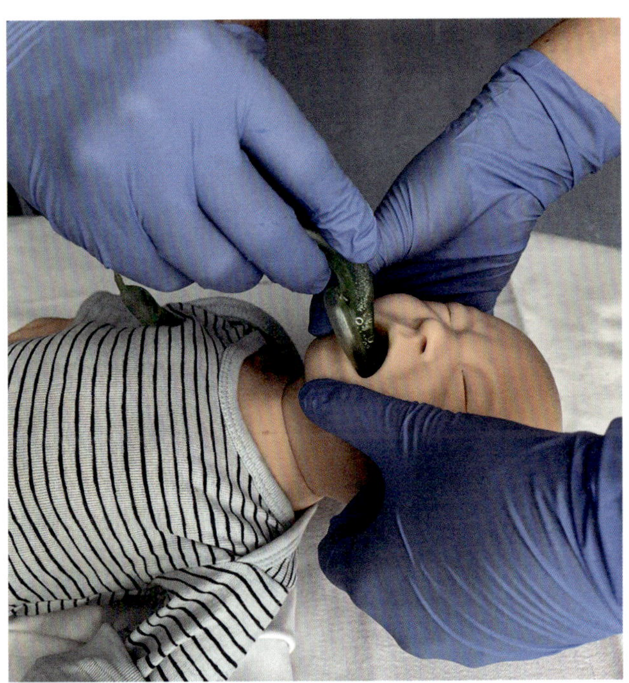

Abb. 8.11 Einlage einer Larynxmaske in 2-Personen-Technik

- LaMa so wie in der Verpackung geliefert einsetzen (nicht wie in Packungsbeilage empfohlen vorher entblocken!)
- LaMa an der Zunge vorbei Richtung Rachenhinterwand vorschieben – die Zunge kann dabei mit einem Finger fixiert werden – CAVE: Zunge nicht mit LaMa nach hinten schieben! (Abb. 8.11)

- Beim Vorschieben muss an der Rachenhinterwand ein Widerstand überwunden werden – danach ist die LaMa in der richtigen Position (noch ca. 2–3 QF LaMa-Tubus sichtbar) ➔ häufigster Fehler: LaMa wird aus Angst, etwas zu verletzten, nicht weit genug vorgeschoben
- Beatmung beginnen ➔ auf Thoraxexkursion und $etCO_2$ achten ➔ wenn beides vorhanden ist, ist eine Auskultation nicht erforderlich, da mit der LaMa keine einseitige Beatmung möglich ist
- Blocken mittels Cuffdruckmesser ($\leq$ 40 cmH_2O) – falls nicht verfügbar: nur blocken, wenn Leckagegeräusch hörbar, und nur, bis Geräusch verschwindet (Maximalvolumen beachten)

8.5.5 Rachentubus (▫ Abb. 8.12)

- Eine Sonderform des extraglottischen Atemwegs ist der Rachentubus: Ein Endotrachelatubus wird – vergleichbar einem Wendl-Tubus – blind in den Nasopharynx eingelegt.
- Über den so platzierten Tubus kann CPAP appliziert, assistiert und nach Verschluss von Mund und anderem Nasenloch auch kontrolliert beatmet werden.
- Diese Technik ist in der Erstversorgung Neugeborener Routine, funktioniert aber auch bei älteren Kindern.
- Vorteil: wie ein Wendl-Tubus und im Gegensatz zur Larynxmaske wird der Rachentubus i. d. R. ohne Narkose toleriert.

8

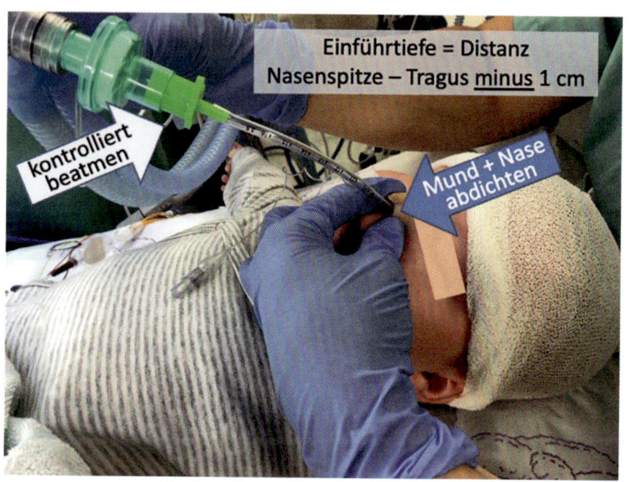

Abb. 8.12 Kontrollierte Beatmung über Rachentubus

- **Technik**
  - Altersentsprechenden Endotrachealtubus auswählen und gleitfähig machen (z. B. Endoskopie-Gel oder einige Tropfen NaCl 0,9 %)
  - Tubus transnasal (Länge = Abstand Naseneingang–Ohrtragus minus 1 cm) in den Mesopharynx vorschieben (knapp oberhalb der Uvula positionierte Spitze)
  - Falls vorhanden, Tuben ohne Cuff verwenden ➔ bei gecufften Tuben: Cuff NICHT blocken!
  - Anderes Nasenloch und Mund manuell abdichten
  - Thoraxexkursionen und Epigastrium beobachten ➔ bei Magenbeatmung: Tubus 1 cm zurückziehen + Reevaluation

- Bei längerer kontrollierter Rachenbeatmung kann der Magen mittels Magensonde/Absaugkatheter über das andere Nasenloch entlastet werden
- Eine maschinelle PCV-Beatmung (s. oben) kann auch über den Rachentubus angewendet werden. (Auch die Anwendung von CPAP ist – je nach Eignung des Beatmungsgerätes – möglich.)

Bei Verdacht auf Schädel-Hirn-Trauma ist der Rachentubus wegen der Gefahr der intrazerebralen Fehllage bei Schädel-Basis-Fraktur kontraindiziert!

8.5.6 Intubation

Die Intubation ist die risikoreichste Intervention im Rahmen des invasiven Airway-Managements!

- **Typische Fehler**
  - Komplexität und Risiko der Intubation unter Notfallbedingungen werden unterschätzt → kein Intubationserfolg beim 1. Versuch
  - Laryngoskopgriff wird wie bei Erwachsenen distal gehalten → Einführen unter Sicht und gefühlvolles Verdrängen der (größeren) Zunge erschwert
  - Intubationsspatel wird nicht unter ständiger visueller Kontrolle und nicht streng in der Mittellinie vorgeschoben → Die Epiglottis wird übersehen, der Spatel zu tief in den Ösophaguseingang eingeführt und man ist erst einmal orientierungslos (die Epiglottis kann

unter Sicht auch aufgeladen werden, wenn erforderlich)

- Fehlender Kehlkopfdruck mit dem freien Finger oder durch eine Hilfsperson ➔ schlechte laryngoskopische Kehlkopfdarstellung
- Versuch der nasalen Intubation ➔ Blutungsgefahr bei Verletzungen im Nasopharynxraum und längere Intubationsdauer ➔ Notfallintubation immer oral mit Führungsstab/Bougie!
- Teambriefing und Erarbeitung eines „Plan B“ werden vergessen ➔ schlechte Teamarbeit und Assistenz, Stress, Zeitverzug, kritische Ereignisse.
- Lesebrille bei konventioneller Laryngoskopie vergessen (natürlich nur, falls man eine braucht) ➔ Intubation misslingt, da die räumlichen Verhältnisse doch deutlich filigraner sind als beim Erwachsenen
- Konventionelle Laryngoskopie, obwohl Videolaryngoskop verfügbar ➔ Erfolgsaussicht geringer, Team kann nicht helfen/unterstützen
- Führungsstab/Bougie vergessen ➔ Larynxeingang kann zwar visualisiert, aber nicht mit dem Tubus erreicht werden
- Gleitmittel auf Führungsstab vergessen ➔ Intubation zwar erfolgreich, aber Führungsstab lässt sich nicht mehr entfernen
- Tubus wird trotz Widerstand unterhalb der Stimmbandebene weiter vorgeschoben ➔ Atemwegstraumatisierung
- Zu langer Intubationsversuch ➔ kritischer Abfall der Sauerstoffsättigung
- Zu häufige Intubationsversuche ➔ Anstieg der Rate schwerer Komplikationen bei >2 Intubationsver-

suchen → Anzahl der Versuche auf maximal 2 begrenzen!

Die sichere Intubation von Säuglingen und Kleinkindern bedarf entsprechender Erfahrung: ausreichendes und regelmäßiges Training (Kinderintensivstation, Kinder-OP) ist unverzichtbar! Bei fehlender (Team-)Erfahrung gibt es effektive Alternativen: Maskenbeatmung, Larynxmaske, Rachentubus.

- **Material**
  - *Konventionelle Spatel*: Für die Intubation von Früh- und Neugeborenen sollten gerade (Typ Foregger, Miller) und gebogene (Typ Macintosh) Spatel der Größen 0 vorgehalten werden, für Säuglinge und Kleinkinder Macintosh-Spatel der Größen 0 bis 2 (◘ Tab. 8.12)
  - *Videolaryngoskopie-Spatel*: haben vergleichbare Größen und Bezeichnungen und sollten bevorzugt werden.
    - Mit konventionell angulierten („Macinstosh-like") VL-Spateln kann wahlweise videolaryngoskopisch oder konventionell intubiert werden
    - Mit hyperangulierten Spateln kann nur videolaryngoskopisch intubiert werden, und ihr Einsatz bedarf besonderer Technik, Hilfsmittel und Übung
  - *Tuben*: Im Notfall werden gebogene, blockbare Tuben aus inertem Material (PVC, Silikon) verwendet. Diese sollten durchsichtig und möglichst dünnwandig sein und über eine Markierung für die Stimmbandebene sowie Längenmarkierungen verfügen. (Anforderungen vgl. ◘ Tab. 8.13)

Tab 8.12 Laryngoskop-Spatelgrößen nach Altersbereichen

Größe	Ausführung	Altersbereich
0	Miller oder Mcintosh	Frühgeborene
1	Miller oder Mcintosh	Neugeborene (bis max. 1 Jahr)
2	Mcintosh	Kleinkinder/Vorschulkinder
3	Mcintosh	Schulkinder/Jugendliche
4	Mcintosh	Jugendliche/Erwachsene
Im Zweifelsfall lieber größeren Spatel verwenden!		

8

Tab 8.13 Anforderungen an einen blockbaren Endotrachealtubus für Kinder. (*Mod. nach* Weiss M, Gerber AC 2012)

- Zirkuläre, anatomisch basierte Intubationstiefenmarkierung
- Subglottisch Cuff-freier Tubusschaft
- Kurzer, distal platzierter Hochvolumen-Niedrigdruck-Cuff
- Ultradünne, stabile Cuffmembran mit optimierten Dichtungseigenschaften
- Optimiertes ID/OD-Verhältnis, d. h. geringe Wandstärke des Tubusschaftes
- Optimierte Weichheit des Tubusschaftes bei minimierter Knickbarkeit
- Evidenzbasierte, klinisch geprüfte Tubusgrößenempfehlung durch den Hersteller
- Bereitstellung klinischer relevanter Informationen auf der Verpackung

- Blockbare Tuben werden in der Notfallmedizin grundsätzlich verwendet, weil:
  - höherer Erfolg im 1. Versuch → weniger Intubationsversuche,
  - hilfreich bei schwerwiegender respiratorischer Erkrankung/Aspiration, bei zu erwartenden besonders hohen Beatmungsdrücken (hoher PIP/hoher PEEP),
  - bei Einsatz moderner Tuben und Cuffdruckmessern keine Gefahr subglottischer oder trachealer Schäden besteht (Cuffdruckmessung obligat!).
  - *Ausnahme:* Neugeborenenversorgung → zusätzliche Vorhaltung ungeblockter Tuben sinnvoll
- *Tubusgröße:* Ein passender Tubus lässt sich leicht in die subglottische Region vorschieben. Die korrekte Größe (Innendurchmesser, ID) soll mithilfe kognitiver Hilfen (◻ Tab. 8.5) bestimmt werden. Nur wenn diese nicht verfügbar sind, können diese Faustregeln angewendet werden:
  - Innendurchmesser [mm] = Alter/4 + 3,5 für Kinder > 1 Jahr;
  - Kleinfinger-Regel: Durchmesser des Kleinfinger-Endglieds des Kindes entspricht Tubus-Außendurchmesser (OD)
- Um die Vollständigkeit des Materials zu prüfen, empfiehlt sich die Verwendung einer Checkliste oder Schablone (◻ Tab. 8.14 und ◻ Abb. 8.13)

Tab 8.14 Checkliste Material zur Kinderintubation

	Gerät	Bemerkung
☐	(Video-)Laryngoskop	Lichtquelle/Bild checken
☐	Laryngoskopspatel	Ausgewählte + größere Größe
☐	Tubus	Ausgewählte + 2 Nachbargrößen
☐	Bougie/Führungsstab	Nur mit Gleitmittel verwenden!
☐	Cuffdruckmesser	Cuffdruck Tubus $\leq$ 20 cmH_2O, LaMa $\leq$ 40 cmH_2O
☐	Larynxmaske	Ausgewählte + 2 Nachbargrößen
☐	Beatmungsmaske	Ausgewählte + 2 Nachbargrößen
☐	Beatmungsbeutel	Im Zweifelsfall Erwachsenenbeutel verwenden
☐	Zubehör Beatmungsbeutel	Manometer, PEEP-Ventil, Reservoir, Sauerstoff
☐	Guedel-Tubus	Abgemessene Größe + größere Größe
☐	Magill-Zange	Nur Backup, falls Fremdkörper
☐	Gleitmittel	Für Airway + Führungsstab (z. B. Endoskopie-Gel)
☐	Fixiermaterial	z. B. Pflaster für Airway-Fixierung

Tab 8.14 (Fortsetzung)

	Gerät	Bemerkung
☐	Fixiermaterial	z. B. Pflaster für Airway-Fixierung
☐	Kapnographie	Vorher getestet; obligat zur Tubuslagekontrolle!
☐	Stethoskop	Nur einsetzen, wenn positives Kapnogramm!

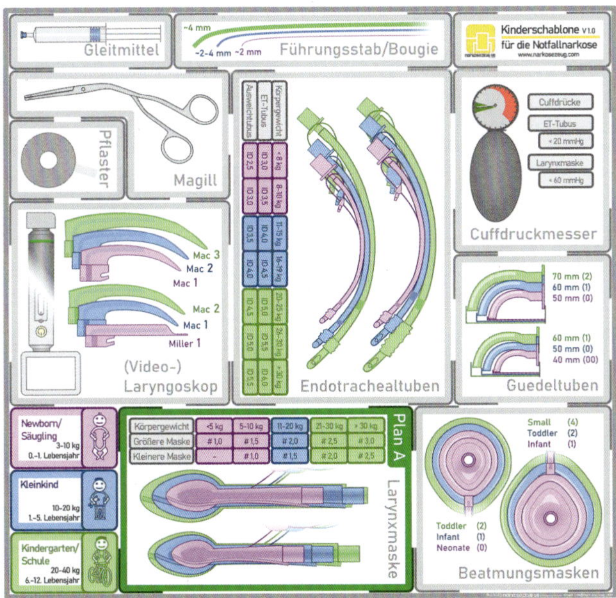

Abb. 8.13 Kinderschablone für die Notfallnarkose (Mit freundlicher Genehmigung der Fa. narkosezeug.com, Nürnberg)

- **Technik konventionelle Laryngoskopie**
  - Die jahrzehntelange Standardtechnik ist heute die zweite Wahl
  - Notfallintubation auch beim Kind immer orotracheal (Gefahr der enoralen Blutung bei Verletzung von Adenoiden bei nasalem Intubationsversuch)
  - Führungsstab ist obligat und darf nicht über den Tubus hinausragen ➔ sonst Verletzungsgefahr!
  - Kurze Apnoetoleranz beachten ➔ Abbruch bei Abfall S_pO_2 <90 %
  - Andere Anatomie: Larynx steht viel höher, evtl. durch mit dem Spatel zusammengeschobenen Zungengrund verdeckt ➔ Spatelspitze am Gaumendach entlang unter Sicht einführen, ohne die Zunge dabei nach hinten zu schieben
  - Falls Stimmbandebene wegen zu tiefen Einführens nicht identifizierbar ➔ Rückzug des Spatels, bis Aryknorpel und Stimmbänder sichtbar
  - Dazu ggf. Larynxdruck von außen (eigener Kleinfinger links oder Hilfsperson)
  - Tendenziell BURP („**b**ackwards, **u**pwards-**r**ightward **p**ressure“), d. h. Larynx von außen nach dorsal kranial und rechts drücken
  - Ggf. bei Säuglingen und Kleinkindern durch weitere Person den Mundwinkel nach lateral ziehen lassen, um Platz zu gewinnen
  - Tubus vorschieben, bis Cuff sichtbar zwischen den Stimmbändern verschwunden ist; meist ist hier eine Tubusmarkierung ➔ danach sofort Einführtiefe am Mundwinkel ablesen und laut kommunizieren

8

- Beatmung mit Kapnographie anschließen → sofort sollten Thoraxexkursionen sichtbar sein und nach einigen Atemhüben auch Kapnographiekurve und etCO_2-Wert angezeigt werden (alternativ CO_2-Einmaldetektoren verwenden)

Fehlendes exspiratorisches CO_2 bedeutet bis zum Beweis des Gegenteils immer Fehlintubation und sofortigen Rückzug auf Maskenbeatmung! → „If in doubt: take it out!"

- Nur bei sicherer endotrachealer Tubuslage: Auskultation und Seitenvergleich der Thoraxexkursion, um einseitige Intubation auszuschließen
- Tubus vorzugsweise mit 2 dünnen Pflasterstreifen fixieren: 1 Pflasterstreifen von einem Mundwinkel kommend 2-mal um den Tubus und dann zum anderen Mundwinkel oder über Nase nach kranial führen, anschließend spiegelbildlich mit 2. Pflasterstreifen wiederholen
- Ggf. Magensonde zur Luftentlastung einlegen

- **Technik Videolaryngoskopie (VL)**
- Videolaryngoskopie sollte die Standardtechnik zur Notfallintubation sein – aber natürlich nicht im Notfall zum ersten Mal ausprobiert werden!
- Es gibt gute Evidenz dafür, dass die Wahrscheinlichkeit von Zwischenfällen und Komplikationen durch VL reduziert wird.
- Die europäische Gesellschaft für Anästhesiologie und Intensivmedizin (ESAIC) empfiehlt in ihren Guideli-

nes 2024 die VL mit altersentprechendem Stadard-Spatel als Technik der 1. Wahl für die Intubation von Säuglingen und Kleinkindern.

- Das liegt an folgenden Vorteilen der VL:
  - Das gesamte Team kann über den Bildschirm den Intubationsvorgang verfolgen, bei jedem Handlungsschritt gezielt unterstützen (z. B. BURP) und bei Zwischenfällen (z. B. Regurgitation) schneller reagieren.
  - Erfahrene Teammitglieder können während der Intubation Tipps geben und die richtige Lage entweder bestätigen oder frühzeitig hinterfragen.
- Ablauf der Handlungsschritte grundsätzlich wie bei der konventionellen Intubation (s. oben) und bei unkomplizierten anatomischen Verhältnissen unterscheidet sich der Ablauf kaum.
- Für den Fall, dass der Larynxeingang jedoch nur im Videobild gesehen werden kann (Larynx weiter vorne/oben), benötigt der Tubus eine stärkere Angulation. Konventionelle Führungsstäbe geben hier meist nicht genügend Halt, und es besteht durch ihre harte Spitze Verletzungsgefahr! —> Einsatz eines gut formbaren Bougies (mind. doppelte Tubuslänge) mit weicher Spitze (◻ Abb. 8.14 S-Guide®)

Ablauf der videolaryngoskopischen Intubation mit Bougie (◻ Abb. 8.15)

- Sichere Identifikation des Larynxeingangs mittels Videolaryngoskopie
- Bougie wird zunächst *ohne* Tubus eingesetzt

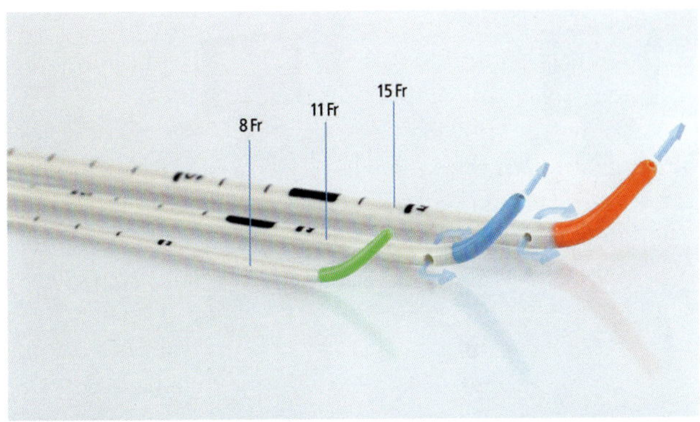

Abb. 8.14 Formbare Intubations-Bougies in 3 Größen. (Mit freundlicher Genehmigung von Fa. VBM Medizintechnik GmbH, 72172 Sulz a. N.)

- Bougie wird nach dem vermuteten pharyngolaryngealen Winkel vorgeformt mit leicht hyperangulierter (weicher) Spitze
- Bougie wird unter Sicht gefühlvoll tief in die Trachea eingeführt (Schienungseffekt)
- Gleitfähig gemachter Tubus wird von Hilfsperson auf den Bougie aufgezogen und unter Sicht tracheal platziert (Seldinger-Technik)
- Bougie wird bei videolaryngoskopisch als korrekt identifizierter Tubuslage entfernt
- Sollte sich der Tubus aufgrund laryngealer Enge nicht korrekt vorschieben lassen, so kann die Zeit bis zum Tubuswechsel ggf. durch Oxygenierung über das Bougie-Lumen (falls vorhanden) überbrückt werden.

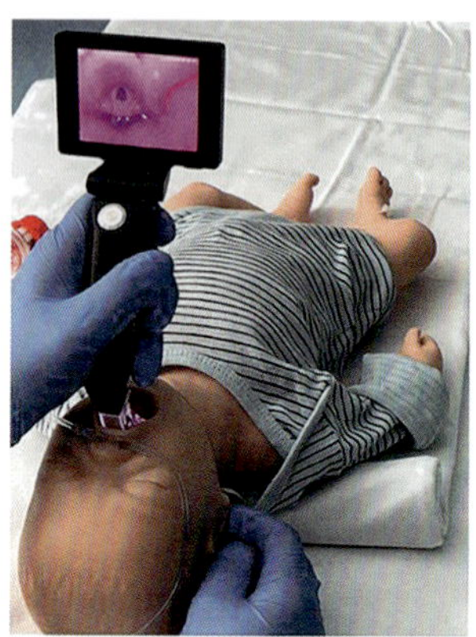

1. Kehlkopfdarstellung mittels Videolaryngoskop

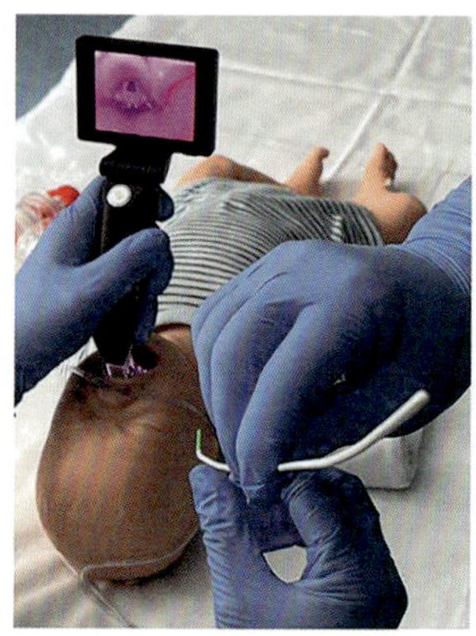

2. Anreichen des Bougies

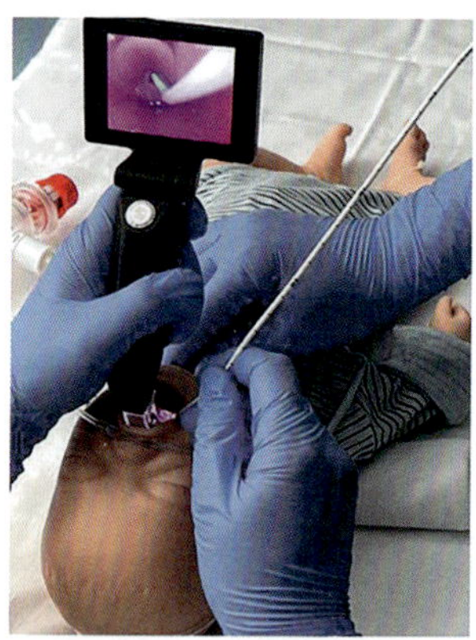

3. Vorschieben des Bougies unter Sicht

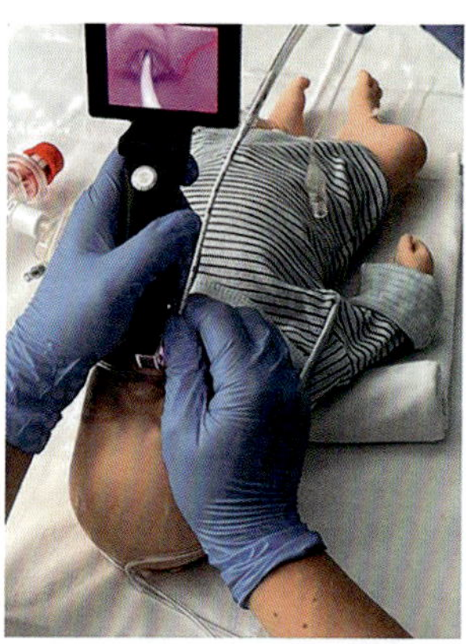

4. Sichere endotracheale Platzierung des Bougies

Abb. 8.15 (1–8): Videolaryngoskopische Intubation in 8 Schritten

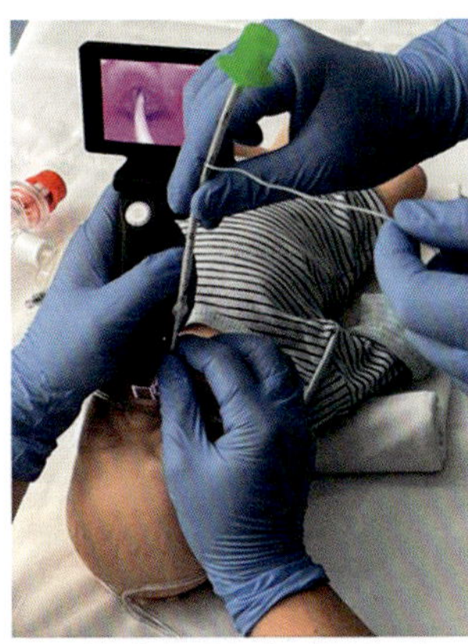

5. Auffädeln des Tubus` auf den Bougie

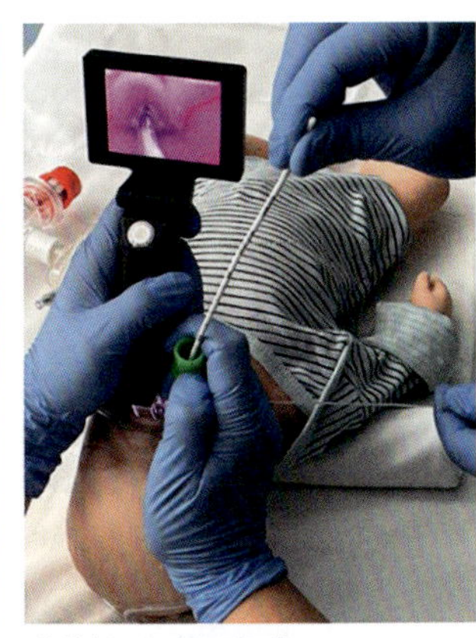

6. Sichere endotracheale Tubusplatzierung (Teamkontrolle)

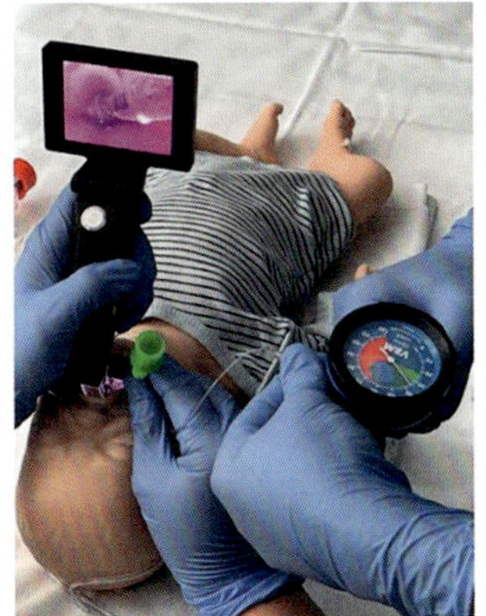

7. Bougie entfernen unter manueller Tubusfixierung, Cuff blocken

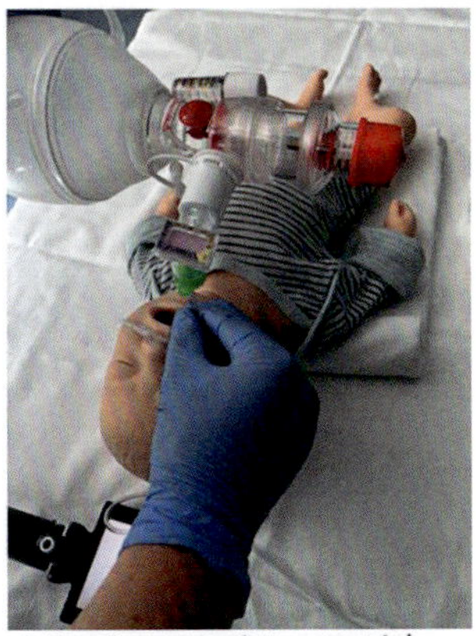

8. Erste Beatmung mit Kapnometrie/-grafie, anschließend Tubus fixieren

Abb. 8.15 (Fortsetzung)

- Beatmung mit Kapnographie anschließen → sofort sollten Thoraxexkursionen sichtbar sein und nach einigen Atemhüben auch Kapnographiekurve und $etCO_2$-Wert angezeigt werden.
- Nur bei sicherer endotrachealer Tubuslage: Auskultation und Seitenvergleich der Thoraxexkursion, um einseitige Intubation auszuschließen
- Tubus vorzugsweise mit 2 dünnen Pflasterstreifen fixieren: 1 Pflasterstreifen von einem Mundwinkel kommend 2-mal um den Tubus und dann zum anderen Mundwinkel führen, anschließend spiegelbildlich mit 2. Pflasterstreifen wiederholen
- Ggf. Magensonde zur Luftentlastung einlegen

Kommerziell erhältliche Sets zur Tubusfixierung führen bei Kindertuben nach Erwärmung oft zur Abknickung und fixieren andererseits trotzdem unsicher.

8.5.7 Weder Beatmung noch Intubation möglich

- **Beatmung unmöglich** (Abb. 8.16)

1. Lagerung optimieren (Schulterrolle!) + Esmarch-Handgriff
2. Guedel-Tubus einlegen
3. 2-Hand-Maskenbeatmung mit Doppel-C-Griff (2 Personen)
4. Hilfe rufen, wenn möglich (z. B. Kinder-NA)
5. Narkose vertiefen und relaxieren

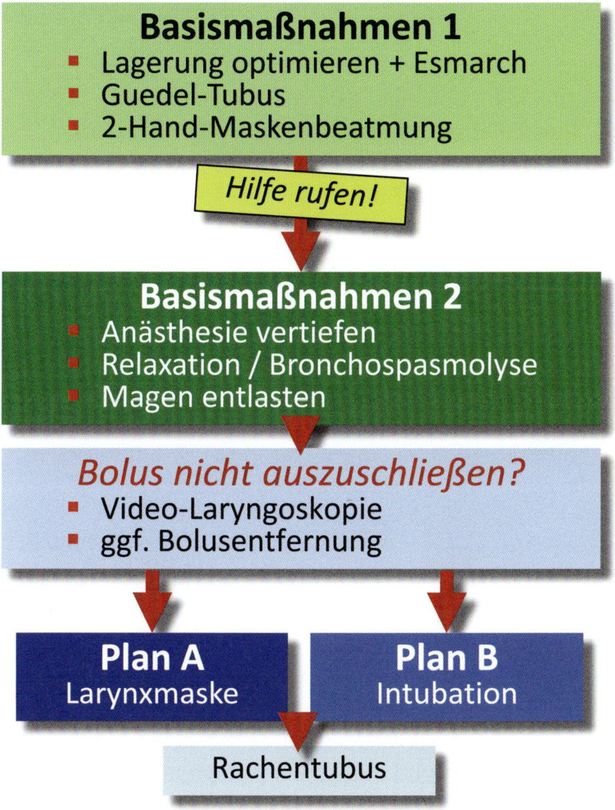

Basismaßnahmen 1
- Lagerung optimieren + Esmarch
- Guedel-Tubus
- 2-Hand-Maskenbeatmung

Hilfe rufen!

Basismaßnahmen 2
- Anästhesie vertiefen
- Relaxation / Bronchospasmolyse
- Magen entlasten

Bolus nicht auszuschließen?
- Video-Laryngoskopie
- ggf. Bolusentfernung

Plan A
Larynxmaske

Plan B
Intubation

Rachentubus

Abb. 8.16 Algorithmus: Beatmung nicht möglich

6. Bei Bronchospasmus ➔ medikamentöse Therapie
7. Magen mittels Absaugkatheter entlasten
8. Laryngoskopie ➔ falls Bolus sichtbar: entfernen ➔ falls Kehlkopfeingang darstellbar: intubieren
9. **Rückfallebene Larynxmaske oder Rachentubus** (Schritt 8. und 9. austauschbar)

▪ Intubation unmöglich (▣ Abb. 8.17)

1. Narkose vertiefen und relaxieren
2. BURP-Manöver durch 2. Person: Kehlkopf nach hinten-oben-rechts mobilisieren
3. Larynxmaske einlegen ➔ wenn Beatmung möglich, belassen
4. Nur wenn LaMa extrem undicht und Intubation einsatztaktisch (z. B. langer Transport) ➔ 2. Intubationsversuch und optimierten Bedingungen:
   - Lagerung reevaluieren
   - Absaugen
   - Expertenhilfe wenn möglich abwarten (z. B. Kinder-NA, 2. NA)
   - Team briefen
   - Videolaryngoskop verwenden ➔ falls Kehlkopf darstellbar: Intubation mit an der Spitze weichem Bougie (z. B. VBM S-Guide®) ➔ sichern ➔ Tubus auffädeln und unter Sicht platzieren
5. **Rückfallebene: Rachentubus**

▪ Worst Case?

Die Wahrscheinlichkeit, dass ein chirurgischer Atemweg einerseits erforderlich und andererseits erfolgreich ist, ist extrem gering!

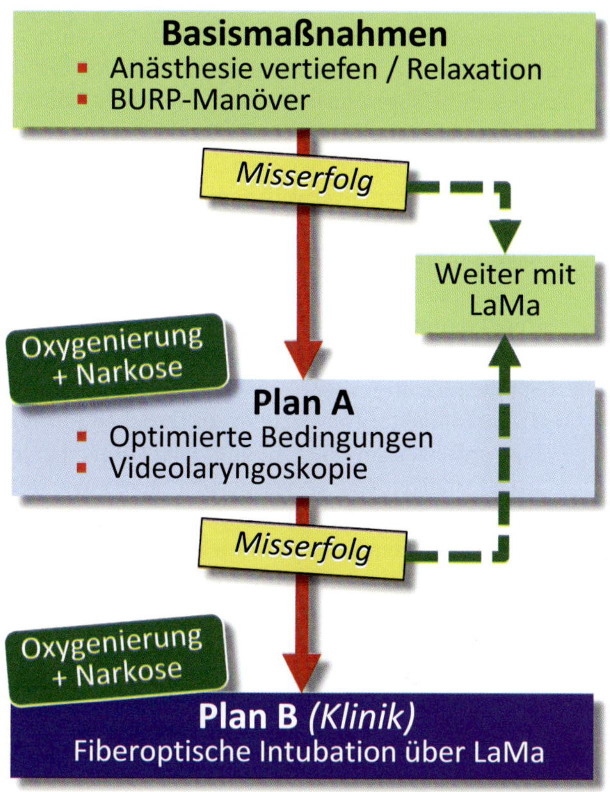

Abb. 8.17 Algorithmus Intubation nicht möglich

- Die gelegentlich empfohlene *Punktion der Membrana cricothyroidea* mittels großlumiger Venenverweilkanüle führt häufig auch zur hinteren Perforation der Trachea mit Ösophagusläsion und ermöglicht selbst im Erfolgsfall nur eine vorübergehende Oxygenierung
  - Punktionstelle wäre zwischen Schild- und Ringknorpel mit Venenverweilkanüle 14G
  - Stichrichtung 45° nach kaudal, mit aufgesetzter, halb gefüllter Spritze, unter Aspiration
  - Luftaspiration oft erst beim Zurückziehen möglich (hier kommt es oft zur hinteren Trachealperforation!)
  - Plastikanteil der Venenverweilkanüle vorschieben, Stahlkanüle entfernen
  - Tubuskonnektor (bevorzugt vom ID 3,5 Vygon®-Tubus) aufsetzen und Beatmungsbeutel konnektieren
  - Im günstigsten Fall: Oxygenierung (aber keine Ventilation) mit deutlich erhöhtem Beatmungsdruck und maximalem Sauerstoffflow möglich
  - Erfolgskontrolle durch Thoraxexkursionen und $etCO_2$ nicht möglich ➔ verzögert steigen Herzfrequenz und SpO_2 an
  - *Hintergrundinfo: Die einzige Möglichkeit, eine Ventilation über ein solches Minimallumen zu generieren, besteht im Einsatz eines Handbeatmungsgerätes mit exspiratorischer Sogunterstützung nach dem Venturi-Prinzip (Ventrain®). Ein solches Gerät bedarf der Übung und Einweisung und dürfte – wenn überhaupt – nur in der Klinik zur Verfügung stehen.*
- Eine *Notfall-Tracheotomie* ist vergleichbar risikoreich, und ohne spezialisiertes Training ist ein Anwendungsversuch kaum erfolgversprechend!

8

- Bei Säuglingen und Kleinkindern kommt eine Koniotomie wegen der kleinen Dimensionen nicht infrage.
- Als chirurgisches Notfallverfahren („emergency front of neck access", eFONA) wurde ein mehrschrittiges Vorgehen vorgeschlagen, dessen spezielle Handlungsschritte am Tierpräparat trainiert werden können:
  1. Manuelle Fixierung von Kehlkopf und Trachea und Längsinzision mit Skalpell
  2. Seitliches Anklemmen von Muskulatur und Gewebe mit Backhausklemmen und Exposition von Ringknorpel und Trachea
  3. Eröffnung der Trachea zwischen Ringknorpel und erster Trachealspange mit Scherenspitze und Durchtrennung der ersten beiden Trachealspangen
  4. Einführen eines Tubus, Blockung und Beatmung

Der chirurgische Atemweg bei Kindern gehört nicht zum Standardrepertoire! Die Notwendigkeit zur Vorbereitung auf diesen extrem seltenen „Worst Case" besteht höchstens für spezialisierte Abteilungen, die als letzte Instanz der Kindernotfallmedizin fungieren.

8.6 Anwendung von Beatmungsgeräten bei Kindern in der Notfallmedizin

In den letzten Jahren haben sich die in der Notfallmedizin verfügbaren Beatmungsgeräte deutlich weiterentwickelt: Viele von ihnen sind für die Beatmung von Kindern – zumindest ab dem Kleinkindalter geeignet. Ein mikroprozessorgesteuertes modernes Beatmungsgerät kann Kinder deutlich exakter beatmen als die menschliche Hand.

Andererseits gibt es viele Fälle und Forschungsergebnisse, die zeigen, dass Beatmungsparameter durch das eigene Gefühl nur unzureichend eingeschätzt werden können und unbeabsichtigte Hypo- und Hyperventilation sowie Magenüberblähung bei Maskenbeatmung viel häufiger sind als angenommen.

Ein Beatmungsgerät kann bei Kindernotfällen eingesetzt werden, wenn

- es eine Option zur druckunterstützten (PSV-/ASB-)Beatmung hat für die NIV,
- es eine Option zur druckkontrollierten (PCV-)Beatmung hat für die kontrollierte Beatmung,
- die Compliance des Atemschlauchsystems gering ist (< 1 ml/mbar) oder automatisch kompensiert wird und
- wenn das Totraumvolumen des Atemschlauchsystems gering ist (< 1–2 ml/kg).

Die volumenkontrollierte Beatmung (VCV) und damit die Einstellung eines altersentsprechenden Atemzug-(Tidal-)Volumens spielt bei der Notfallbeatmung von Kindern keine Rolle. Die druckkontrollierte Beatmung (PCV) hat spezifische Vorteile:

- Kompensation von Leckagen (z. B. Maske oder LaMa)
- „Automatische“ Applikation eines altersentsprechenden Tidalvolumens, da durch die altersabhängige Compliance (1–2 ml/kg/mbar) bei normalem Inspirationsdruck (z. B. Δp =10 mbar) immer ein annähernd physiologisches Tidalvolumen resultiert.

- Die exakte Druckvorgabe ermöglicht einerseits alveoläres Recruitment und verhindert andererseits Barotrauma oder Magenüberblähung (bei Maskenbeatmung) (Tab. 8.15).

Tab 8.15 Starteinstellungen für die kontrollierte Beatmung

Beatmungsform	Druckkontrollierte Beatmung (PCV oder BILEVEL/BIPAP®)
FiO_2	1,0 (100 %)
PEEP	5 mbar
Δp (über PEEP)	10 mbar
p_{insp} (PEEP + Δp)	15 mbar
I:E-Verhältnis	1:2
Inspirationstrigger	1 l/min
Rampe	100 ms
>>> Zielwerte	
SpO_2	> 94 %
$etCO_2$	35–45 mmHg
Tidalvolumen	6–**8**-10 ml/kg
Atemminutenvolumen (AMV)	200 ml/kg

Ein modernes Beatmungsgerät beatmet Kinder im Notfall besser als die „gefühlvolle" Hand!

Anforderungen an Beatmungsgeräte zur Anwendung bei Kindern in der Erstversorgung: s. ► Kap. 24

Leitsymptome

Inhaltsverzeichnis

Akute Atemnot

9.1 Kernpunkte

- Atemnot = fast immer obstruktive Ventilationsstörung (Verengung des Atemwegs von oral bis in die Bronchiolen)
- **Kernfrage in der initialen Beurteilung: inspiratorischer Stridor?** (Häufig! Evtl. zusätzlich mit exspiratorischer Komponente)

Führendes Symptom bei der akuten Atemnot
- Obstruktionen im Bereich der oberen Atemwege (extrathorakal) → **inspiratorischer Stridor**
- Obstruktionen im Bereich der unteren Atemwege (intrathorakal) → **exspiratorischer Stridor** (+ Giemen, Pfeifen, Brummen)

- **Häufig**: viraler Krupp (inspiratorischer Stridor) und Asthma/obstruktive Bronchitis (exspiratorischer Stridor)

F. Hoffmann, B. Landsleitner, *Kindernotfall-ABC*,
https://doi.org/10.1007/978-3-662-67460-4_9

- **Selten, aber gefährlich**: Fremdkörperaspiration, Epiglottitis
- Husten = Auslösung erst bei Reiz ab Stimmlippen abwärts
- Freie Beweglichkeit des Halses/Kopfs spricht gegen Epiglottitis, retropharyngeale oder paratonsilläre Abszesse
- Kernfrage: noch getrunken? HiB-Impfung? → Eher keine Epiglottitis
- i.v.-Zugang initial fast nie notwendig → kann durch zusätzliche Aufregung zur Dekompensation führen

Wichtig

- **Keine Racheninspektion → Gefahr reflektorischer Herz-Kreislauf-Stillstand**
- **Keine invasiven Maßnahmen wie z. B. Punktionen → Zunahme der Atemnot durch Stress**

- Primär immer hoch dosierte Inhalationstherapie!
- Racheninspektion fast nie notwendig (Ausnahme: Fremdkörper im Rachen wahrscheinlich)
- Höchste Priorität: Eltern beruhigen → führt zur Beruhigung des Kindes → weniger Dyspnoe → Stabilisierung Kind, d. h. Kind niemals von Eltern trennen (auch auf Transport) → Aufregung/Abwehrreaktionen führen zur Steigerung des O_2-Bedarfs und damit der Dyspnoe

Kinder mit Atemnot wegen Gefahr der Unterdrückung des Atemantriebs nie sedieren!

9.2 Differenzialdiagnostischer Algorithmus bei akuter Atemnot

- Unterteilung von Krankheiten mit inspiratorischem Stridor, exspiratorischem Stridor/Giemen oder Atemnot ohne Stridor zusammen mit dem Alter des Kindes richtungsweisend für die Verdachtsdiagnose und damit das präklinische Procedere.
- Die Algorithmen (◘ Abb. 9.1, 9.2, 9.3) erlauben, die häufigsten Atemnotursachen einzuordnen.
- Die präklinisch empfohlenen Therapiemaßnahmen finden sich im jeweiligen diagnosespezifischen Unterkapitel.
    - **1. Kernfrage inspiratorischer Stridor** (◘ Abb. 9.1)?
        - Wenn ja:
        - Viraler Krupp (sehr häufig)
        - Fremdkörperaspiration, Epiglottitis, bakterielle Tracheitis, allergisches Larynxödem (selten, aber gefährlich)
    - **2. Kernfrage: exspiratorischer Stridor und/oder Giemen/Pfeifen/Brummen**? (◘ Abb. 9.2)?
        - Wenn ja:
        - Asthma/Bronchiolitis/obstruktive Bronchitis (häufig)
        - Fremdkörperaspiration (selten, aber gefährlich)
        - Anaphylaxie (selten)
    - **3. Kernfrage: kein Stridor**? (◘ Abb. 9.3)

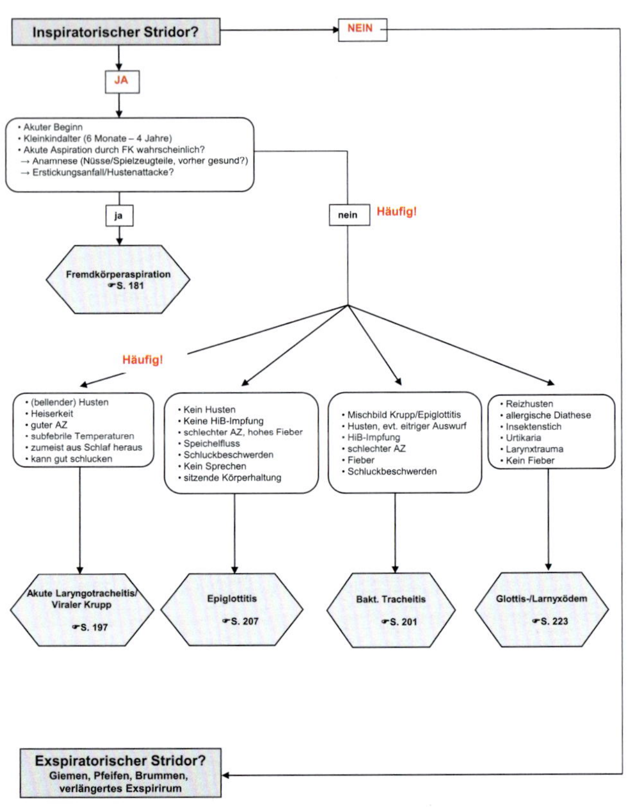

Abb. 9.1 Inspiratorischer Stridor

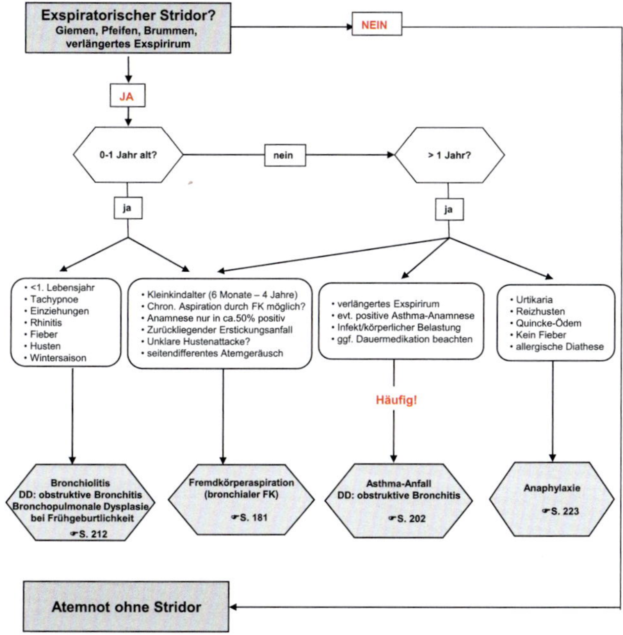

Abb. 9.2 Exspiratorischer Stridor

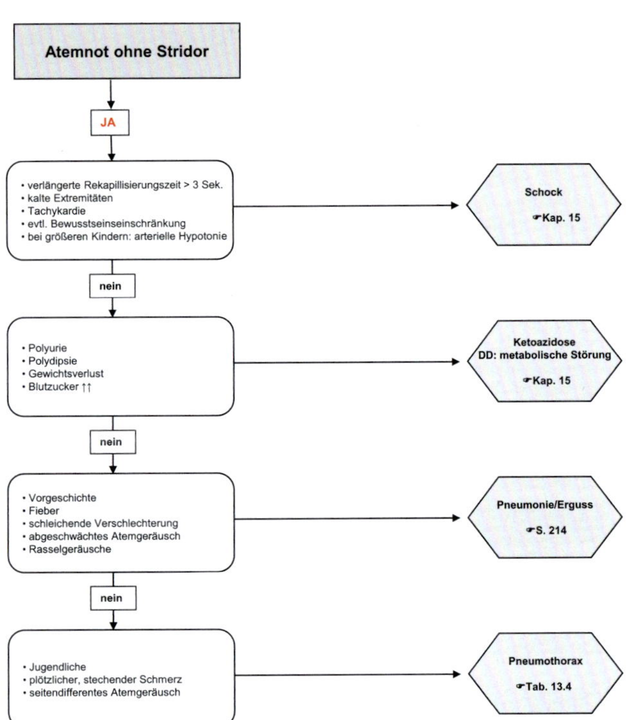

Abb. 9.3 Dyspnoe ohne Stridor

9

9.3 Basisdiagnostik („Sofort-Check")

- *Atemfrequenz*? (▶ Tab. 8.1) Tachypnoe ist ein Frühsymptom, Bradypnoe ein Spätsymptom der respiratorischen Insuffizienz (▶ Tab. 8.2)
- *Atemarbeit*? Nasenflügeln, inspiratorische Einziehungen (jugulär, interkostal, epigastrisch) und Tachypnoe sind Zeichen erhöhter Atemarbeit
- *Tidalvolumen*? Flache, schnelle Atemzüge deuten auf ein geringes Atemzug-(Tidal-)volumen und erhöhte Totraumventilation hin. Tiefe, schnelle Atemzüge können Zeichen einer stress- oder azidosebedingten (z. B. bei Hyperglykämie) Hyperventilation sein.
- *Oxygenierung*? Die durch Zyanose sichtbare und pulsoxymetrisch messbare
  Oxygenierungsstörung (SpO_2 < 90 %) ist meist ein Spätsymptom der akuten Atemstörung
- Neurostatus: AVPU (▶ Kap. 21)
- Kreislaufbeurteilung: Herzfrequenz, kapilläre Füllungszeit (Rekap-Zeit), Pulse

Keine Inspektion der Mundhöhle mit Spatel bei V. a. viralen Krupp oder Epiglottitis → Gefahr eines reflektorischen Atem-Kreislauf-Stillstandes!

Bei peripherer Minderperfusion oder Auskühlung S_pO_2-Messung unzuverlässig beurteilbar.

9.3.1 Schweregradabschätzung

Frühe Symptome der respiratorischen Insuffizienz sind nicht immer eindrucksvoll – durch sofortige Therapie kann allerdings oft eine weitere Verschlechterung vermieden werden (▶ Tab. 8.2)

Alarmzeichen einer unmittelbar bevorstehenden respiratorischen Verschlechterung sind:

- Extreme Tachypnoe
- Normalisierung der Tachypnoe ohne suffiziente Therapiemaßnahmen
- Bradypnoe und/oder Atempausen
- Schlechter Lufteintritt durch Erschöpfung (sehr leises bzw. fehlendes Atemgeräusch, geringe Atemexkursionen)
- Zyanose trotz hoch dosierter O_2-Gabe
- Bewusstseinstrübung, Kind konzentriert sich nur noch auf Atmung, kann keine ganzen Sätze mehr sprechen
- **Biphasischer Stridor** (in- **und** exspiratorische Komponente) → V. a. trachealen oder laryngealen Fremdkörper oder kritische Stenose/langstreckiges Problem Trachea
- **Biphasischer Stridor mit forcierter Exspiration (exspiratorische Pressatmung unter Zuhilfenahme der Bauchpresse plus inspiratorische Einziehungen) = höchste Alarmstufe**

9.4 Ursachen akuter Atemnot

9.4.1 Fremdkörperaspiration

Selten, aber gefährlich!

Gängige Differenzialdiagnose ALLER Atemwegsnotfälle, v. a. wenn aus voller Gesundheit heraus plötzliche Dysnpnoe

- **Anamnese und typische Klinik**
  - Hinweisend: Aspirationsereignis = plötzliche Hustenattacke/Dyspnoe aus vorherigem Wohlbefinden
  - Inspiratorischer Stridor aus voller Gesundheit
  - Nach typischen Aspiraten fragen: Nüsse, rohe Karottenstücke, kleine Plastikteile/Spielsachen, Perlen, Knöpfe, Kieselsteine
  - Puderaspirationen nur noch als Rarität, aber gefährlich
  - Aspirationsereignis häufig nicht sicher eruierbar
  - Oft gleichzeitiger Infekt mit obstruierter Nasenatmung als begünstigender Faktor
  - Prädilektionsalter 1–3 Jahre
  - Aspiration von Nahrung bevorzugt bei Säuglingen nach Erbrechen in Rückenlage
  - Evtl. Zyanose, Atemnot, im schlimmsten Fall Apnoe
  - Giemen, evtl. einseitiges Atemgeräusch
  - Verlegung nur mit Arztbegleitung!

In- und exspiratoratorischer Stridor, Dyspnoe, flache Atmung, schlechter Lufteintritt → V. a. trachealen/laryngealen Fremdkörper

- **Sofortdiagnostik**
  - Basis-Check (▶ Kap. 2)
  - Evtl. seitendifferentes Atemgeräusch (bei einseitiger Hauptbronchusobstruktion)
  - Biphasischer Stridor (in- und exspiratorisch) → höchste Gefahr!
  - Evtl. wechselndes in- und exspiratorisches Giemen (Ventilmechanismus)

- **Sofortmaßnahmen → s. ▶ Abschn. 8.3**

Je nach Größe und Lage des Fremdkörpers kommt es zur unterschiedlich akuten Symptomatik und jeweiligem Procedere (Algorithmus, ◘ Abb. 9.4)

- **Situation 1: Guter Allgemeinzustand, keine schwere Dyspnoe/Zyanose, kein Husten**
  - Nach kurzem, akutem Erstickungsanfall beim Passieren des Fremdkörpers (FK) der Glottis und Trachea keine relevante Atemnot oder Zyanose → Obstruktion des Hauptbronchus oder eines Segmentbronchus nach Tieferrutschen des FK
  - Evtl. einseitiges Atemgeräusch
  - Keine prähospitalen Sofortmaßnahmen notwendig
  - Keine Manipulationen zur Entfernung des FK
  - Nicht zum Husten auffordern
  - Nüchtern lassen (Zeitpunkt letzte Nahrungsaufnahme?)

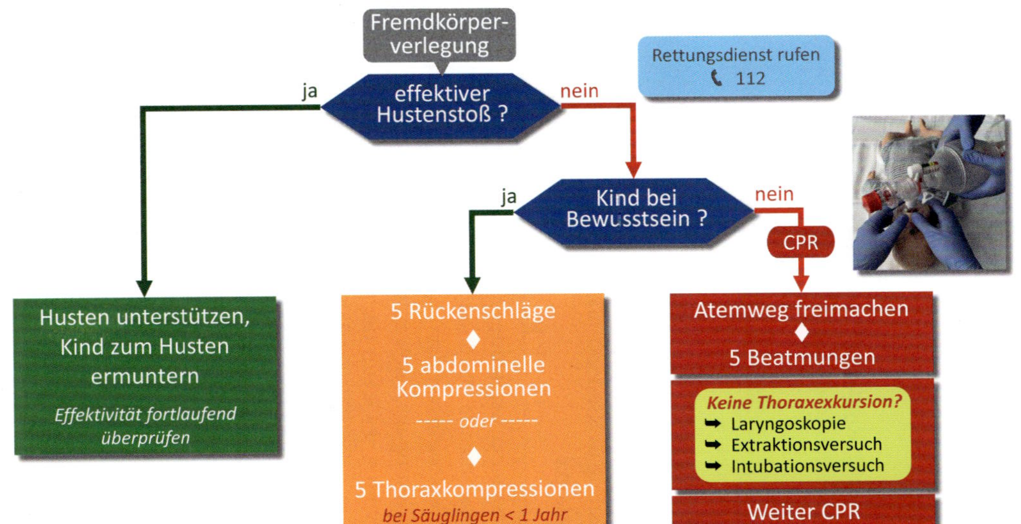

Abb. 9.4 Algorithmus zum Vorgehen bei Fremdkörperaspiration

Verlegung nur mit Arztbegleitung unter Antizipation einer sekundären Lageveränderung des Fremdkörpers → passenden Beatmungsbeutel mit passender Beatmungsmaske und O_2 vorbereiten

- **Situation 2: Kind hustet effektiv mit suffizienter Inspiration, keine relevante Dyspnoe/Zyanose (Abb. 9.4)**
  - Partielle Tracheaobstruktion/laryngeale Lage des Fremdkörpers
  - O_2-Vorlage über vorgehaltene Gesichtsmaske
  - Biphasischer Stridor? → **Gefahr!**
  - Kind weiter husten lassen und „hustend“ unter Arztbegleitung in Kinderklinik transportieren → Notfallendoskopie
  - Warnzeichen für Verschlechterung:
    - Schwächer werdender Husten
    - Zunehmende Dyspnoe
    - Bewusstseinsverlust
  - Keine Manipulationen zum Versuch der FK-Entfernung → Gefahr der sekundären Lageveränderung mit evtl. Totalobstruktion der Trachea
  - Totale Tracheaobstruktion antizipieren (Beatmungsbeutel + -maske, Laryngoskop, Tubus)

Versuche der Anlage eines i.v.-Zugangs kann durch Aufregung des Kindes auch zur Totalobstruktion führen → ggf. i.o.-Zugang bei eingetretener respiratorischer Insuffizienz

- **Situation 3: → s. ▶ Abschn. 8.3, KEIN effektives Husten möglich, ineffektive Atmung und ineffektives**

9

Husten, Dyspnoe, Zyanose, Bewusstsein aber noch vorhanden (Abb. 9.4)

- Komplette Trachealobstruktion
- O_2-Vorlage
- Freimachen der Atemwege und des Mund-Rachen-Raumes
- Nicht Mundhöhle „blind" mit den Fingern austasten → Gefahr Schleimhautverletzung mit zusätzlicher Blutung und Gefahr der sekundären Lageveränderung mit Tieferschieben des FK
- Inspektion der Mundhöhle: wenn FK sichtbar → Entfernung FK mit Magill-Zange
- Ggf. Versuch mit forciertem Absaugen (v. a. bei Flüssigkeiten)
- **Bei ausbleibendem Erfolg: intrathorakale Druckerhöhung zur Imitation eines Hustenstoßes!**
  - **Säuglinge (<1. Lebensjahr)**
    - Säugling in Bauch- und Kopftieflage auf den Unterarm legen, Mund mit Fingern offen halten, bis zu 5 kräftige und ruckartige Schläge auf Rücken mit flacher Hand zwischen die Schulterblätter geben (Backblows)
    - Mund-Rachen-Raum erneut überprüfen und ggf. sichtbaren FK entfernen
    - Bei ausbleibendem Erfolg: In Rücken- und Kopftieflage bis zu 5 ruckartige und kräftige Thoraxkompressionen in der unteren Sternumhälfte etwa eine Fingerbreite oberhalb des Xiphoids (Druckpunkt wie bei CPR, ca. 1 Kompression pro Sekunde)

- Mund-Rachen-Raum erneut überprüfen und ggf. sichtbaren FK entfernen
- Bei Erfolglosigkeit Vorgehen wiederholen (5 Backblows gefolgt von 5 Thoraxkompressionen)

Kein Heimlich-Manöver bei <1. Lebensjahr (ungeschützte Oberbauchorgane mit Gefahr der Organruptur)!

- **Kinder (>1. Lebensjahr)**
  - Bis zu 5 kräftige und ruckartige Schläge mit flacher Hand auf Rücken zwischen die Schulterblätter geben (Backblows), ggf. Kleinkinder übers Knie/Schoß legen mit Kopf nach unten)
  - Mund-Rachen-Raum erneut überprüfen und ggf. sichtbaren FK entfernen
  - Bei ausbleibendem Erfolg: Heimlich-Manöver (Erfolgsaussicht gering): sitzendes oder stehendes Kind von hinten umfassen, zur Faust geballte eine Hand zwischen epigastrischen Winkel und Nabel platzieren, mit anderer Hand umgreifen und ruckartig bis zu 5-mal nach innen und oben in Richtung Zwerchfell drücken
  - Mund-Rachen-Raum erneut überprüfen und ggf. sichtbaren FK entfernen
  - Bei Erfolglosigkeit Vorgehen wiederholen (5 Backblows gefolgt von 5 Heimlich-Handgriffen)
  - Nach durchgeführtem Heimlich-Manöver auf möglicherweise entstandene intraabdominelle Verletzungen achten → stationäre Abklärung

Situation 4: Kind bewusstlos

Falls die vorangegangenen Maßnahmen nicht erfolgreich sind und das Kind infolge Erstickung/Hypoxie bewusstlos wird oder bereits bewusstlos ist:

- **5 initiale Beatmungen mittels Beutel-Masken-Beatmung**
  - Auf ausreichend großen Beatmungsbeutel und passende Beatmungsmaske achten
  - 2-Personen-Technik mit Doppel-C-Griff anwenden, um möglichst optimale Abdichtung zu erreichen
  - Ggf. vorhandenes Überdruckventil blockieren, um maximale Beatmungsdrücke zu erreichen
  - Maximale Zufuhr: 100 % Sauerstoff
  - Ziel: Versuch, den Fremdkörper tiefer in einen der Hauptbronchien zu blasen oder am FK vorbei zu beatmen (Modifikation der Kopfposition bei jedem Atemhub, bis sichtbare Thoraxhebung möglich)
- **Laryngoskopie mit Magill-Zange**
  - Bei sofortiger Verfügbarkeit ggf. auch schon vor Maskenbeatmung
  - Versuch der Entfernung eines laryngeal, pharyngeal oder supraglottisch gelegenen (sichtbaren) FK unter Sicht mittels Magill-Zange
  - Aber keine Verzögerung der Basismaßnahmen der Reanimation
- **Kardiopulmonale Reanimation**
  - 15 Kompressionen: 2 Beatmungen
  - Ziel der Thoraxkompressionen ist hier neben der kardialen Kompression die Lage des Fremdkörpers durch die thorakale Druckerhöhung so zu modifizieren, dass evtl. wieder ein partieller Lufteintritt erreicht werden kann

CAVE: Laryngospasmus, Erbrechen, Bradykardie/ Herzstillstand bei Laryngoskopie!

- **Maskenbeatmung trotz Optimierungsversuchen nicht möglich**
  - Falls noch nicht erfolgt: **Laryngoskopie unter Einsatz einer Magill-Zange** → Versuch der Entfernung eines laryngeal, pharyngeal oder supraglottisch gelegenen (sichtbaren) FK unter Sicht
  - Versuch der Beatmung über **Larynxmaske** (CAVE: supraglottischer Fremdkörper kann zu Obstruktion der LaMa führen → vorherige Laryngoskopie zum Ausschluss eines supraglottischen Fremdkörpers)
- **Ultima Ratio 1: orotracheale Intubation mit Tubus und Mandrin** → Beatmungsversuch
  - Versuch, den FK mittels Tubus und Führungsstab in einen der Hauptbronchien vorzuschieben (Tubus so lange vorschieben, bis Widerstand nicht überwindbar, mögliche Verletzungen von Trachea, Bifurkation und Hauptbronchus müssen in Kauf genommen werden)
  - Anschließend Tubus zurückziehen, bis proximal der Bifurkation und nach Entfernung des Führungsdrahtes beatmen

Differenzialdiagnosen

Asthma, Bronchiolitis, Bronchitis, Krupp, Epiglottitis, Diphtherie, ösophagealer Fremdkörper

Transport

- Nächste Kinderklinik mit 24-h-Endokopiebereitschaft, bzw. Anästhesie-Abteilung oder HNO-Abteilung ➔ endoskopische FK-Extraktion
- Anmeldung Zielklinik
- Örtliche Gegebenheiten beachten!
- Nüchtern lassen!

Prinzipien der Weiterbehandlung

- Bei Dyspnoe, drohender Ateminsuffizienz, V. a. trachealen oder laryngealen FK ➔ Notfallendoskopie
- Guter AZ, evtl. mäßige Dyspnoe bei Aufregung: Kind nüchtern lassen ➔ elektive FK-Extraktion baldmöglichst, aber unter optimalen personellen und technischen Bedingungen!

Bemerkungen

- Meist keine Indikation zur endoskopischen Entfernung: Flüssigkeiten, Teigbrösel/Stücke (lösen sich auf, werden abgehustet), Apfel/Birne ohne Schale
- Puderaspiration: bei entsprechendem Mechanismus für Aspiration großer Mengen ➔ frühe endoskopische Absaugung (bevor Puder quillt)
- Fragliche Aspiration und guter AZ: stationäre Überwachung über Nacht, Versuch der Inhalation von 10 Tr. Sultanol Inhalationslsg. mit 2 ml NaCl 0,9 % p.i., nach 20 min erneut auskultieren (DD Asthma!) ➔ dann Entscheidung, ob Bronchoskopie notwendig
- Hilfreich: Wenn Kind trotz anamnestischem Aspirationsereignis klinisch symptomlos bleibt ➔ Auskultation nach Belastung (Treppe laufen lassen) ➔ wenn nach Belastung immer noch kein Stridor und

Atemgeräusch über beiden Lungen frei → Fremdkörper eher unwahrscheinlich
- Bei verschleppter Diagnose: obstruktive Bronchitis, wiederholte Pneumonien, Abszess, chronischer Husten, Hämoptyse, respiratorische Insuffizienz

9.4.2 Viraler Krupp (stenosierende Laryngotracheitis, Krupp, „Pseudokrupp")

9

▪ Anamnese und typische Klinik

- Meist nachts, aus dem Schlaf heraus
- Bellender Husten
- Heiserkeit
- Inspiratorischer Stridor (häufig nur bei Aufregung)
- Bevorzugtes Alter 6 Monate bis 5 Jahre
- Gehäuftes Auftreten September bis März
- Ggf. milder Infekt der oberen Atemwege vorausgehend (Schnupfen)
- Guter AZ, freie Beweglichkeit Kopf/Hals
- Subfebrile Temperatur (meist <38,5 °C)
- Kein Speichelfluss
- Keine Schluckbeschwerden (hat oft anamnestisch vor Kurzem noch getrunken oder gegessen)
- Bei schwerem Verlauf: Dyspnoe/Zyanose möglich

▪ Sofortdiagnostik

- Sofort-Check (▶ Kap. 2)
- Kriterien: Stridor und/oder Dyspnoe in Ruhe/bei Aufregung? Stridor/Dyspnoe nur inspiratorisch bzw. nur

exspiratorisch, oder in- und exspiratorisch? Lufteintritt? Zyanose? Blässe? Klinisch respiratorische Erschöpfung?

- **Basismaßnahmen**
  - Beruhigung Kind + Eltern
  - Sitzende Position auf Schoß einer Bezugsperson
  - Ggf. Pulsoxymetrie (Zyanose aber erst kurz vor respiratorischer Erschöpfung)
  - Bei drohender respiratorischer Insuffizienz: O_2-Gabe (ansonsten eher zurückhaltend, da O_2-Gabe Kinder zusätzlich ärgert und das die Dyspnoe verschlechtern kann)
  - Kalte Luft/feuchte Luft (Fenster auf, ggf. kalte Dusche/Bad)

- **Initiale Therapie**
  - **1. Steroid** (Übersicht 9.1)
    - Rektal 100 mg als Suppositorium in allen Altersstufen (z. B. Rectodelt®, Infectocortikrupp®, Klismacort®) → Wirkungseintritt nach 20–45 min
    - Alternativ: Dexamethason oral Saft 2 mg/5 ml: 0,15 mg/kg (0,4 ml/kg) als ED (Übersicht 9.1)
  - **2. Epinephrin (Adrenalin)** unverdünnt inhalativ (Feuchtinhalation über Maske mit 8–10 l O_2/min) Effekt innerhalb von wenigen Minuten
    - **Adrenalin** 1:1000 pur 4–8 ml p.i. (Übersicht. 9.1)
    - Infectokrupp-Inhal® 1–2 ml (1 ml = 4 mg Epinephrin) über Vernebler für viralen Krupp zugelassen

Alter			Jahre	0	0.5	1	2	4	6	8	10
Gewicht			kg	3	7	10	13	17	22	28	34
Körperlänge			cm	50	65	75	85	105	115	130	140
Medikament	**Dosis**	**Verdünnung**	**»Konzentration**	**» Dosis der fertigen Lösung in ml**							
Adrenalin **inhalativ**		unverdünnt	1 mg/ml	altersunabhängig 4-8 mg/4-8 ml (je nach Verneblervolumen)							
Dexamethason **oral**	0,15 mg/kg	Saft unverdünnt in ml	0.4 mg/ml	1.2	2.6	3.8	5	6.4	8.2	10.6	12.8
Prednison **rektal**	100 mg	Suppositorium	100 mg	altersunahängig 100 mg							

Übersicht 9.1 : Medikamentöse Therapie des viralen Krupp-Anfalls

Stadiengerechte Therapie

(Tab. 9.1)

Differenzialdiagnosen

- Unbemerktes Aspirationsereignis (➔ sorgfältige Fremdanamnese + Situationsbeurteilung!)
- Retropharyngealer/paratonsillärer Abszess: Mundgeruch, Halslymphknoten, Angina-Anamnese, manchmal auch Zwangshaltung des Kopfes (DD: Meningitis)
- Epiglottitis: kein Husten – dagegen: Schluckbeschwerden, vermehrter Speichelfluss, reduzierter Allgemeinzustand, sitzende Körperposition, meist keine HiB-Impfung
- An Diphtherie denken (Impf- und Reiseanamnese): süßlicher Geruch, reduzierter Allgemeinzustand
- Fremdkörper-Anamnese?
- Anaphylaxie: Allergieanamnese (Urtikaria) Larynxödem?
- Tracheitis: älteres Kind, Symptomatik halb Epiglottitis (Fieber, schlechter Allgemeinzustand), halb Krupp (Husten), grobblasige Rasselgeräusche
- Seltener Mononukleose mit riesigen Tonsillen

Tab 9.1 Stadiengerechte Therapie bei Krupp

Klinik	Therapie	Vorgehen
Leichte Form		
Bellender Husten Heiserkeit Stridor **nur** inspiratorisch und nur bei körperlicher Belastung Keine Ruhedyspnoezeichen (keine Einziehungen, keine Tachypnoe)	Kühle/feuchte Luft **Steroid** rektal/oral Falls nicht vorhanden, ggf. auch inhalativ (z. B. Pulmicort)	Zumeist keine Abklärung Kinderklinik notwendig Aufklärung Eltern Für kühle Schlaftemperatur sorgen und ggf. zuhause lassen
Mittelschwere Form		
Inspiratorischer Stridor in Ruhe hörbar Ruhedyspnoe Einziehungen jugulär/interkostal/subkostal Ausatmung ohne Dyspnoe, passiv, kein Pressen	**Steroid** rektal/oral **Adrenalin** 1:1000 pur p.i.	Grundsätzlich Beobachtung in Kinderklinik empfohlen Ambulante Vorstellung Kinderklinik/Kinderarztpraxis Wenn keine Besserung auf Adrenalin-Inhalation: Notarztbegleitung, ggf. O_2-Vorlage Ausnahme: siehe Tipps und Tricks

Tab 9.1 (Fortsetzung)

Klinik	Therapie	Vorgehen
Schwere/schwerste Form		
Ausgeprägte Atemnot Schlechter inspiratorischer Lufteintritt In- und exspiratorischer Stridor Auch exspiratorische Dyspnoe (mit abdominellem Pressen) Bewusstseinstrübung Zyanose	**Steroid** rektal/oral **Adrenalin** p. i. 1:1000 pur Ggf. **Dauerinhalation** mit Adrenalin	Akute Lebensgefahr! Intensivstation! S_pO_2-Monitoring i.v.-Zugang bringt keinen Nutzen, birgt die Gefahr der Dekompensation → aber Worst Case vorbereiten! Beatmungsbeutel + i.o.-Zugang) Ggf. NIV, Atemunterstützung mit O_2 und assistierter Maskenbeatmung

Tipps und Tricks beim Krupp-Anfall

- Adrenalin **immer unverdünnt** inhalieren! Keine Angst vor Überdosierung, viel hilft viel! Dosis reguliert sich „automatisch" durch das altersadaptierte Atemminutenvolumen, keine relevanten systemischen Spiegel für Adrenalin bei inhalativer Anwendung und gute Steuerbarkeit durch kurze Halbwertszeit
- Wegen Rebound-Effekts nach 2(–4) Stunden bisher Überwachung nach Adrenalin-Inhalation empfohlen → wenn Kind nach Inhalation aber symptomfrei (KEIN Stridor und KEINE erhöhte Atemarbeit) und Steroid sicher verabreicht → Aufklärung der Eltern, kühle Schlaftemperatur, bei erneuter Verschlechterung Vorstellung Kinderklinik oder erneute Verständigung Rettungsdienst (dieses Vorgehen ist auf Grund des Bettenmangels seit Jahren gelebte Praxis)
- Bei konsequenter Inhalationstherapie und früher Steroidgabe → selten erweitertes Atemwegsmanagement notwendig (Warnzeichen: Apnoe, Bewusstseinsminderung, zunehmender auch exspiratorischer Stridor-/Dyspnoe-Anteil)
- Falls doch: s. ► Kap. 8
- Bei zunehmender Erschöpfung → assistierte Beutel-Masken-Beatmung, ggf. NIV im Verlauf

9.4.3 Asthmaanfall/Status asthmaticus/ akute obstruktive Bronchitis

- **Anamnese und typische Klinik**
  - Verlängerte Exspiration, gepresste Exspiration (Bauchpresse)
  - Exspiratorischer Stridor (Giemen, Pfeifen)
  - Dyspnoe
  - Sitzende Haltung
  - Tachypnoe
  - Hustenreiz
  - Tachykardie
  - Zentralisation
  - Warnzeichen
    - Erschwertes Sprechen
    - Auskultatorisch kaum nachweisbare Atemgeräusche („Silent Lung“)
    - Zyanose
    - Bewusstseinsverlust

- **Sofortdiagnostik**
  - Sofort-Check (▶ Kap. 2)
  - Asthma bronchiale in Vorgeschichte? Dauermedikation?
  - Pulsoxymetrie vor/nach Betamimetika-Inhalation

Wenn 20 min nach Betamimetika-Inhalation S_pO_2 <94 % → Hinweis für schweren Verlauf!

Therapie

1. **Intitiale Notfalltherapie**
   - **O_2** sofort 1–10 l (Titration nach SpO_2) über locker vorgehaltene Sauerstoffquelle durch Bezugsperson oder bei ausbleibendem SpO_2-Anstieg: 10–15 l über dichtsitzende Gesichtsmaske mit Reservoir (Verlust des Atemantriebs durch O_2-Gabe **nicht** zu befürchten), Ziel-SpO_2 ≥94 %
   - Beruhigung des Kindes und der Eltern

> **Keine Sedierung wegen der Gefahr der Atemdepression!**

- Sitzende Lagerung
- **Salbutamol p.i.** (Übersicht 9.2):
  - Salbutamol-Inhalationslösung 0,5 % (1 ml = 20 Tropfen [Tr.] = 5 mg), altersunabhängig 10–20 Tr. (absolut) auf 2 ml NaCl 0,9 % über Feuchtinhalation
  - Salbutamol-Fertiginhalat (1,25 mg=2,5 ml → 0,5 mg/ml = 0,05 %): 2–4 Fertiginhalate (um auf 2,5–5 mg Dosis zu kommen)
  - Falls vorhanden: 3-mal 4–6(–12) Hübe Dosieraerosol (Sultanol=Salbutamol 1 Hub = 0,1 mg, Berotec = Fenoterol 1 Hub = 0,1 mg), 10–15 min Abstand vor Wiederholung, mit Inhalierhilfe (z. B. Aerochamber®) und Mundstück/Maske, jeden Hub einzeln einsprühen, dazwischen Inhalierhilfe leeratmen lassen!

9

- **Prednison/Prednisolon** (Übersicht 9.2): 2 mg/kg i.v./i.o. oder Supp. 100 mg
  - Alternativ: Dexamethason oral Saft 0,4 mg/ml: 0,2–0,3 mg/kg als ED (= 0,5–0,75 ml/kg)
- **Ipratropiumbromid** p.i.:
  - Atrovent (1 ml = 20 Tr. = 0,25 mg), 2 ml unverdünnt p.i. mit Düsenvernebler, 1-mal wiederholen nach 20 min oder Fertiginhalat Atrovent 250 µg (= 2 ml)
  - Falls vorhanden: 2–4 Hübe über Dosieraerosol (DA) (1 Hub = 20 µg) mit Inhalierhilfe und Mundstück/Maske (v. a. bei Säuglingen)
  - Niemals Ipatropiumbromid alleine inhalieren, immer in Kombination mit Salbutamol
- **Wenn kein Ansprechen auf Betamimetika-Inhalation:**
  - **Versuch mit Adrenalin** 1:1000, 4–8 ml pur p.i. (v. a. bei Säuglingen/Kleinkindern) (Übersicht 9.2)

Alter			Jahre	0	0.5	1	2	4	6	8	10
Gewicht			kg	3	7	10	13	17	22	28	34
Körperlänge			cm	50	65	75	85	105	115	130	140
Medikament	**Dosis**	**Verdünnung**	**⋙ Konzentration**	**⋙ Dosis der fertigen Lösung in ml**							
Salbutamol **inhalativ**		Fertiginhalat unverd.	0.5 mg/ml	altersunabhängig 1,25-2,5 mg/2,5-5 ml (je nach Verneblervolumen)							
Dexamethason **oral**	0,15 mg/kg	Saft unverdünnt	0.4 mg/ml	1.2	2.6	3.8	5	6.4	8.2	10.6	12.8
Prednison **rektal**	100 mg	Suppositorium	100 mg	altersunahängig 100 mg							
Adrenalin **inhalativ**		unverdünnt	1 mg/ml	altersunabhängig 4-8 mg/4-8 ml (je nach Verneblervolumen)							

Übersicht 9.2 Medikamentöse Therapie des Asthma-Anfalls/obstruktive Bronchitis

9

2. **Intensivierungstherapie bei mangelndem Ansprechen oder drohender respiratorischer Insuffizienz:**
   - **Salbutamol-Dauerinhalation** (Verneblermaske, Töpfchen immer wieder auffüllen), bei drohender respiratorischer Erschöpfung → evtl. Salbutamol-Lösung unverdünnt (solange Herzfrequenz <200/min).

CAVE: Hypokaliämie durch hoch dosierte Betamimetika-Inhalation → Kontrolle direkt bei Erreichen der Klinik!

- **Wenn Inhalation erfolglos** → Versuch mit:
- **Adrenalin i.m.** (1:1000, Übersicht 9.3) 0,01 mg/kg = **0,01 ml/kg unverdünnt i.m.**, ggf. nach 10–15 min wiederholen, analog der Anwendung bei Anaphylaxie mit bronchialer Obstruktion
- **Reproterol i.v.**: 1 Ampulle = 1 ml = 90 µg ad 10 ml NaCl 0,9 % → Konzentration 9 µg/ml:
  - Bolusgabe 1 µg/kg i.v. über 30–60 s →~0,1 ml/kg i.v.
- **Terbutalin** (Übersicht 9.3) s.c./i.v. 0,005 mg/kg (Bricanyl 0,5 mg/ml) → **0,01 ml/kg s.c./i.v.**, ggf. nach 10–15 min selbe Dosis wiederholen
- **Magnesium i.v.:** Magesium-*Sulfat* 10 % (100 mg/ml): 50 mg/kg langsam i.v. → **0,5 ml/kg i.v.**
- Evtl. Beatmung mit Sevofluran (bronchodilatatorisch)

9

Alter			Jahre	0	0.5	1	2	4	6	8	10
Gewicht			kg	3	7	10	13	17	22	28	34
Körperlänge			cm	50	65	75	85	105	115	130	140
Medikament	**Dosis**	**Verdünnung ⋙**	**Konzentration**	**⋙ Dosis der fertigen Lösung in ml**							
Adrenalin **intramuskulär**	0,01 mg/kg	unverdünnt	1 mg/ml	0.15	0.15	0.15	0.15	0.15	0.3	0.3	0.3
Terbutalin s.c./i.v.	0,005 mg/kg	unverdünnt	0.5 mg/ml		0.1	0.1	0.15	0.2	0.25	0.3	0.35
Magesium 10%	50 mg/kg	unverdünnt	100 mg/ml		3.5	5	7	9	11	14	17
Reproterol i.v. als Bolus	1 µg/kg	90 µg ad 10 ml NaCl 0,9%	9 µg/ml		1	1.5	2	2.5	3	4	4.5

Übersicht 9.3 Intensivierungstherapie Status asthmaticus/obstruktive Bronchitis

3. **Eskalationsmöglichkeiten für intensivmedizinische Weiterbehandlung**
   - **Theophyllin i.v.** (z. B. Bronchoparat, Euphylong):
     - (4–)6 mg/kg „loading dose" über 20 min i.v. als Kurzinfusion, bei Theophyllin-Vortherapie (sehr selten) Bolusdosis halbieren.
     - Hinweis: langsame Infusion über 20 min, rasche Injektion kann tachykarde Rhythmusstörungen oder Krampfanfälle auslösen, bei Vortherapie halbe Dosis (geringe therapeutische Breite), Spiegelkontrolle!
   - **Reproterol i.v. als Dauertropfinfusion**
     - Hinweis: ab >3 Monate zugelassen
     - Kurzinfusion (Initial): 1 µg/kg/min über 10 min, 1 ml Injektionslösung (90 µg Reproterolhydrochlorid) ist für 9 kg Körpergewicht ausreichend
     - Dauerinfusion: 0,2 µg/kg/min über 36–48 h, unter ständiger Kontrolle der Herzfrequenz (nicht über 200/min!) kann die Dosis in Abhängigkeit von der Wirkung alle 10–30 min um 0,1 µg/kg Körpergewicht/min erhöht werden. Bei der Gefahr einer respiratorischen Insuffizienz kann so bis zu einer Maximaldosis von 2,0 µg/kg/min erhöht und die Dosis beibehalten werden, bis eine deutliche Besserung eintritt (bis zu 48 h)

- **Erweitertes Atemwegsmanagement**
  - Siehe ▶ Kap. 8
  - Wegen bronchodilatatorischer Wirkung → Esketamin/Ketamin zu bevorzugen
  - Relaxierung obligat (z. B. Rocuronium)

- Bei konsequenter Inhalationstherapie selten, notwendig bei klinischer Erschöpfung und/oder Bewusstseinseinschränkung
- **Bei Beatmungsproblemen:**
  - Sehr langsame Atemfrequenz (5–10/min)
  - Sehr lange Exspiration (z. B. I:E=1:4)
  - **Forcierte manuelle Thoraxkompression im Exspirium** (mit beiden Händen den Thorax lateral oder bds. parasternal umfassen und aktiv in der Exspiration nach dorsal und proximal auspressen)
  - Ggf. höhere Beatmungsdrücke akzeptieren (sichtbare Thoraxexkursionen!)

> **Pneugefahr! Weniger wegen zu hoher Drücke, da diese über den erhöhten Atemwegwiderstand abgefangen werden, sondern eher durch zu kurze Exspirationszeit und/oder zu hohe Atemfrequenzen.**

9

Differenzialdiagnosen

Fremdkörper (plötzlicher Beginn, Fieber, Progredienz), bronchopulmonale Dysplasie (ehemalige Frühgeborene, kontinuierlicher O_2-Bedarf), RSV-Bronchiolitis, allergische Reaktion, Pneumothorax

Tipps und Tricks beim Status asthmaticus

- Entscheidend bei schwerem Verlauf/schlechtem Therapieansprechen sind eine kontinuierliche Inhalationstherapie mit β_2-Sympathomimetikum und Geduld.

- Bei Spontanatmung ggf. dosierte Lippenbremse
- Bei Beatmung meist sehr niedrige Beatmungsfrequenzen (z. B. 5–10/min) und forcierte manuelle Kompression des Thorax während der Exspiration erforderlich!

9.4.4 Epiglottitis

Anamnese und typische Klinik

- **Schlüsselfrage: HiB-Impfung?** (Inbegriffen in 5-fach- und 6-fach-Impfstoffen)
- Bevorzugtes Alter: 3–7 Jahre
- Hochakutes Krankheitsbild, kurze Anamnese
- Inspiratorischer Stridor (oft nur sehr leise)
- **Kein** Husten
- **Keine** Sprache, evtl. leise, kloßige Sprache
- Schock
- Sepsisähnliches Bild, toxisches Aussehen
- Sitzende, nach vorne gebeugte Haltung
- Typische Kopfhaltung: Vorschieben des Unterkiefers und Überstreckung der Halswirbelsäule (Abb. 6.5)
- Fieber oft >39 °C
- Speichelfluss (schluckt und spricht nicht wegen Schmerzen)
- Schlechter Lufteintritt
- Kleinkinder oft atypischer Verlauf
- Letzte orale Nahrungs- oder Flüssigkeitsaufnahme? Kind isst, trinkt → eher keine Epiglottitis

- **Sofortdiagnostik**
  - Sofort-Check (▶ Kap. 2)
  - Kriterien: Lufteintritt? Zyanose? Blässe? Klinisch respiratorische Erschöpfung?

Keine invasiven Maßnahmen (keine Racheninspektion, keine Injektion → Gefahr reflektorischer Herz-Kreislauf-Stillstand und Zunahme der Atemnot durch Stress!

- **Basismaßnahmen**
  - Beruhigung Kind + Eltern
  - Präklinische Therapie
    - O_2 sofort über locker vorgehaltene Maske durch Eltern
    - **Bei stabilem Kind: wenig Manipulationen + schnellstmöglicher, sitzender Transport unter O_2-Vorlage in eine Klinik mit Endoskopiemöglichkeit**
    - Nicht hinlegen, sitzen lassen (Epiglottis fällt im Liegen zurück)!
    - Keine Spatelinspektion!
    - Bei drohender respiratorischer Erschöpfung: assistierte Maskenbeatmung mit hohem Druck in evtl. halb sitzender Position
    - Prähospitale Intubation extrem erschwert und gefährlich: deshalb Transport besser unter Maskenbeatmung in nächstgelegene Klinik mit Möglichkeit der endoskopischen Intubation

9

Bei Ateminsuffizienz kann mittels Beutel-Masken-Beatmung beatment werden (evtl. in halb sitzender Position)!

- **Transport**
  - Nächste Kinderklinik, möglichst mit Kinderanästhesie-Abteilung und/oder HNO-Abteilung (unbedingt Voranmeldung), ggf. Endoskopiebereitschaft

- **Prinzipien der Weiterbehandlung**
  - Einleitung Narkose mit Inhalationsnarkotikum (Sevofluran, im Sitzen), dann i.v.-Zugang, Intensivierung der Narkose und orale Intubation
  - Intubation: videolaryngoskopisch, orotracheal mit Führungsdraht/Bougie, Tubus 0,5–1 mm ID kleiner als altersentsprechend
  - Cephalosporine der 3. Generation (z. B. Cefotaxim: 100[–200 bei Meningitis] mg/kg/Tag), mindestens 7 Tage i.v.
  - Kind gut fixieren (Armschienen), um akzidentelle Extubation zu vermeiden
  - Tiefe Analgosedierung
  - Umgebungsprophylaxe: Alle Kleinkinder mit engem Kontakt. Alle Haushaltsmitglieder, wenn 1 Hausbewohner <4 Jahre → Rifampicin 20 mg/kg/Tag für 4 Tage, maximal 600 mg

Rifmapicin nicht bei schwangeren Frauen! Dann alternativ einmalig Ciprofloxacin 500 mg oder Ceftriaxon 100 mg/kg

- **Differenzialdiagnosen**
  - Krupp (▶ Abschn. 9.4.1)
  - Tracheitis (▶ Abschn. 9.4.5): keine Schluckbeschwerden/Speichelfluss, keine Vorzugshaltung, aber krank, trachealer Husten, ältere Kinder als bei Krupp
  - Retropharyngealabszess: kein Husten, Schluckbeschwerden, Lymphknoten am Hals
  - Diphterie (sehr selten): sehr krank, süßlicher Geruch aus dem Mund. Reiseanamnese. Keine Impfung?

Tipps und Tricks bei Epiglottitis

- Assistierte Maskenbeatmung (im Sitzen) zur Oxygenierung bei Epiglottitis praktisch immer möglich
- Die Epiglottitis ist der einzige Notfall, bei dem der Einsatz von Larynxmaske sinnlos und gefährlich ist!
- Jeder Intubationsversuch verursacht zusätzliche Schwellung der Epiglottis und erschwert weitere Versuche → kein Intubationsversuch prähospital, nur klinisch unter optimalen apparativen und personellen Bedingungen!
- Bronchoskopische Intubation transnasal ist klinisch eine mögliche Alternative.

9.4.5 Bronchiolitis

- **Anamnese und typische Klinik**
  - Säuglinge 1. Lebensjahr
  - Winterhalbjahr
  - Trockener Husten
  - Tachypnoe
  - Exspiratorisches Giemen, Knistern

- Manchmal nur Überblähung, feuchte, feinblasige RG, Knistern
- Rhinitis
- Blasses Aussehen
- Verlängertes Exspirium
- Nahrungsverweigerung
- Zeichen erhöhter Atemarbeit: Einziehungen/Nasenflügeln
- Evtl. Apnoen (insbesondere bei kleinen Säuglingen)
- Evtl. Zyanose
- RSV-Impfung der Mutter im letzten Trimenon?
- Passive RSV-Immunisierung des Säuglings erfolgt (z. B. Nirvesimab)?

- **Sofortdiagnostik**
- Sofort-Check (▶ Kap. 2)

- **Initiale Notfalltherapie**
- **O_2** sofort 1–10 l (Titration nach SpO_2) über locker vorgehaltene Sauerstoffquelle durch Bezugsperson oder bei ausbleibendem SpO_2-Anstieg: 10–15 l über dichtsitzende Gesichtsmaske mit Reservoir, Ziel-SpO_2 ~90 %
- Beruhigung der Eltern

Keine Sedierung wegen der Gefahr der Atemdepression!

- Oberkörperhochlagerung
- Abschwellende Nasentropfen obligat: Nasivin/Otriven für Säugling 1–2 gtt./Sprühstöße pro Nasenloch (falls nicht verfügbar: einige Tropfen NaCl 0,9 % sind besser als nichts!)

- Bei Apnoen oder respiratorischer Erschöpfung: assistierte Maskenbeatmung oder nichtinvasive Beatmung (s. Kapitel Atemwegsmanagement)
- Nüchtern lassen

Prinzipien der Weiterbehandlung

- Stationäre Überwachung
- O_2, Nasentropfen, parenterale Flüssigkeitsgabe
- Versuch mit Adrenalin 1:1000, 4–8 ml p.i. pur p.i. oder NaCl 3 % p.i.
- Selten CPAP, HFNC oder invasive Beatmung notwendig (Indikation: Apnoen, Sättigungsabfälle, Erschöpfung, Bradykardien)

Differenzialdiagnosen

Fremdkörper (plötzlicher Beginn, Fieber, Progredienz), obstruktive Bronchitis, bronchopulmonaler Dysplasie (ehemalige Frühgeborene, kontinuierlicher O_2-Bedarf), allergische Reaktion, frühes Infektasthma (Familienanamnese!) ➔ Versuch mit Betamimetikum + Steroid erlaubt

9.4.6 Pneumonie

Anamnese und typische Klinik

- Bei gesunden Kindern zumeist Bronchopneumonie mit/ohne obstruktive Komponente
- Pneumonie wird eher gesehen als gehört: Tachypnoe, Hypoxie, Nasenflügeln, Bauchschmerzen bei basaler Pneumonie

- Echte Atemnot deutet eher auf obstruktive Erkrankung (Asthma, obstruktive Bronchitis, Bronchiolitis) oder Erguss/Empyem hin

- **Sofortdiagnostik**
- Sofort-Check (▶ Kap. 2)

- **Präklinische Therapie**
- O_2 sofort 1–10 l (Titration nach SpO_2) über locker vorgehaltene Sauerstoffquelle durch Bezugsperson, bei ausbleibendem SpO_2-Anstieg:10–15 l über dichtsitzende Gesichtsmaske mit Reservoir, Ziel-SpO_2 ≥94 %
- Beruhigung der Eltern
- Bei obstruktiver Komponente Inhalationstherapie mit Betamimetika (▶ Abschn. 9.4.3)
- Nüchtern lassen
- Klinischer Zustand entscheidend: Kind erschöpft sich, Hypoxie (mehr O_2-Bedarf und S_pO_2 trotzdem <90 %), massive Tachypnoe ➔ höchste Gefahr ➔ Narkoseeinleitung und invasive Beatmung über Larynxmaske oder Intubation (bei Expertise)

- **Prinzipien der Weiterbehandlung**
- Stationäre Überwachung
- O_2, ggf. Beatmung
- Antibiotische Therapie
- Parenterale Flüssigkeitsgabe
- Ggf. Entlastung Pleuraerguss

Differenzialdiagnosen

Chronische Fremdkörperaspiration

9.5 Atemnot bei Kindern mit Tracheostoma

Das Komplikationsrisiko durch Trachealkanülenverlust und Sekretverlegung ist bei Kindern deutlich größer als bei Erwachsenen!

- Säuglinge und Kleinkinder sind meist mit ungeblockten Trachealkanülen versorgt
- Eine Trachealkanüle mit dem Innendurchmesser 3,5 mm hat z. B. eine Länge von rund 4 cm und disloziert daher leicht bei Husten oder Bewegung.
- Wird der Kanülenradius durch einen Sekretfilm von 0,5 mm auf 1,25 mm reduziert, so vervierfacht sich der Atmungswiderstand und die Atemarbeit nimmt erheblich zu!

Ursachen von akuter Atemnot und/oder Zyanose bei Kindern mit Tracheostoma sind daher:

- 1. Kanülendislokation
- 2. Kanülenobstruktion

Sofortdiagnostik

Kanülenbändchen und Tupfer entfernen, um direkte Sicht auf den Eintritt der Kanüle ins Stoma zu erhalten (nur so kann eine Dislokation sicher ausgeschlossen werden!)

Sofortmaßnahmen

- Rekanülierung unmöglich → Notfallkanüle (2 halbe Nummern kleiner als normale Kanüle) versuchen
- ansonsten Endotrachealtubus (1 Nummer kleiner) mit Führungsstab oder Trachestoma mit kleinem Bougie sondieren und nach trachealer Platzierung Tubus auffädeln
- Alternative falls kein Tracheallumen auffindbar: Beatmung über eine aufgeblasene von außen auf das Stoma aufgelegte Larynxmaske oder kleine Gesichtsmaske → bei Leckage über den Pharynx müssen zusätzlich Mund und Nase verschlossen werden!
- Trachealkanüle bzw. Tubus vor Einführen immer gut anfeuchten und komplett entblocken
- Zum Absaugen mit NaCl 0,9 % 2–5 ml kräftig anspülen
- Algorithmus zum Vorgehen bei Kanülenzwischenfall (Abb. 9.5)

Die Replatzierung von Trachealkanüle oder Tubus gilt erst dann als erfolgreich, wenn Thoraxexkursionen und ein regelrechtes Kapnogramm feststellbar sind!

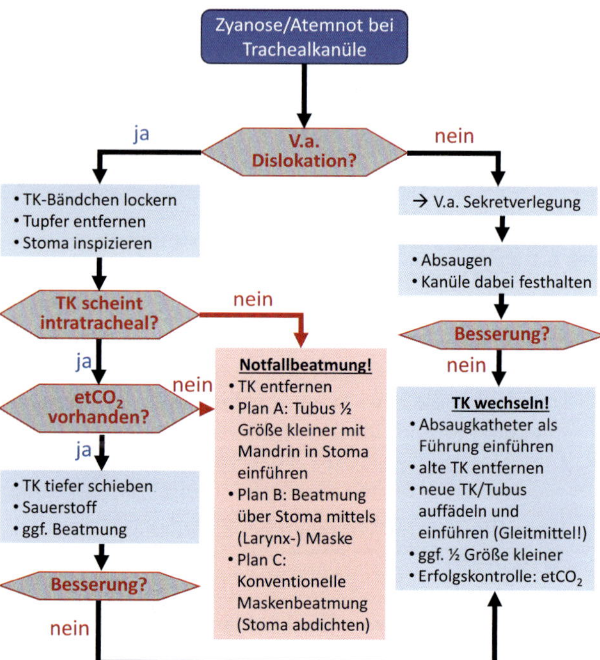

9

Abb. 9.5 Vorgehen bei Dyspnoe und/oder Zyanose bei Kindern mit Tracheostoma

Allergische Reaktion/Anaphylaxie

10.1 Kernpunkte

- Anaphylaxie = schwere, lebensbedrohliche, generalisierte Reaktion, rasch auftretend mit Störungen von
  - Atemweg (Schleimhautschwellung) und/oder
  - Atmung (Bronchospastik) und/oder
  - Kreislauf (anaphylaktischer Schock) und/oder
  - Veränderungen an Haut/Schleimhäuten (Urtikaria)
- Inzidenz ca. 7:100.000 (bei Anästhesie ca. 1:3500), ca. 1 % der Patienten einer Notaufnahme
- Mögliche Notfallszenarien beim Auftreten o. g. Symptome:
  - Bekannte Allergie + klare Exposition (z. B. Nahrungsmittel, Insektenstich, Desensibilisierung)

F. Hoffmann, B. Landsleitner, *Kindernotfall-ABC*,
https://doi.org/10.1007/978-3-662-67460-4_10

  - Bekannte Allergie + keine oder nur vermutete Exposition (unbekannter Nahrungsbestandteil)
  - Keine Allergie bekannt, aber typische Symptomatik ➔ Allergie/Anaphylaxie vermutet
- Todesfälle selten: 3:1 Mio. (Kreislaufstillstand in bis zu 2 %)
- Dynamik abhängig vom Allergen: z. B. Eintritt des Atemstillstands nach Allergenkontakt
  - 30–35 min bei Nahrungsmitteln
  - 10–15 min bei Insektenstich
  - 5 min nach i.v.-Medikation
- Keine Todesfälle > 6 h nach Allergenkontakt beschrieben
- Häufige Antigene: Nahrungsmittel (Eier, Milch, Nüsse), Insektengifte, Desensibilisierungs-Antigen-Extrakte, Antibiotika, Kontrastmittel, Insulin, γ-Globulin, Impfstoffe, Pollen/Tierhaare

10.2 Notfalldiagnostik

- Urtikaria alleine ist keine Allergie, nicht jede Allergie ist eine Anaphylaxie! (Typische Hautsymptome sind: Urtikaria + Juckreiz ± Erythem)
- **Anaphylaxie** = (vermutete) allergische Reaktion + ***systemische Reaktion***, d. h.
  - **A-Problem:** Schwellung der extrathorakalen Atemwege ➔ inspiratorischer Stridor (Larynxödem, Rhinorrhoe, Niesen) und/oder
  - **B-Problem:** Schwellung der intrathorakalen Atemwege ➔ exspiratorisches Giemen (Husten, Dyspnoe, erhöhte Atemarbeit, Tachypnoe, S_pO_2↓) und/oder

  - **C-Problem** (Schockzeichen: RR↓, Tachykardie, Rekap-Zeit↑, Zentralisation, manchmal paradoxe Bradykardie) und/oder
  - **Schwere gastroinstestinale Symptome** (Übelkeit, Erbrechen, Bauchkrämpfe, Durchfall)
- Die in der Akutmedizin behandelten Fälle bei Kindern betreffen zu ca. 50 % Grad II und zu ca. 40 % Grad III (◘ Abb. 10.1: Schweregrade der anaphylaktischen Reaktion)

Wichtig

- **Auch bei Fragmenten der o. g. Symptomatik immer an Anaphylaxie als mögliche Ursache denken.**
- **Schwere A-/B-/C-Symptome treten oft erst zeitlich versetzt zu Hautsymptomen auf.**
- **Bei V. a. Anaphylaxie Indikation zur intramuskulären Adrenalingabe großzügig stellen!**

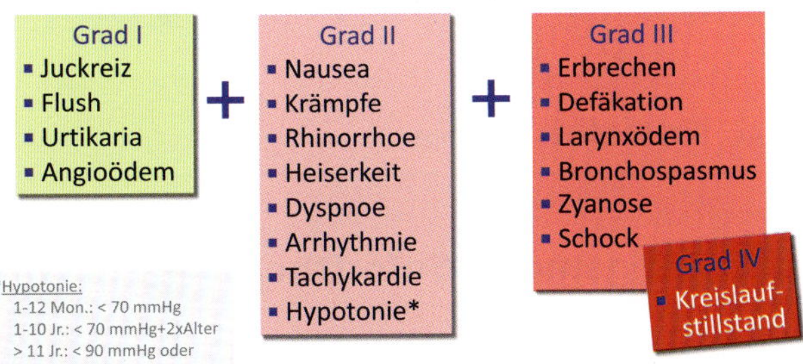

◘ **Abb. 10.1** Schweregrade der anaphylaktischen Reaktion

10.3 Differenzialdiagnose

- **Vagovasale Synkope** (Jugendliche nach Injektion!): meist blass, kein Exanthem, eher bradykard, keine passende Allergieanamnese
- **Intravasaler Insektenstich**: keine Allergieanamnese, Therapie aber meist wie Anaphylaxie
- **Septischer Schock**: meist Fieber, keine Urtikaria, keine Atemwegobstruktion, weniger schlagartiger Beginn, meist keine Allergieanamnese, nach Quelle suchen (z. B. Streptokokken-induziertes toxisches Schocksyndrom (STSS): Hautabszesse, vergessener Tampon, Pneumonie, Anamnese!), hämorrhagisches Exanthem wie bei Meningokokken suchen (nicht mit Wasserglas wegdrückbare Exanthemflecken, Patient ganz entkleiden!)
- **Hypovolämischer Schock**: meist keine typischen Hautsymptome, anamnestisch Volumenmangel wahrscheinlich (z. B. Diarrhoe, Sturz/Unfall, abdominelle Beschwerden)
- **Medikamentennebenwirkung/Giftwirkung**: Anamnese!

10.4 Notfalltherapie

10.4.1 Allgemeine Soforttherapie

- Allergenzufuhr stoppen (z. B. Medikamente) oder Allergen entfernen (z. B. Insektenstachel), wenn möglich
- Flachlagerung (+ Beine anheben, wenn respiratorisch toleriert)

- **Intramuskuläres (i.m.) Adrenalin** = Standardtherapie bei jedem Verdacht auf Anaphylaxie (anterolaterale Mitte des Oberschenkels, nicht subkutan)
  - Dosis 0,01 mg/kg oder einfacher: < 6 Jahre 0,15 mg, 6–12 Jahre 0,3 mg, > 12 Jahre 0,5 mg i.m.
  - Nicht zu lange zögern, sonst erhöhte Mortalität!
  - Wiederholung bei ausbleibender Besserung nach 5–10 min
  - Es kann entweder unverdünntes Ampullen-Adrenalin (1 mg/ml = 1:1000) mittels 1-ml-Spritze appliziert oder, falls vorhanden, ein Autoinjektor (z. B. Anapen®, Emerade®, Fastjekt®, Jext®) in passender Wirkstärke verwendet werden.
  - Adrenalin i.m. kann auch bei milderen Symptomen bei Kindern mit anamnestisch bekannter Anaphylaxie erwogen werden.
  - Die Vorhaltung von Autoinjektoren ist teuer und platzintensiv → schnelle Anwendung von i.m.-Adrenalin gelingt auch mit selbstkonfigurierten Anaphylaxie-Sets! (s. unten)

Anaphylaxie-Notfallset (▪ Abb. 10.2)

- 1-ml-Spritze (0,1-ml-Graduierung)
- Aufziehkanüle
- 1 Amp. Adrenalin (1 ml/1 mg)
- i.m.-Kanüle 25 mm (Kinder)
- i.m.-Kanüle 40 mm (Jugendliche, Erwachsene)
- Sonstige Therapie (meist aufschiebbar, präklinisch erst nach Durchführung der Akutmaßnahmen!)

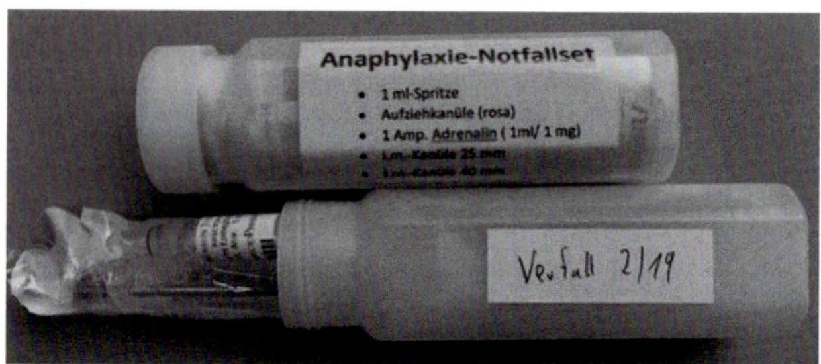

Abb. 10.2 Anaphylaxie-Notfall-Set

- Prednison-Äquivalent: 2 mg/kg i.v., p.o., 100 mg Supp. → nur zur Verhinderung eines zweigipfeligen Verlaufs, keine Sofortwirkung!
- Dimetindenmaleat (Fenistil®-Tropfen im Mund behalten lassen, rasche Resorption, Wirkung wie i.v.): 0,02–0,04 mg/kg p.o. (oder 20 Tr. absolut p.o.) – CAVE: keine Wirkung auf Blutdruck, Stridor oder Asthma!
- *Oder:* Dimetindenmaleat: 0,1 mg/kg i.v. (1 ml= 1 mg) langsam über 1 min

Standard-Soforttherapie bei Anaphylaxie: Adrenalin intramuskulär (Dosierung: Adrenalin unverdünnt 1:1000 → 0,1 ml/10 kg maximal 0,5 ml)

10.4.2 ABC-spezifische Zusatztherapie

Die weitere Therapie erfolgt nach dem ABCDE-Schema: ggf. Atemwegsmanagement, Sauerstoff, Medikamentenverneblung, Atmungsunterstützung, venöser Zugang, repetitive Flüssigkeitsboli, Katecholamintherapie (◘ Abb. 10.3 und folgende Übersicht):

Alter			Jahre	0	0.5	1	2	4	6	8	10
Gewicht			kg	3	7	10	13	17	22	28	34
Körperlänge			cm	50	65	75	85	105	115	130	140
Medikament	**Dosis**	**Verdünnung ⋙**	**Konzentration**	**⋙ Dosis der fertigen Lösung in ml**							
Adrenalin **intramuskulär**	0,01 mg/kg	unverdünnt	1 mg/ml	0.15	0.15	0.15	0.15	0.15	0.3	0.3	0.3
Dimetinden **i.v.**	0,1 mg/kg	unverdünnt	1 mg/ml	X	X	1	1.4	1.8	2.2	2.8	3.4
Prednisolon **i.v.**	2 mg/kg	250 mg TS + 5 ml	50 mg/ml	0.1	0.3	0.4	0.5	0.7	0.9	1.2	1.4
Prednison **rektal**	100 mg	Suppositorium	100 mg	altersunabhängig 100 mg							
Adrenalin **inhalativ**		unverdünnt	1 mg/ml	altersunabhängig 4-8 mg/4-8 ml (je nach Verneblervolumen)							
Salbutamol **inhalativ**		Fertiginhalat unverd.	0.5 mg/ml	altersunabhängig 1,25-2,5 mg/2,5-5 ml (je nach Verneblervolumen)							
Balanz. VEL **i.v./i.o.**	10 ml/kg	unverdünnt		30	70	100	130	170	220	280	340

Übersicht 10.1: Notfallmedikamente bei Anaphylaxie

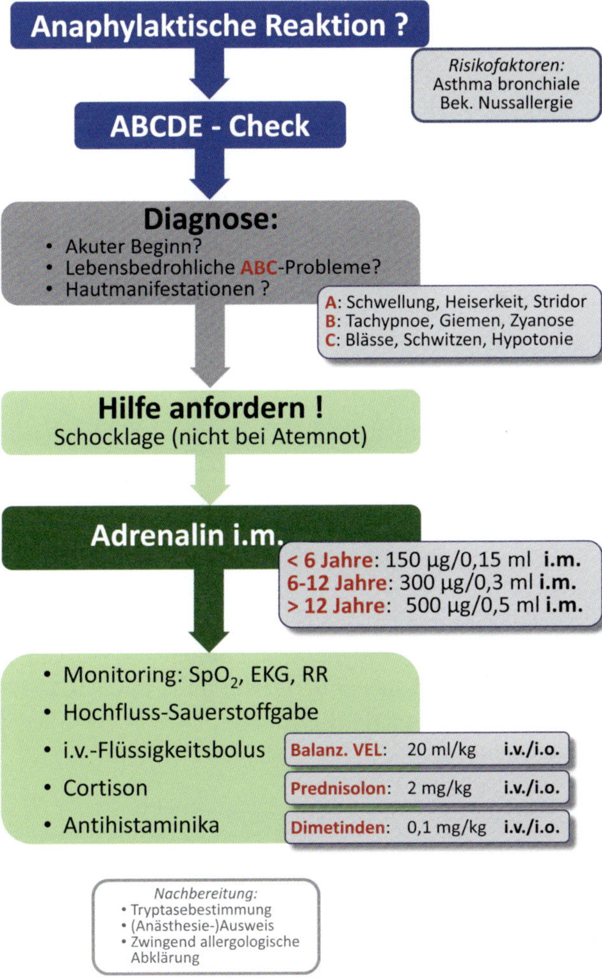

Abb. 10.3 Algorithmus zum Vorgehen bei Anaphylaxie

- **A-Problem**
  - Durch Schleimhautschwellung der oberen Atemwege
  - Hoch dosierte Sauerstoffgabe und gleichzeitige Adrenalin-Inhalation (Feuchtverneblung): 5 ml/5 mg Adrenalin pur in die Verneblerkammer, Sauerstoffflow > 8 l/min, ggf. wiederholen (▫ Abb. 10.3)
  - Keine Manipulation/invasive Inspektion der oberen Atemwege!

- **B-Problem**
  - Hoch dosierte Sauerstoffgabe über Maske mit Reservoir > 8 l/min
  - Bronchospastik *ohne* obere Atemwegsschwellung: Betamimetikum inhalativ, z. B. Salbutamol-Fertiginhalat 5 ml/2,5 mg pur in die Verneblerkammer, Sauerstoffflow > 8 l/min, ggf. wiederholen (▫ Tab. 10.1)
  - Bronchospastik *mit* oberer Atemwegsschwellung: Adrenalin-Inhalation wie bei A beschrieben
  - Bei Zeichen der respiratorischen Erschöpfung: assistierte Beatmung (auch NIV)
  - Im Worst Case (Bradypnoe, Apnoe): Beutel-Masken-Beatmung mit Sauerstoffreservoir und Flow > 10 l/min, bei prolongierter Beatmungspflicht → AB-Management s. Kap. 8

10

- **C-Problem**
  - **Anaphylaktischer Schock** (Rekap-Zeit >2 s, Zentralisation, Somnolenz)
  - **Volumengabe**
    - Balancierte VEL (z. B. Jonosteril®, Sterofundin ISO®): 20 ml/kg als Bolus, ggf. mehrfach wiederholen

  - Wiederholen bis 100 ml/kg Gesamtmenge bis RR und Rekap-Zeit im Normbereich (<3 s)
- Intravenöse Gabe von Adrenalin erwägen:
  - Bolus: 1 µg/kg, max. 50 µg, Dosis vorsichtig nach Wirkung titrieren
  - Adrenalin 1 ml/1 mg mit 9 ml NaCl 0,9 ml verdünnen (1:10.000 = 0,1 mg/ml) und mit 1-ml-Spritze aufziehen ➔ 1 Teilstrich (0,1 ml) pro 10 kg (max. 0,5 ml pro Einzeldosis)
  - Falls wiederholte Adrenalinboli erforderlich sind, empfiehlt sich die kontinuierliche Adrenalingabe via Dauerinfusion (Startdosierung = 0,1 µg/kg/min ➔ 1 mg Adrenalin + 49 ml NaCl 0,9 % auf 50-ml-Spritze aufziehen ➔ Körpergewicht: 3 = Laufrate in ml/h entspricht 0,1 µg/kg/min)

Tipps und Tricks bei Anaphylaxie

- **Adrenalin i.m. sofort = entscheidende Therapiemaßnahme!**
- Adrenalin 2 mg intranasal ab >30kg neu zugelassen
- AB-Problem behandeln/antizipieren: Sauerstoff, Atmungsunterstützung, ggf. inhalative Medikamentengabe
- C-Problem behandeln/antizipieren: rechtzeitiger i.v.-/i.o.-Zugang mit Volumengabe
- Bei Anaphylaxie auf Nahrungsmittel: zweigipfeliger Verlauf bei schubweiser Resorption möglich

Neuerdings steht alternativ ein intranasales Fertigpräparat mit 2 mg Adrenalin/0,1 ml zur Verfügung, das zur Notfallbehandlung der Anaphylaxie bei Personen > 30 kg zugelassen ist.

Krampfanfall/ Epileptischer Anfall/Status epilepticus

11.1 Kernpunkte

- Häufigste Ursache: Infektkrampf (infektassoziierter epileptischer Anfall = „Fieberkrampf“) ➔ häufig im Fieberanstieg, absolute Temperatur nicht ausschlaggebend, kann auch bei Infektzeichen ohne relevantes Fieber auftreten
- Risiko bei bakterieller Meningitis: unkomplizierter Infektkrampf ~1 %, komplizierter Infektkrampf ~4 %, febriler Status epilepticus 12 %
- Anfallstyp und Anfallsbeginn dokumentieren (generalisiert/fokal/Absence, Augenstellung), ggf. Eltern/Sorgeberechtigen sollen Video mit Mobiltelefon machen

F. Hoffmann, B. Landsleitner, *Kindernotfall-ABC*,
https://doi.org/10.1007/978-3-662-67460-4_11

oder Video kann nach Einverständnis der Eltern/Sorgeberechtigten auch mit dem NIDA-Pad gemacht werden und in der Falldokumentation datenschutzkonform gespeichert werden
- Gefährliche Differenzialdiagnosen ausschließen
  - Hypoglykämie (Diabetes oder Stoffwechselstörung, Betablocker)
  - Meningitis (Risiko: Cochleaimplantate!)
  - Enzephalitis (Herpes-Viren)
  - Elektrolytstörungen (Hypokalzämie z. B. bei Vitamin-D Mangel))
  - Blutung intrakraniell

Cave: Immer auch an Kindsmisshandlung denken → nach Hämatomen etc. suchen, Schädel abtasten

  - Tumoren (besonderes Risiko: Dauer >30 min, lange postiktale Somnolenz, fokal neurologisches Defizit)
  - Rhythmusstörung (=Adam-Stokes-Anfall bei VT z. B. Long-QT bei Romano-Ward Syndrom)
  - Intoxikation
- **Anfall ≥3–5 min medikamentös unterbrechen, aber:** Nebenwirkungen der Medikamente antizipieren:
  - Apnoen
  - Atemwegsobstruktion durch Tonusverlust pharyngeal
  - Erschwerte neurologische Beurteilbarkeit
  - Aspirationsgefahr
  - Gefahr der unnötigen Eskalation zum invasiven Atemwegsmanagement

11.2 Therapeutisches Vorgehen bei epileptischem Anfall

11.2.1 Kind krampft noch

! Anfall zumeist >3–5 min Dauer → Therapiedringlichkeit wie bei Status epilepticus

- **Initialmaßnahmen**
  - ABC-Check der Vitalfunktionen: Atemweg frei? Thoraxhebung suffizient? Zyanose?, HF und SpO_2-Monitoring, Rekap-Zeit?
  - Atmet nicht/zu wenig/Zyanose: zwingend O_2-Gabe über Maske mit Reservoir (**keine** Evidenz für Verlängerung der epileptischen Aktivität)
  - Absauer vorbereiten, ggf. nasal absaugen, Cave bei oralem Absaugen: Katheterbiß
  - Atemhilfe mittels (assistierter) Maskenbeatmung bei Apnoen/Hypopnoen notwendig
  - Lagerung: nichts forcieren, Selbstverletzung verhindern, kein Zungenkeil, Kopf schützen, etc.
  - Glukose kapillär messen → Hypoglykämie → **Glukose 20 % 1 ml/kg i.v.!**
  - Sonderfall: Glukosemessung unmöglich, keine Epilepsie bekannt → **Glukose 20 % 1 ml/kg i.v.!**

- **Therapie des Anfalls**
  - **Säulen der Krampftherapie**
    1. Früher Einsatz von Benzodiazepinen ab 3–5 min. Anfallsdauer intranasal, buccal oder (rektal)

2. Wenn kein Sistieren des Anfalls: Benzodiazepine i.v., ggf. buccale oder intranasale Gabe wiederholen
3. Wenn i.v.-Zugang nicht gelingt: i.m.-Applikation von Midazolam erwägen
4. Medikamente ausreichend hoch dosieren
5. Spätestens nach 2 Benzodiazepin-Gaben i.v. auf zusätzliche Substanzklasse wechseln

- Stufentherapie bei epileptischem Anfall (◘ Abb. 11.1)

Initialtherapie OHNE Gefäßzugang

- ab 3 min nach Anfallsbeginn und nach Ausschluss Hypoglykämie: Übersicht 11.1)
  - Midazolam intranasal (5 mg/ml-Lösung) über Nasalzerstäuber (z. B. MAD®, DART®)
  - Midazolam buccal (5 mg/ml-Lösung in Wangentasche) oder alternativ Fetigspritzen (Buccolam®)
  - Lorazepam intranasal
  - Diazepam rektal (wurde von der intranasalen und buccalen Verabreichung abgelöst, weil bezüglich Wirkeintritt, Steuerbarkeit und Therapieerfolg unterlegen)

! Intranasale/buccale Applikation zu bevorzugen (schneller und effektiver als rektale Gabe) !

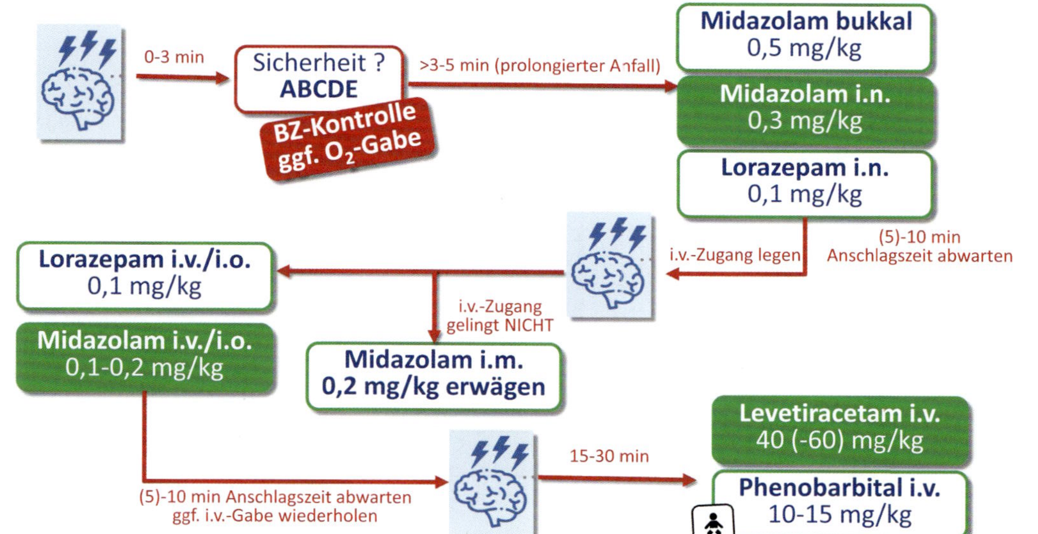

Abb. 11.1 Algorithmus zur Therapie bei epileptischem Anfall/Status epilepticus

Alter				Jahre	0	0.5	1	2	4	6	8	10
Gewicht				kg	3	7	10	13	17	22	28	34
Körperlänge				cm	50	65	75	85	105	115	130	140
Medikament	**Dosis**	**Verdünnung ⋙ Konzentration**			**⋙ Dosis der fertigen Lösung in ml**							
Midazolam **intranasal**	0,3 mg/kg	unverdünnt	5	mg/ml	0.2	0.4	0.6	0.8	1	1.4	1.8	2
Midazolam buccal	0,5 mg/kg	unverdünnt	5	mg/ml	0.3	0.7	1	1.3	1.7	2.2	2.8	3.4
Midazolam buccal (Buccolam®)						2,5mg	5mg	5mg	5mg	7,5mg	7,5mg	10mg
Lorazepam **intranasal**	0,2 mg/kg	unverdünnt	2	mg/ml	0.3	0.7	1	1.3	1.7	2.2	2.8	3.4
Diazepam-Rektiole 5mg	5mg				1	1	1	1	2	2	2	2
Diazepam-Rektiole 10mg	10mg								1	1	1	1

Übersicht 11.1 Antiepileptische Medikamente und ihre Dosierung bei Kindern **ohne i.v.-Zugang**

- **Hinweis:**

Midazolam:

- immer 5 mg/ml-Lösung für buccale und intranasale Applikation verwenden, für intranasale Applikation immer Nasalzerstäuber für bessere Wirkstoffdeposition (z. B. Mucosal Atomization Device (MAD®) verwenden
- Kommerziell erhältlich als Buccolam® 2,5/5/7,5/10 mg – nur für die buccale Applikation

Diazepam:

- <15 kg 5 mg-Rektiole, >15 kg 10 mg-Rektiole
- Tube ausdrücken und in komprimiertem Zustand herausziehen, Pobacken zusammendrücken, lange Anschlagzeit!

- **Weitere Therapiemöglichkeiten OHNE Gefäßzugang, wenn i.v-Zugang NICHT gelingt (Übersicht 11.2)**

- i.v.-Zugang gelingt **NICHT** → Midazolam intramuskulär erwägen (0,2 mg/kg i.m., max. 10 mg, immer 15 mg/3 ml-Lösung verwenden)
- über 1 ml/2 ml-Spritze und dünne i.m.-Kanüle (z. B. 24G mit 25 mm-Länge)

Alter				Jahre	0	0.5	1	2	4	6	8	10
Gewicht				kg	3	7	10	13	17	22	28	34
Körperlänge				cm	50	65	75	85	105	115	130	140
Medikament	**Dosis**	**Verdünnung ⋙ Konzentration**			⋙ **Dosis der fertigen Lösung in ml**							
Midazolam i.m.	0,2 mg/kg	unverdünnt	5	mg/ml	0.1	0.3	0.4	0.5	0.7	0.9	1.1	1.4

Übersicht 11.2 Antiepileptische Dosierung von Midazolam intramuskulär (i.m.)

- **Therapiemöglichkeiten MIT Gefäßzugang (Übersicht 11.3)**
  - i.v.-Zugang möglich/vorhanden ➔ Midazolam/Lorazepam/Clonazepam i.v. (**Benzodiazepin-Gabe initial schon i.v., wenn i.v.-Zugang vorhanden**)
  - Wenn i.v.-Zugang nicht möglich ➔ i. o.-Zugang legen ➔ Midazolam/Lorazepam/Clonazepam i. o.

Alter			Jahre	0	0.5	1	2	4	6	8	10
Gewicht			kg	3	7	10	13	17	22	28	34
Körperlänge			cm	50	65	75	85	105	115	130	140
Medikament	**Dosis**	**Verdünnung >>>**	**Konzentration**	**>>> Dosis der fertigen Lösung in ml**							
Midazolam i.v./i.o.	0,1 mg/kg	1 ml/5 mg + 4 ml NaCl	1 mg/ml	0.3	0.7	1	1.3	1.7	2.2	2.8	3.4
Lorazepam i.v./.i.o.	0,1 mg/kg	1 ml/2 mg + 1 ml NaCl	1 mg/ml	0.3	0.7	1	1.3	1.7	2.2	2.8	3.4
Levetiracetam i.v./i.o.	40 mg/kg	5 ml/500 mg + 5 ml NaCl	50 mg/ml	3	6	8	10	14	18	22	27

Übersicht 11.3 Antiepileptische Medikamente und ihre Dosierung bei Kindern **mit i.v./i.o.-Zugang**

- **Hinweise:**
  - Injektionsgeschwindigkeit Midazolam und Lorazepam max. 2 mg/min (NW: Atemdepression beachten!), ggf. nach 5 min wiederholen
  - Tavor pro injectione 2 mg ist außer Handel! Alternative Lorazepam Xilmac 2 mg ist teuer und prähospital nicht verfügbar.
  - Lorazepam muss gekühlt gelagert werden

Cave

Apnoen, Atemwegsobstruktion → Vorbereitung Beutel-Maske-Beatmung, funktionsfähiger Absauger, ggf. Larynxmaske

Ansprechzeiten, Wirkdauer und Erfolgsraten der antiepileptischen Medikamente beachten (Tab. 11.1)!

- Nebenwirkungen der antiepileptischen Medikamente antizipieren (Tab. 11.2)
- Bei beobachtetem Beginn des Krampfanfalls Therapie erst ab >3 min. Krampfaktivität!

11.2.2 Status epilepticus = therapierefraktärer Anfall

- **Definition**

Epileptischer Anfall >30 min Dauer, bzw. rezidivierende Anfälle über mehr als 30 min ohne Wiedererlangen des Bewusstseins

Tab. 11.1 Anschlagzeiten der antiepileptischen Medikamente und Wirkdauer bei i.v.-/i.o.-Applikation

Wirkstoff	Anschlagzeiten (= Anfallsunterbrechung bei i.v.-Gabe)	Antiepileptische Wirkdauer	Erfolgsrate
Diazepam	1–3 min	20 min.	i.v. 90 %
Midazolam	1–3 min.	1–5 h	i.v. 90 %
Lorazepam	3–5 min.	12–24 h	i. n. 75 %
Clonazepam	Keine Angabe	6–8 h	keine Angabe
Phenytoin	10–30 min.	24 h	i.v. 75 %
Phenobarbital	20–30 min.	24–48 h	i.v. 85 %
Valproat	0,5 min.	24–48 h	Keine Angabe
Levetiracetam	Keine Angabe, klinisch vergleichbar mit Valproat	Keine Angabe	i.v. 80–90 %

11

- Auch persistierender Bewusstseinsverlust ohne tonisch-klonische Krampfäquivalente kann nichtkonvulsiver Status epilepticus sein

Epileptischen Anfall >3–5 min Dauer wie Status epilepticus behandeln!

Tab. 11.2 Nebenwirkungen der antiepileptischen Medikamente

Wirkstoff	Applikationsform	Nebenwirkung
Diazepam	Rektal	Apnoen: sehr selten
	i.v.	Apnoen: nur bei zu schneller Injektion (<2 min) oder ab der 3. Dosis von Benzodiazepinen
Midazolam	i.v./i. n./buccal	Apnoen: am häufigsten bei i.v.-Gabe
Lorazepam	i. n./buccal	Apnoen: sehr selten
Phenobarbital	i.v.	Sedierung: häufig; Apnoen: nur bei extrem hohen Dosen
Levetiracetam	i.v.	keine bekannten Akutnebenwirkungen

Therapie des Status epilepticus

- „Time is brain“: anhaltende epileptische Aktivität führt zu irreversibler neuronaler Schädigung (vor allem gezeigt für Status) → Ziel muss deshalb die schnellstmögliche Terminierung des Anfalls unter Antizipation möglicher Nebenwirkungen sein
- Die Wahrscheinlichkeit ist gering, dass ein Anfall spontan endet, der länger als 5–10 min dauert bzw. nicht auf die Initialtherapie anspricht (s. o.)

- Die Wirksamkeit der antiepileptischen Medikamente nimmt ab, je länger der Anfall dauert
- Nach 3. Benzo-Gabe deutlich erhöhtes Risiko für Atemdepression
- Nach 2-maliger i.v.-Gabe von Benzodiazepinen ohne Therapieansprechen Wechsel auf andere Substanzklasse sinnvoll, um Nebenwirkungen wie Atemdepression zu umgehen

▪ Medikamente bei erfolglosem Einsatz der Benzodiazepine beim Status epilepticus

- Alternative antikonvulsive Medikamente zum Einsatz nach Versagen von Benzodiazepinen Tab. 11.3
- Levetiracetam und ggf. Phenobarbital (v. a. bei Säuglingen) zu bevorzugen
- Cave: kein Phenytoin bei febrilem Status epilepticus (kann bei genetisch determiniertem Dravet-Syndrom die Symptomatik verschlechtern)
- Bei Versagen/Nicht-Verfügbarkeit → Narkoseeinleitung als ultima ratio (siehe ► Kap. 8)

! Medikamentengabe bei Status intraossär, falls kein i.v.-Zugang etablierbar und Midazolam i.m. erfolglos

11.2.3 Postiktaler Zustand

- GCS? Pupillenstatus, seitendifferente Neurologie? Todd-Parese (vorübergehende Hemiparese nach Krampfanfall, Dauer: wenige Minuten bis mherere Stunden)?

Tab. 11.3 Alternative antikonvulsive Medikamente

Medikament*	Dosierung
Phenobarbital 200 mg/ml	15 mg/kg i.v. über 10 min
Levetiracetam 100 mg/ml	(40) – 60 mg/kg i.v.
Valproat 100 mg/ml	20 mg/kg i.v.
Phenytoin 50 mg/ml	15 mg/kg i.v. über 10 min

***Anmerkungen:**
Phenobarbital: Maximale Injektionsgeschwindigkeit 100 mg/min, sedierend, Atemdepression erst bei hohen Dosierungen, lebertoxisch

Levetiracetam: <5 mg/kg/min, nicht sedierend, keine Atemdepression, guter antikonvulsiver Effekt, keine Interaktionen. NW: akute psychiatrische Auffälligkeiten in seltenen Fällen möglich, nicht zugelassen für Status-Therapie, „off-label use" weit verbreitet mit hoher Ansprechrate

Valproat: <5 mg/kg/min, nicht sedierend, keine Atemdepression, hoher antikonvulsiver Effekt. Cave bei Patienten mit psychomotorischer Retardierung, bekannter Mitochondriopathie

Phenytoin: Maximale Injektionsgeschwindigkeit 25 mg/min, EKG-Monitoring (AV-Block), Stop bei HF-Abfall um 10/min, sicherer i.v.-Zugang (Purple-Glove-Syndrom), nicht sedierend

- Wach/weckbar ➔ meist keine Maßnahme erforderlich, Eltern befragen, ob wieder „wie zuvor"
- Somnolent:
  - Glukose kapillär messen ➔ Hypoglykämie ➔ Glukose 20 % 1 ml/kg i.v.!
  - Keine Möglichkeit Glukose zu messen ➔ Glukose

- RR? Rekapillarisierungszeit >2 s, Kalt-Warm Grenze an den Extremitäten vorhanden?
- Zeichen der Infektion (Fieber, meningokokkentypisches Exanthem, Nackensteifigkeit? Anamnese passend?)
- Entscheidung: V. a. Sepsis ➔ ggf. Volumen etc. nach Algorithmus „septischer Schock“ (► Kap. 9)
- Wenn keine sonstige Verdachtsdiagnose ➔ Abwarten, keine Intubation notwendig, postiktale Phase meist 5–15-(30) min
- Bei längerer Bewusstseinstrübung: an Enzephalitis, Intoxikation, nicht-konvulsiven Status oder Antikonvulsiva-Nebenwirkung (zu hohe Dosis) denken

11.2.4 Typische Probleme & Irrtümer

- **Ateminsuffizienz und/oder persitierendes Koma nach Durchbrechen des Anfalls**

Ursachen

- Zu hohe Dosis des antiepileptischen Medikamentes verwendet (falsche Konzentration beim Midazolam, Gewicht falsch eingeschätzt, Dosierungsfehler)
- Wiederholungsdosen (z. B. Midazolam) in zu kurzen Abständen, ohne die Anschlagszeit zu beachten (Wirkeintritt u. a. abhängig von der gewählten Applikationsform!)
- Mehrere atemdepressive Medikamente nacheinander gegeben

- Primäre intrakranielle Pathologie (z. B. Hirndruck, Enzephalitis, Tumor)
- Weiterbestehender non-konvulsiver Status
- Kreislaufschock (z. B. bei Meningokokkensepsis, Rhythmusstörung)
- Intoxikation

Management
- Je nach Ursache, prinzipiell supportiv
- identisch wie im Kapitel Ateminsuffizienz (▶ Kap. 7) beschrieben (zumeist O_2-Gabe über Maske mit Reservoir ausreichend, ggf. vorübergehende (assistierte) Beutel-Maske-Beatmung
- Nach potenziell reversiblen Ursachen suchen

Anfallsrezidiv nach initialem Sistieren

Ursachen
- Medikamententypisch (z. B. bei Diazepam wg. kurzer antiepileptischer Wirkdauer)
- Nicht selten bei infektassoziierten Anfällen
- Weiterbestehende intrakranielle Pathologie (z. B. Blutung, Hirndruck, Encephalitis, Ischämie)
- Stroke im Kindesalter: selten, aber häufige Erstmanifestation ist ein epileptischer Anfall
- Weiterbestehende sonstige Ursache (Elektrolytstörung, Hypoglykämie, Hypokalzämie)

Management
- Nach weiterbestehenden therapierbarenUrsachen suchen (Hypoglykämie, Hypokalzämie, etc.)
- Therapie wie initialer Krampfanfall

- **Wann (arztbegleiteter) Transport nach Krampfanfall?**

- Jeder 1. Infektkrampf/Krampfanfall
- Immer im 1. Lebensjahr
- Persistierendes neurologisches Defizit
- Prolongierter postiktaler Dämmerzustand
- Fokale Neurologie
- Nach Medikamentenapplikation
- Verdächtige Anamnese (z. B. Aufenthalt in Malariagebiet, Meningokokken-Kontakt, Z. n. SHT)

! Meningitis auch bei Rezidiv-Infektkrampf präklinisch nicht sicher auszuschließen: → Auf jeden Fall immer Vorstellung Kinderklinik

Tipps und Tricks beim epileptischen Anfall

- **Midazolam intranasal oder buccal Standard-Initialtherapie bei Anfall ohne i.v.-Zugang**
- Keine primäre Empfehlung mehr für Diazepam-Rektiole!
- *Wenn einzige Therapiemöglichkeit*: Rektiole einführen, Tube komprimieren und in komprimiertem Zustand herausziehen, da sonst Wirkstoff in die Tube zurückgesaugt wird! Pobacken zusammendrücken, um ein Herauslaufen des Wirkstoffes zu verhindern.
- Intramuskuläre Applikation von Midazolam erwägen, wenn nicht-invasive Therapieversuche erfolglos und kein i.v.-Zugang gelingt (kann eventuell die Notwendigkeit des Legens eines i.o.-Zugangs verhindern)
- Bei Hinweis für Hirndruck, persistierende fokale neurologische Zeichen (z. B. Todd-Parese) nach Ende des An-

falls, betont fokaler Krampfanfall: ggf. Krankenhaus mit CCT/neurochir. Interventionsmöglichkeit anfahren
- Bei tonischer Komponente an extrapyramidalmotorische Symptome z. B. nach Metoclopramid-Einnahme denken (▶ Kap. 18)
- Klinische Phänomene, die an einen psychogenen Anfall denken lassen:
  - gerichtete Stürze mit Vermeidung von Verletzungen
  - Fehlen der Pupillenstarre (während echtem Anfall: weite, lichtstarre Pupillen)
  - bereits initial bds. geschlossene Augen (wie schlafend)
  - Arm hochnehmen, über Gesicht positionieren, loslassen ➔ Arm fällt neben Gesicht beim psychogenen Anfall
  - Abwehr beim Öffnen der Augenlider mit Zusammenkneifen
  - Blickwendung weg vom Untersucher
  - Variables Bewegungsmuster
  - myoklonischer Bewegungssturm ➔ Dokumentation wichtig für aufnehmende Klinik
- Keine invasive Atemwegssicherung bei postiktischem Dämmerzustand (dauert zumeist 5–15 Min.)
- Krampfverdächtiges Ereignis nach Schreck, Wut, Trotz, Schmerzen (5 % aller Kinder zwischen 6 Monaten und 5 Jahren) ➔ Hinweis auf Affektkrampf
  - 60 % zyanotischer Affektkrampf (Schreien ➔ Zyanose durch reflektorischen Stimmritzenkrampf ➔ Bewusstlosigkeit ➔ Kind schlaff mit Myoklonien, Dauer zumeist <30 s)

- 40 % blasser Affektkrampf (kurze Schreiphase → Bradykardie/Asystolie für 10–20 s ohne vorangehende Zyanose → Kind schlaff, dann <1 Min. Tonussteigerung/Myoklonien
- immer selbstlimitierend, hohes Wiederholungsrisiko, keine organische Ursache

Bewusstlosigkeit

12.1 Kernpunkte

Bei Meldebild „bewusstloses Kind“: zumeist Zustand nach oder noch bestehender Krampfanfall

- **Wichtigste Ursachen**
  - Hypoglykämie
  - Meningitis/Enzephalitis
  - Trauma/Blutung (Misshandlung?)
  - Intoxikation
  - Z. n. Hypoxie/Ertrinkung, Kreislaufschock
  - Selten, aber gefährlich: Rhythmusstörung (Long-QT mit Kammertachykardie/Kammerflimmern, Elektrounfall, supraventrikuläre Tachykardie)

- **Wichtigste Maßnahmen**
  - Schutz vor Hypoxie + Aspiration
  - Behandlung Hypoglykämie
  - Schockbekämpfung
  - Durchbrechen eines bestehenden Krampfanfalles

F. Hoffmann, B. Landsleitner, *Kindernotfall-ABC*,
https://doi.org/10.1007/978-3-662-67460-4_12

12.2 Notfalldiagnostik, ◘ Abb. 12.1

12.2.1 Erstdiagnostik

- Zunächst Blickdiagnosedreieck + ABCDE-Algorithmus (s. ► Kap. 2)
  - Herz-Kreislauf-Stillstand ausschließen
  - Beatmungspflichtigkeit prüfen, ggf. AB-Management (s. ► Kap. 8)
  - SpO_2 anlegen
  - BZ-Messung
- Neurologische Untersuchung (s. unten): Evaluation der Bewusstseinslage (AVPU, GCS), Symmetrie des Bewegungsmusters, Hirndruckzeichen (Strecksynergismen, Bradykardie mit arterieller Hypertension)
- Anamnese: Wie hat sich der Zustand entwickelt, Vorerkrankungen, Trauma, Medikamente in der Umgebung?

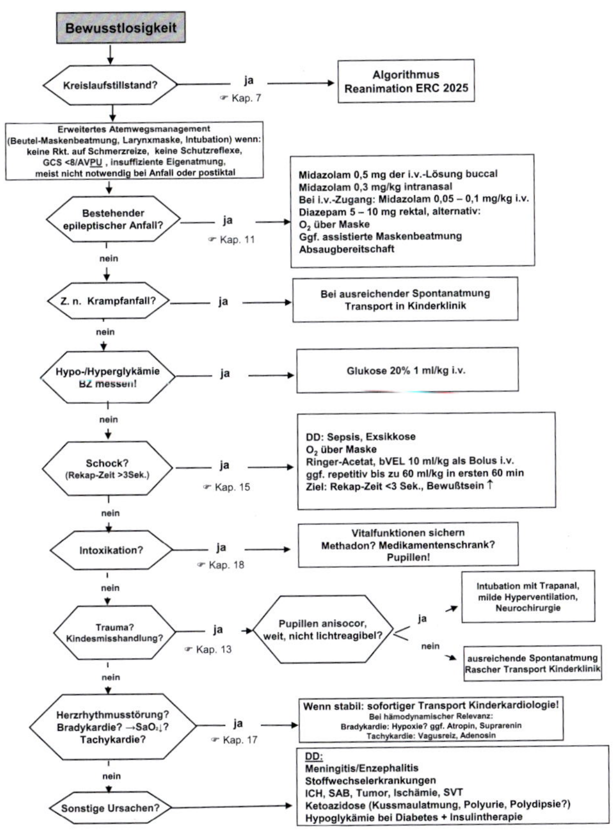

Abb. 12.1 Algorithmus bei Bewusstlosigkeit

12.2.2 Neurologische Untersuchung

- **Wachheitszustand + Motorik:** Symmetrische/asymmetrische Bewegungsmuster, Paresen, Bauchhautreflex, Pyramidenbahnzeichen, Hyperreflexie, Krampfbereitschaft (Zittern), tonischer Zustand?
- **Pupillenreaktion** und -größe, seitengleich? Kornealreflex, okulozephaler Reflex

(WS-)Trauma möglich?, Schluck-/Würgereflex erhalten? Symptomverlauf dokumentieren!

- **AVPU/Glasgow Coma Scale** mit Uhrzeit dokumentieren
  - **APUV:** Für **Notfallversorgung** praktikabel: **Alert-verbal-pain-unresponsive-Skala (AVPU)** (Abb. 12.2) → Indikation zur Atemwegssicherung bei P und U (vgl. ► Kap. 8)
- **Glasgow Coma Scale (GCS):** Schwieriger in praktischer Anwendung, da pädiatrisch modifizierte Glasgow Coma Scale (pGCS) nicht bekannt bzw. nicht ausgedruckt verfügbar (Abb. 12.3); Indikation zur Atemwegssicherung ab GCS ≤ 8 (vgl. ► Kap. 8)

Tipps und Tricks für AVPU und GCS

- GCS bei Augenverletzungen nicht vollständig anwendbar
- Oft wechselnder AVPU/GCS bei Intoxikationen
- GCS/AVPU-Beurteilung während und kurz nach Krampfanfall nicht sinnvoll

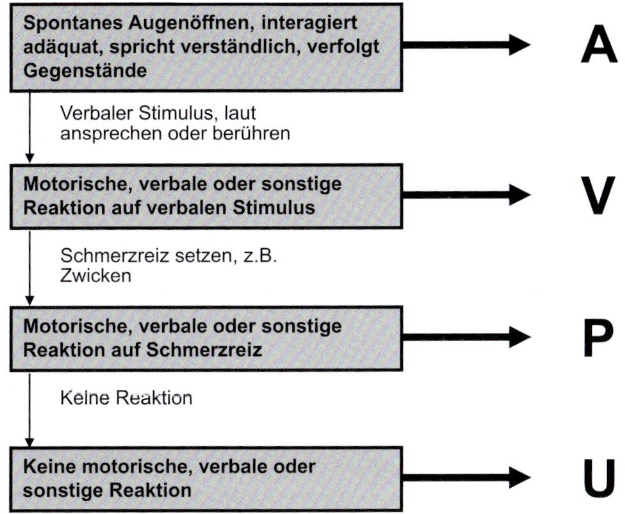

Abb. 12.2 AVPU-Score

- Hinweis auf fokale Neurologie: asymmetrische Reaktion auf Schmerzreiz
- Hirndruckzeichen vorhanden? → Therapie ▶ Abschn. 12.4.3
- Nüchtern-Erbrechen
  - Seitendifferente Pupille oder lichtstarre Pupille
  - Cushing-Trias mit Bradykardie, Hypertonie und Hypopnoe
  - Gespannte Fontanelle beim Säugling

Punkte	Augen öffnen	Beste verbale Kommunikation	Beste motorische Reaktion
6			Spontane Bewegungen
5		Plappern, brabbeln	Auf Schmerzreiz, gezielt
4	Spontan	Weinen, aber tröstbar	Auf Schmerzreiz, normale Beugeabwehr
3	Auf Anruf	Weinen, untröstbar	Auf Schmerzreiz, abnorme Abwehr
2	Auf Schmerzreiz	Stöhnen/unverständliche Laute	Auf Schmerzreiz, Strecksynergismen
1	Keine Reaktion	Keine verbale Reaktion	Keine Reaktion auf Schmerzreiz

Abb. 12.3 Pädiatrische Glasgow Coma Scale (PGCS)

  - Sonnenuntergangsphänomen (Abwärtsblick der Augenbulbi bei geöffneten Lidern, dabei schiebt sich der untere Teil der Hornhaut unter das Unterlid, sodass die Iris mit der darüber sichtbaren weißen Sklera wie eine untergehende Sonne wirkt)
- Meningismus prüfen?

! Meningismus bei Kindern <1. Lebensjahr mit Meningitis nicht obligat vorhanden

12.2.3 Sonstige Untersuchung/Diagnostik

- Haut: stehende Hautfalten, Verletzungszeichen, Blutungen, Petechien (Meningokokkensepsis, Erstickungstrauma??), Ikterus, Einstichstellen (Diabetes, Drogen)
- Geruch: Azeton (diabetisches Koma), Foetor hepaticus, Harngeruch (urämisches Koma), Alkohol etc.
- Fieber?
- Schädel: Inspektion, Abtasten: Hämatom/Fraktur, Fontanelle vorgewölbt/eingefallen, Liquordrainagesystem (häufig: ventrikuloperitonealer Shunt, „VP-Shunt") bei Z. n. Hydrozephalus zu tasten?
- Abdomen: Organomegalie, „Invaginationswalze" (Invagination bei Säuglingen kann als Koma imponieren)

12.2.4 Fremdanamnese

- Wann, wo gefunden, offensichtliche Ursachen wie Trauma, Diabetiker (dann meist Hypolykämie), Intoxikation/Alkohol. Zustand nach Krampfanfall?
- Medikamenteneinnahme? Ingestionsunfall möglich?
- Dynamik der Symptome/des Komas? Vorausgehender Infekt, Enteritis?
- Bewusstlosigkeit wie eingetreten?
- Abrupt: Anfall, Trauma, Arrhythmie, Blutung
- Graduell: Infektion, Stoffwechsel, Intoxikation
- Vorbestehende Erkrankungen: Epilepsie, Diabetes, Stoffwechselerkrankung, Herzfehler/Arrhythmie, onkologische Erkrankung, Gerinnungsstörung, Antikoagulation, VP-Shunt bei Hydrozephalus (wird von den Eltern oft vergessen zu berichten, explizit nachfragen)

12.3 Differenzialdiagnostik

- V. a. Gewalttat/Schütteltrauma bei Säuglingen → „Kindesmisshandlung"?
- Suizidversuch?
- Brandrauchintoxikation z. B. nach Zimmerbrand (CO, Cyanid)
- Hypoxie (plötzlicher Kindstod)
- Erstmanifestation bisher unbekannter Stoffwechselerkrankung
- Erstmanifestation bisher unbekannter Herzrhythmusstörung/Herzerkrankung

Primär zerebrales Koma

- SHT, zerebrovaskuläre Insulte, Sinusvenenthrombose (onkologische Kinder), Subarachnoidalblutung, intrakranielle Blutung, postischämisch-anoxisch
- Intoxikation (häufig!), z. B. mit Opiaten → typisch: Eltern besitzen Methadon oder Opiate, dann stecknadelkopfgroße Pupillen, Apnoen
- DD: KO-Tropfen: klinisch ähnlich mit Apnoen, extrem rascher Beginn, normal weite Pupillen
- Epilepsie: Status oder postiktisch (postiktal), Infektion (Meningitis, Enzephalitis, Sepsis)

12

Diabetisches Koma

Sehr tiefe Atmung (Verwechslungsrisiko mit Hyperventilation), Abdominalschmerzen, Azetongeruch, Exsikkose, Tachykardie, Hypotonie, weite Pupillen, Reflexabschwächung. Anamnese! Diagnose: BZ!

■ Hypoglykämisches Koma

Blässe, schweißige Haut, Tachykardie, Hypotonie, gesteigerte Reflexe, Krampfanfälle. Einstichstellen, Notfallausweis (Diabetes, Stoffwechselerkrankung), Anamnese

■ Arrhythmien

Seltener als bei Erwachsenen, gelegentlich Anamnese früherer ungeklärter Bewusstlosigkeit, Wiederbelebungsereignisse, Herzoperationen, oder plötzliche Todesfälle bei Verwandten: Long-QT-Syndrom (typisch: Kollaps aus Wachheit), totaler AV-Block (typisch: Neugeborenes einer Mutter mit Lupus), supraventrikuläre Tachykardie (typisch: Verlauf über Stunden/Tage, Neugeborenes/Säugling blass/grau, zunehmend eingetrübt).

Seltene, aber potenziell gefährliche Differenzialdiagnosen:

- Hepatisches Koma (Fötor)
- Urämisches Koma
- Hypophysäres Koma: selten, aber einige Besonderheiten: sekundäre Hypothyreose → Bradykardie, Hypothermie, Hypoventilation, trockene, pastöse Haut
- Sekundärer Hypokortisolismus → Hypotonie, Hypoglykämie, Exsikkose
- Addison-Krise: Schwäche, Erbrechen, Exsikkose, Zyanose, Hypotonie, kalte Haut, Hyperpigmentation, Hypoglykämie, Tachykardie, kolikartige Bauchschmerzen. Bei Neugeborenen: AGS mit Salzverlust. Virilisierung? Meist durch Screening bekannt

- Thyreotoxische Krise: warme Haut, Tachykardie, Fieber, Schwirren über der Schilddrüse, Erbrechen, Durchfall, Gewichtsabnahme, große RR-Amplitude, Exsikkose
- Hypothyreotisches Koma (Myxödem): Struma, Makroglossie, pastöse Haut, prallelastisches Odem, Bradykardie, Hypothermie, Perikarderguss
- Sonstige: hypertone Krise, Wasserintoxikation mit Hirnödem bei HUS, SIADH; Sepsis, Invagination bedenken

12.4 Notfalltherapie

- Siehe Algorithmus, ◘ Abb. 12.1

12.4.1 Hypo-/Hyperglykämie

- Hypoglykämie: sofort Zugang: Glukose 20 %, 1 ml/kg i.v./i.o.
- Diabetisches Koma/Ketoazidose: Schocktherapie (falls Kreislaufschock vorliegt) mit balancierter Vollelektrolytlösung, präklinisch keine Insulingabe

12.4.2 Krampfanfall

- ► Kap. 11, aber an DD und Hypoglykämie denken!
- Postiktaler Zustand
  - Keine Blickdeviation, hypotoner Muskeltonus, Dauer zumeist 5–15(–30) min

12

  - Keine prähospitale Therapie nötig, engmaschige Überwachung: Patienten mitnehmen, in Klinik zur Diagnostik, da Meningitis oder Hirntumor prähospital nicht auszuschließen

12.4.3 Verdacht auf Hirndruck mit Hirnstammeinklemmung

Beispielsweise bei Shuntdysfunktion, Elektrolytstörung, Hirntumor, Meningitis: seitendifferente Pupillen, einseitig lichtstarre Pupille (DD: Augenverletzung, vorbestehende Abnormalität, Mydriatikum, Status epilepticus, Zustand nach Krampfanfall, Z. n. Hochspannungsverletzung):

- **Sofort Versuch, ICP zu senken**:
  - Atemwegsmanagement vgl. ▶ Kap. 8 (dann auch leichte Hyperventilation anstreben)
  - Narkoseeinleitung mit Esketamin und Relaxierung (Blutdruckabfälle verhindern!)
  - RR stabilisieren mit Volumenbolusgabe
  - Oberkörper ca. 30° hochlagern, Kopf in Mittelstellung
- **Verlegung** so, dass sofort Bildgebung und chirurgische Entlastung möglich, in der Regel CCT, bei offener Fontanelle ggf. erst Ultraschall, dann CCT

12.4.4 Meningitis-/Enzephalitis-Verdacht

- Meist bei kurzen Transportwegen <30 min keine spezifische/antibiotische Therapie erforderlich, falls vorhanden ggf. Ceftriaxon oder Cefotaxim 100 mg/kg i.v. als Einzeldosis

- Verdacht auf Meningokokkensepsis
  - ▶ Kap. 15: sofort Zugang, ggf. i.o, Volumen (balancierte VEL20 ml/kg/Bolus) rasch und wiederholt, bis Rekap-Zeit/Blutdruck normalisiert (möglichst innerhalb 10–15 min), s. Ablaufschema ▶ Kap. 15

12.4.5 Intoxikationen

- ▶ Kap. 18, meist keine spezifische prähospitale Therapie außer dem Erhalt der Vitalfunktionen. Bei oft nicht bekannter Ätiologie ist eine Antagonisierung (z. B. Opiate) selten indiziert bzw. sicher möglich (NW! Halbwertszeit, oft besser: Atemwegssicherung, Beatmung).
- Nach Einnahme von Metoclopramid an extrapyramidalmotorische Symptome + Koma denken (▶ Kap. 18)

12.4.6 Angeborene Stoffwechselerkrankungen

- Zumeist rasche Anabolisierung notwendig, Glukose-Infusion mit 10 mg/kg/min = Glukose 10 % 6,0 ml/kg/Stunde

Tipps und Tricks bei Bewusstlosigkeit

- Bei disparaten Befunden bei Jugendlichen auch an Hyperventilationstetanie, hysterischen Anfall denken, aber Vorsicht: Ausschlussdiagnose! Evtl. in Rückenlage Arm über Gesicht hochhalten, loslassen → bei hysterischem Anfall fällt der Arm immer neben das Gesicht.
- DD: Kussmaul-Atmung bei diabetischer Ketoazidose/ Hyperventilation

Trauma

Das kindliche Polytrauma ist sowohl prä- als auch intrahospital ein seltener Notfall.

13.1 Kernpunkte

- **Besonderheiten bei Kindern**
  - Kinder können auch schwerste Schädel-Hirn-, Organ- und Weichteiltraumata überleben ➔ initiale Behandlung muss auf die spätere vollständige Rehabilitation ausgerichtet sein
  - Schwere Schädel-Hirn-Traumata (SHT) sind häufiger, alle anderen Verletzungsmuster seltener als bei Erwachsenen
  - Thoraxtrauma klinisch schwierig zu diagnostizieren, weil knöcherne Verletzungen wegen der höheren Thoraxelastizität oft fehlen ➔ hohe Mortalität durch Lungenkontusionen und intrathorakale Verletzungen!
  - Schädel-Hirn-Trauma (SHT) häufig ohne sichtbare Prellmarke und/oder knöcherne Verletzung

F. Hoffmann, B. Landsleitner, *Kindernotfall-ABC*,
https://doi.org/10.1007/978-3-662-67460-4_13

- Auch eine einfache Gehirnerschütterung kann zur vorübergehenden Bewusstlosigkeit führen
- Oberbauchorgane bei Trauma wegen horizontal stehender Rippen exponiert
- Blutdruck, Herz- und Atemfrequenz werden durch Angst, Stress und Schmerz beeinflusst → zur Schockerkennung ungeeignet
- Kinder kompensieren Blutverluste länger ohne relevanten Blutdruckabfall → kapilläre Füllungszeit („Rekap-Zeit“) ist der entscheidende Parameter zur Schockerkennung!
- Kinder kühlen schneller aus → Wärmeerhalt, Rettungsmittel bzw. Behandlungsraum heizen
- Bei polytraumatisierten Kindern sind Standardinterventionen potenziell schwieriger, das Team unerfahrener → prähospital immer Nutzen-Risiko-Abwägung für alle Maßnahmen

Typische Unfallmechanismen

- Verkehrsunfälle (Fußgänger, Radfahrer, Beifahrer Auto)
- Sturz aus großer Höhe (Fenstersturz, Baumhaus etc.)

Typische Kombinationsverletzungen

13

- Sturz aus großer Höhe: SHT + periphere Frakturen
- Unfall als Fußgänger gegen Auto: SHT, Lungenkontusion, Femurfraktur
- Roller- und Fahrradstürze: Verletzung von Milz, Pankreas, Duodenum, Leber
- Überrolltrauma: Beckenfraktur, Darmverletzung, Blasenruptur

- **Letalität**
  - SHT > Thoraxtrauma > Abdominaltrauma > Frakturen

13.2 Polytrauma

13.2.1 Grundsätze der prähospitalen Versorgung

- Prähospitale Erstbeurteilung (Primary Survey) nach bekanntem ABCDE-Schema (◘ Abb. 13.1):
  - primär lebensbedrohliche Störungen identifizieren und ggf. unmittelbar versorgen → **„Treat first what kills first"**
  - Nutzen-Risiko-Abwägung zwischen Versorgung vor Ort („stay and play") und raschen Transport in die Klinik („load and go")
- Nach Stabilisierung bzw. fehlender Lebensbedrohung folgt körperliche Untersuchung (Secondary Survey) → kurz und fokussiert, um Transport nicht unnötig zu verzögern

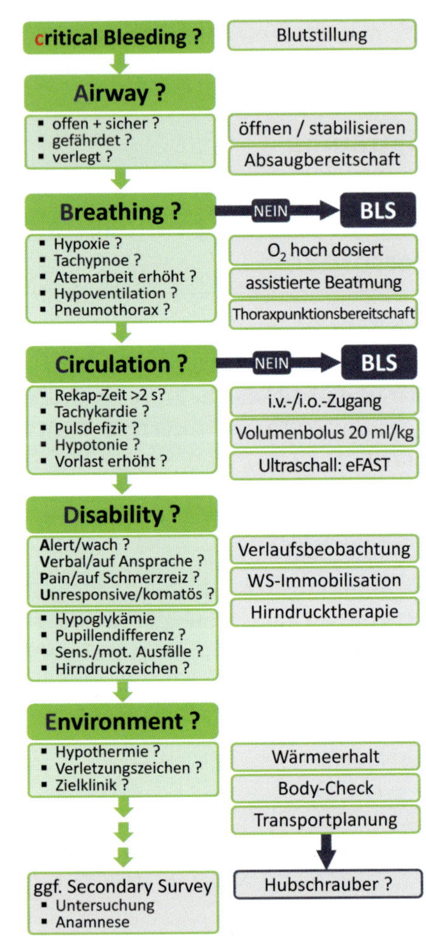

Abb. 13.1 ABCDE-Approach beim Polytrauma

13

13.2.2 Atemweg (A = Airway) und Atmung (B = Breathing)

- Therapieziele = Normoxie und Normoventilation (z. B. bei Schädel-Hirn-Trauma unmittelbar mit Überleben assoziiert)
- Ein Vorteil der Intubation für die häufige Diagnose SHT ist bei Kindern nicht nachgewiesen
- Bei Apnoe oder Schnappatmung → Notfallnarkose, invasive Atemwegssicherung (Tubus oder LaMa) und Beatmung
- Bei anderen Indikationen die invasive Atemwegssicherung nicht notwendigerweise positive Effekte, aber relevante Risiken → kritische Indikationsstellung!

> **Die Sicherstellung der Therapieziele Normoxie und Normoventilation soll so wenig invasiv, wie möglich und so invasiv, wie nötig erfolgen!**

- Die Überwachung von Ventilation und Oxygenierung sollte kontinuierlich mittels Pulsoxymetrie, (Spontanatmungs-)Kapnographie und klinischer Beobachtung erfolgen
- Grundsätzlich gilt für das AB-Management beim Polytrauma der prähospitale Standard-Algorithmus (vgl. ► Kap. 8)
- Ein einfaches und sicheres „Kochrezept“ für die Notfallnarkose bei polytraumatisierten Kindern ist die Kombination von 2 mg/kg Esketamin und 1 mg/kg Rocuronium i.v./i. o.

13.2.3 Kreislauffunktion (C = Circulation)

- Innere und/oder äußere (Blut-)Volumenverluste können zum Schock führen
- Zur Vermeidung von Sekundärschäden muss Mikro- und Makrozirkulationsstörung frühzeitig erkannt und behandelt werden
- Problem: Blut-/Volumenverluste werden lange kompensiert und Kreislaufparameter (Tab. 13.1) durch Stress, Schmerz, Angst beeinflusst.
  - Eine arterielle Hypotonie erst ab ca. 30 % Volumenverlust nachweisbar
  - Die kapilläre Füllungszeit bzw. Rekapillarisierungszeit (RKZ oder Capillary Refill Time, CRT) ist dagegen bereits ab ca. 15 % verlängert

Tab. 13.1 Normalwerte für die Kreislauffunktion

Alter	Herzfrequenz (Obergrenze) [1/min]	SAP (Untergrenze) [mmHg]	MAP (Untergrenze) [mmHg]
1 Monat	120 (175)	60 (50)	45 (35)
1 Jahr	110 (170)	80 (70)	55 (40)
2 Jahre	100 (160)	90 (70) + 2 × Alter	55 (40) + 1,5 × Alter
6 Jahre	90 (130)		
12 Jahre	80 (100)	120 (90)	80 (65)

13

- *Überprüfung der kapillären Füllungszeit*: Haut möglichst zentral (Sternum oder Stirn) über Knochen für 5 s eindrücken und Wiedereinströmen des Blutes in das Kapillarbett beobachten → Zeit über 2 s grenzwertig, >3 s gilt als pathologisch

Volumentherapie

- Voraussetzung ist die Anlage eines oder mehrerer Gefäßzugänge
- Periphervenöse Gefäßpunktion (PVK) bei Kindern, insbesondere im Schock und prähospital, deutlich erschwert → intraossärer Gefäßzugang (IO) als Alternative
- Laufraten über i.o.--Zugang mittels Druckinfusion = 40–150 ml/min → Volumensubstitution über i.o.--Zugang bei Kindern möglich (im Gegensatz zu Erwachsenen)
- Volumentherapie primär mit isotonischen, balancierten Vollelektrolytlösungen (durch die Addition von Bikarbonatvorstufen [Acetat, Maleat, Laktat] wird hyperchlorämische Dilutionsazidose, wie sie unter NaCl 0,9 %-Gabe entsteht, verhindert)
- *Basisinfusionsrate* = 10–20 ml/kg/h → bei Säuglingen über Infusionsspritzenpumpe applizieren
- *Volumenbolus* bei Schockzeichen (z. B. verlängerte RKZ) = 10–20 ml/kg → Bolusgabe immer mittels 50-ml-Spritze, die über Dreiwegehahn aus der Infusion aufgezogen wird
- Ein Volumenbolus wird immer zügig appliziert, die Kreislaufsituation unmittelbar danach reevaluiert (z. B. RKZ) und ggf. ein weiterer Volumenbolus gegeben.

- Für das bei Erwachsenen empfohlene Konzept der permissiven Hypotension (reduzierte Volumengabe bei unkontrollierbaren Blutungen mit niedrig-stabilem Kreislaufniveau) liegen keine Daten aus dem Bereich der pädiatrischen Notfallmedizin vor.
- Bei anhaltend hohem Volumenbedarf ➔ Einsatz von Kolloidlösungen erwägen (längere intravasale Verweildauer)
  - Hydroxyethylstärke(HES)-Präparate der 3. Generation stehen meist nicht mehr zur Verfügung (HES 6 %/130/0,4)
  - Alternative zu HES z. B. Gelatine 4 % ➔ Dosierung Volumenbolus = 10 ml/kg

Katecholamintherapie

- Falls trotz Volumentherapie arterielle Hypotonie persistiert ➔ Vasopressor- bzw. Katecholamintherapie beginnen
- Beim schweren SHT ist die Sicherung der zerebralen Perfusion vom arteriellen Mitteldruck abhängig
- Dosisempfehlung für Adrenalin oder Noradrenalin mittels Spritzenpumpe: 1 mg/50 ml-Spritze ➔ Start-Laufrate [ml/h] = Körpergewicht [kg] : 3 (≙ ca. 0,1 µg/kg/min)
- Ggf. zur Überbrückung, bis Katecholamintherapie angelaufen ist: Akrinor® (1 Amp./2 ml = 200 mg Cafedrin + 10 mg Theodrenalin): 1 Ampulle auf 10 ml NaCl 0,9 % aufziehen, davon Einzelgaben von 0,1 ml/kg titrieren (initial max. 2 ml)

Reicht zur Sicherstellung des Therapieziels Normotonie die alleinige wiederholte Volumentherapie nicht aus, sollten zusätzlich Katecholamine/Vasopressoren gegeben werden. Dies gilt insbesondere für Kinder mit Schädel-Hirn-Trauma.

13.2.4 Neurologische Funktion (D = Disability)

- Schweres Schädel-Hirn-Trauma (SHT) liegt bei über 70 % der polytraumatisierten Kinder vor
- SHT gilt als wichtigster Mortalitätsfaktor
- Beurteilung und Dokumentation der neurologischen Funktion sollte kontinuierlich erfolgen (Erstbefund am Notfallort → während Transport → bei Übergabe)
- Beurteilung des quantitativen Bewusstseins kann mittels pädiatrisch modifizierter Glasgow Coma Scale (PGCS) erfolgen (Tab. 13.2) oder mittels der deutlichen einfacheren AVPU-Skala (Tab. 13.3)
- Zusätzlich ist die Erfassung sensibler und/oder motorischer Ausfälle, des Pupillenstatus und von Seitendifferenzen erforderlich
- Blutzuckermessung und Ausschluss einer Hypoglykämie als Ursache der Bewusstseinsstörung sind Standard!

Tab 13.2 Pädiatrische Glasgow Coma Scale (PGCS)

Punkte	Augen öffnen	Beste verbale Kommunikation	Beste motorische Reaktion
6			Spontane Bewegungen
5		Plappern, brabbeln	Auf Schmerzreiz, gezielt
4	Spontan	Weinen, aber tröstbar	Auf Schmerzreiz, normale Beugeabwehr
3	Auf Anruf	Weinen, untröstbar	Auf Schmerzreiz, abnorme Abwehr
2	Auf Schmerzreiz	Stöhnen/unverständliche Laute	Auf Schmerzreiz, Strecksynergismen
1	Keine Reaktion	Keine verbale Reaktion	Keine Reaktion auf Schmerzreiz

Tab 13.3 AVPU-Skala

AVPU	Klinischer Status	Korrelation zur GCS
A: „alert"	Patient ist spontan wach	14–15 P
V: „vocal stimuli"	Reaktion auf Ansprache	10–13 P
P: „painful stimuli"	Reaktion auf Schmerzreiz	4–9 P
U: „unresponsive"	Keine Reaktion auf Reize	3 P

13.2.5 Sonstiges (E = Environment/Exposure)

- Erfassung von Umgebungsfaktoren als potenzielle zusätzlicher Risikofaktoren (z. B. Kälte, Hitze, direkte Sonneneinstrahlung, Kontamination, traumatisierenden Fremdkörper)
- Messung der Körpertemperatur und frühzeitiger Wärmeerhalt
- Fokussierte Inspektion der unbekleideten Körperoberfläche, um direkte (z. B. Wunden) und indirekte (z. B. Prellmarken, Abdrücke) Verletzungszeichen nicht zu übersehen

13.3 Spezielle, organbezogene traumatologische Aspekte

13.3.1 Schädel-Hirn-Trauma (SHT)

Therapieziele beim SHT sind Normotonie (Tab. 13.1), Normoxie (SpO_2 > 90 %) und Normokapnie ($etCO_2$ 35–40 mmHg) → RR, SpO_2 und $etCO_2$ müssen lückenlos überwacht werden!

- SHT ist die häufigste Verletzung beim Polytrauma und bestimmt die Gesamtprognose
- Bei SHT immer auch an Wirbelsäulenverletzung (s. Abschn. 13.3.2) denken!
- Nur wenn die Therapieziele unter Spontanatmung nicht zu erreichen sind, kann bei bewusstlosen Patienten (AVPU „P“ und „U“, bzw. PGCS < 8) Notfallnarkose und invasive Beatmung erwogen werden
- CAVE: Jeder Intubationsversuch birgt das Risiko eines Sättigungsabfalls: Jede Episode mit SpO_2 < 90 % bedeutet Outcome-Verschlechterung → kritische Indikationsstellung!
- Ein initialer GCS von 15 schließt eine relevante intrakranielle Verletzung nicht aus und umgekehrt ist eine initiale Bewusstlosigkeit nicht immer Hinweis auf ein schweres SHT
- Kinder mit Schädel-Hirn-Trauma sollen in eine Klinik mit sofort verfügbarer Computertomographie, Neurochirurgie (bzw. Kinder-Neurotraumatologie) und Kinder-Intensivmedizin transportiert werden

- **Vermutete intrakranielle Druckerhöhung**
  - Normokapnie anstreben und kreislaufstabile Patienten 30°-Oberkörper-hochlagern
  - Hypokapnie ($etCO_2$ < 35 mmHg) durch Hyperventilation vermeiden (führt durch Vasokonstriktion zur zerebralen Ischämie!)
  - Prophylaktische medikamentöse Therapie zur Hirndrucksenkung ohne ICP-Messung oder Bildgebung nicht sinnvoll
  - Alleinige Pupillendifferenz ist nicht beweisend, da diese auch andere Ursachen (z. B. Orbitatrauma) haben kann
  - Bei weiteren klinischen Einklemmungszeichen (Anisokorie *plus* Hypertension/Bradykardie, Strecksynergismen) nach adäquatem Trauma medikamentöse Therapie erwogen werden:
    - Mannitol (0,5–1 g/kg = 3–7 ml/kg der 15 %igen Mannitol-Infusionslösung) oder
    - Hypertones Kochsalz (z. B. NaCl 5,85 % 0,5–1,5 ml/kg) jeweils über 10 min

13.3.2 Thoraxtrauma

- Thoraxtrauma bei Kindern klinisch schwierig zu diagnostizieren, weil knöcherne Verletzungen wegen der höheren Thoraxelastizität oft fehlen → oft unterschätzt/übersehen → hohe Mortalität!
- Rippenfrakturen selten, Lungenkontusion häufig
- Organverletzungen und Zwerchfellrupturen eher links, rechts Schutz durch die Leber

- Mögliche klinische Symptome:
  - Einseitig abgeschwächtes Atemgeräusch
  - Seitendifferente Thoraxexkursionen
  - Dyspnoe
  - Tachypnoe
  - Niedrige Sauerstoffsättigung
  - Thorakaler Druck-, Spontan- oder atemabhängiger Schmerz
  - Hautemphysem
  - Obere Einflussstauung
  - Äußere Verletzungen/Prellmarken
- Bei Indikationsstellung zu Notfallnarkose und Beatmung sollte die Gefahr eines Spannungspneumothorax berücksichtigt werden → Zeit- und Materialbedarf = Narkose + Atemwegssicherung + ggf. Thoraxdrainage!

Behandlung Pneumothorax

- Hoch dosierte O_2-Gabe
- Effektive Analgesie
- Spontanatmung möglichst erhalten, solange Normoventilation, Normoxie und Normotonie gesichert sind, denn ein Spannungspneumothorax entsteht meist erst nach invasiver (Überdruck-)Beatmung

Oft wird aus einem Pneumothorax erst durch invasive Beatmung ein Spannungspneumothorax!

- Bei rascher Kreislaufverschlechterung, einseitig abgeschwächtem/fehlendem Atemgeräusch unter kontrollierter Beatmung und Ausschluss anderer Ursachen

(z. B. einseitige Tubuslage) immer an einen Spannungspneumothorax denken!

- **Behandlung Spannungspneumothorax**
- Patient zumeist schon kontrolliert beatmet über Tubus/Larynxmaske mit mangelnder respiratorischer Besserung oder akuter respiratorischer Verschlechterung unter Beatmung

Nadeldekompression

- Sofortmaßnahme bei plötzlicher Dekompensation
- Meist nur vorübergehend wirksam, da Lumen verstopft/abknickt
- Immer im **4. Interkostalraum (ICR) in der vorderen bis mittleren Axillarlinie** (Verletzungsgefahr intrathorakaler Organe hier geringer und Thoraxwand dünner als im 2. ICR medioklavikulär)
- Niemals unterhalb Intermamillarlinie punktieren
- Punktionstechnik:
  - Dekompressionsnadel- und Thoraxdrainagegrößen siehe ▫ Tab. 13.4
  - Mit Kanüle im 4. ICR in vorderer bis mittlerer Axillarlinie (VAL) auf den Oberrand der 5. Rippe senkrecht zur Hautoberfläche = parallel zur Unterlage punktieren (5. Rippe = 4. tastbare Rippe)
  - Nach Passieren der Interkostalmuskulatur bei Widerstandsverlust den Mandrin 5 mm zurückziehen und Plastikkanüle weiter bis zum Anschlag vorschieben → hörbares Entweichen von Luft
  - Metallmandrin entfernen, Drainage fixieren und mit steriler Kompresse abdecken (bei Beatmung: Drainage offen lassen)

Tab 13.4 Dekompressionsnadel- und Thoraxdrainagegrößen

	Neugeborene, Säuglinge	Kleinkinder	Schulkinder	Jugendliche
Venenverweilkanüle	18G	16G	14G	14G ggf. lange Nadel
Thoraxdrainage	(10–)12 Ch	14(–16) Ch	16(–20) Ch	24(–28) Ch

- **Thoraxdrainage (Tab. 13.5)**
  - Definitive Notfallversorgung
  - Punktionsort ebenfalls **4. ICR, vordere bis mittlere Axillarlinie**
  - Niemals unterhalb Intermamillarlinie punktieren (5. Rippe = 4. tastbare Rippe)
  - Keine Evidenz für eine bestimmte Technik
  - Minithorakotomie mit digitaler Präparation (wie beim Erwachsenen) wegen kleiner ICR erst ab dem Schulkindalter möglich
  - Bei kleineren Kindern werden zumeist Pigtail-Drainagen in Seldinger-Technik eingesetzt
  - Die bei Erwachsenen mittlerweile obsolete Trokartechnik sollte nur bei entsprechender Erfahrung angewendet werden (CAVE: Trokar nicht zur Pleurapunktion, sondern nur zur Führung als „Fingerersatz" verwenden!)
  - Technik:

Tab 13.5 Durchführung der Thoraxdrainage

Bei Kindern < 2 Jahre oder wenn ICR zu klein für digitale Präparation	Bei Schulkindern/Jugendlichen
A) Pigtail-Drainage: • Mit Kanüle und aufgesetzter NaCl-gefüllter Spritze auf den Oberrand der 5. Rippe punktieren • Kanüle dann unter Aspiration am Rippenoberrand in 90° zur Hautoberfläche durch die Interkostalmuskulator vorschieben bis Luft aspirierbar • Spritze diskonnektieren, Seldinger-Draht über Kanüle vorschieben, Dilatator einsetzen und einige Sekunden belassen • Dilatator entfernen, Drainage auf Draht auffädeln und einführen bis alle schwarzen Markierungen nicht mehr sichtbar sind, Seldinger-Draht entfernen **B) Modifizierte Trokarmethode** • Thoraxdrainage mit NaCl 0,9 % benetzen • Hautschnitt mit Skalpell über 5. Rippe • Drainage mit Trokar in der Hohlhand halten, dabei immer mit den Fingern Hautkontakt halten (abstützen!), vorsichtig vorschieben, Punktionsrichtung 90° zur Hautoberfläche • Nach Perforation der Pleura Trokar ca. 5 mm herausziehen und festhalten • Drainage dann vorschieben, Trokar entfernen • Annaht oder gut mit Pflasterstreifen fixieren • Bei beatmetem Patienten: Ablaufbeutel oder offen lassen	• Thoraxdrainage mit NaCl 0,9 % benetzen • Hautschnitt mit Skalpell über 5. Rippe • Mit stumpfer Schere die Interkostalmuskulatur oberhalb der 5. Rippe bis zur Pleura präparieren • Pleura mit eigenem Finger perforieren • Drainage *ohne* Trokar mit dem Finger als Leitschiene unter Zuhilfenahme einer stumpfen Klemme durch den Stichkanal führen • Ggf. Blasenspritze aufsetzen und Blut aspirieren • Annaht oder gut mit Pflasterstreifen fixieren • Bei beatmetem Patienten: Ablaufbeutel oder offen lassen

13.3.3 Wirbelsäulenverletzungen

- Inzidenz von Wirbelsäulenverletzungen bei Kindern geringer als bei Erwachsenen: 0–9 Jahre ca. 1 %, 10–14 Jahre ca. 3 %, 15–17 Jahre ca. 5 %
- Aber: HWS-Verletzungen relativ häufiger (großer Kopf), ebenso Risiko neurologischer Komplikationen, Wirbelkörperfrakturen dagegen seltener. Ab 10–12 Jahren biomechanisch keine Unterschiede mehr zu Erwachsenen.

> **Bei polytraumatisierten Kindern sollte insbesondere bei Hochrasanztrauma bis zum Beweis des Gegenteils von einer Wirbelsäulenverletzung ausgegangen werden!**

- Typische *Risikofaktoren* für eine WS-Verletzung nach stumpfem Trauma bei Kindern:
  - Eingeschränktes Bewusstsein
  - Fokales neurologisches Defizit
  - Angabe von Nackenschmerzen
  - HWS-Fehlstellung (Tortikollis)
  - Relevante Begleitverletzungen am Körperstamm
  - Sprung ins Wasser
  - Hochrisiko-Verkehrsunfall (z. B. Auto gegen Fußgänger/Fahrradfahrer, aus Fahrzeug herausgeschleudert, Überrolltrauma, Hochrasanztrauma).
- *Diagnostische Hinweise bei wachen Patienten*
  - Schmerzlokalisation im Verlauf der Wirbelsäule
  - Auffälligkeiten bei Inspektion und Palpation der Wirbelsäule (Druckschmerz, Stufenbildung, tastbare Lücken zwischen den Dornfortsätzen)

  - Typische neurologische Veränderungen (Motorik, Sensibilität)
- Technische Rettung, falls nicht zeitkritisch, immer unter Immobilisation der gesamten Wirbelsäule
- Säuglinge und Kleinkinder können meist im Auto-Kindersitz belassen und darin gerettet werden

▪ **Grundsätze der WS-Immobilisation:**
- HWS-Immobilisation mittels Zervikalstütze in Neutralposition empfohlen
- **ABER**: Bei Säuglingen und Kleinkindern oft keine adäquate Ruhigstellung durch Zervikalstütze bei relevanten Nebenwirkungen (z. B. Halsvenenstauung, Abwehrbewegungen) ➔ alternative Immobilisationstechniken, z. B. mittels Vakuummatratze und Headblocks (ggf. mit Tapefixierung) oft sinnvoller!
- Bei Erwachsenen wird zunehmend nicht mehr von Immobilisation sondern von spinaler Stabilisierung gesprochen und auf den Einsatz einer Zervikalstütze verzichtet ➔ für Kinder fehlen belastbare Daten und Empfehlungen, eine Fokussierung auf eine *Stabilisierung der gesamten Wirbelsäule* (ggf. ohne Einsatz der Zervikalstütze) scheint aber ebenfalls sinnvoll

13.3.4 Becken-/Abdominaltrauma

- Beckenverletzungen sind im Kindesalter selten
- Oft Folge eines Hochrasanz- oder Überrolltraumas
- Häufig mit schweren Thorax- und Abdominaltraumata assoziiert

- Sicherheitsgurte können zu schweren Verletzungen führen
- Knochen sehr elastisch ➔ intrapelvine Verletzungen ohne knöcherne Beckenverletzungen auftreten, auf Prellmarken, Abwehrspannung, Schock und Schmerzen fokussieren
- Organverletzungen und v. a. venöse Blutungen können schnell lebensbedrohlich werden
- Behandlungsprinzipien unterscheiden sich grundsätzlich nicht von denen Erwachsener
- V. a. Beckentrauma ➔ mechanische Stabilisierung durch Beckenkompression
  - Kommerziell erhältliche Notfallbecken- (richtiger: Trochanter-)Schlinge
  - Bei kleineren Kindern Umschlingung mit einem Tuch
  - Beides kombiniert mit Vakuummatratze
- Die in Deutschland verbreiteten Beckenschlingen sind entweder nicht für Kinder (Sam Sling®) oder erst ab dem Schulkindalter bzw. 23 kg (T-Pod®) zugelassen. Einziges zugelassenes Produkt ist der Pediatric-PelvicBinder®, der aber in Europa aktuell nicht vertrieben wird

- Bei Schockzeichen ohne erkennbare sonstige Ursache immer an Becken- und/oder Abdominaltrauma —> Volumensubstitution und ggf. Katecholamintherapie sowie schnellstmöglicher Transport in Klinik
- Leber und Milz bei Säugling/Kleinkind groß und noch nicht sicher durch Rippen geschützt —> Verletzungshäufigkeit: Milz > Niere > Leber
- Permissive Hypotonie derzeit im Kindesalter nicht empfohlen

13.3.5 Extremitätentrauma

- **Blutstillung**
  - Lebensbedrohliche Extremitätenblutungen werden bereits zum Start des Primary Survey behandelt ➔ sofortige Blutstillung durch Hochlagerung und Kompression ➔ Druckverband
  - Keine Daten zum Tourniquetgebrauch bei Kindern ➔ nur dann erwägen, wenn Blutung nicht beherrschbar oder die Einsatzsituation (z. B. Amoklage) es erfordert
  - Größere, aber nicht unmittelbar lebensbedrohliche Blutungen werden bei „C" (Circulation) behandelt, kleinere Extremitätenverletzungen im Rahmen des Secondary Survey

Die Versorgung von nichtbedrohlichen Extremitätenverletzungen darf bei Polytrauma die Gesamtrettungszeit nicht verlängern

- **Untersuchung**
  - Orientierende Ganzkörperuntersuchung (Secondary Survey) —> Umfang abhängig von Behandlungs- und Transportdringlichkeit
  - Klinische Frakturzeichen: Schmerzen, Schwellung, keine Spontanbewegung, Achsenfehlstellung
  - Durchblutung, Motorik, Sensibilität (DMS) an allen verletzten Extremitäten kontinuierlich prüfen und ggf. Verlauf dokumentieren
  - Schwere und Ausmaß von Wunden und Frakturzeichen sorgfältig dokumentieren und ggf. fotografieren

- Kleine Kinder können Schmerzen nicht genau zuordnen bzw. artikulieren —> Erfassung von Unfallhergang und ggf. Fremdanamnese
- Systematische Schmerzwert-Erfassung —> im Zweifelsfall Analgesie!

Aufgrund der bei Kindern bestehenden diagnostischen Unsicherheit soll jede auch nur vermutlich verletzte Extremität vor Umlagerung bzw. Transport immobilisiert werden.

- **Immobilisation**
- Erfolgt nach gleichen Grundsätzen und mit den ähnlichen Hilfsmitteln wie bei Erwachsenen
- Offene Frakturen steril abdecken, Amputationsversorgung wie bei Erwachsenen ➔ Berücksichtigung bei Auswahl der Zielklinik
- Immer Ruhigstellung der beiden benachbarten Gelenke ➔ also z. B. bei Unterschenkelfraktur Sprung- und Kniegelenk immobilisieren
- Formbare Schienen (z. B. SamSplint®) oder Vakuumschienen können an die kindliche Anatomie angepasst werden, Luftkammerschienen nicht (Einheitsgröße für Erwachsene)
- Bei Säuglingen und Kleinkindern kann betroffene Extremität am eigenen Körper fixiert werden
- Bei größeren Kindern Immobilisation stammnaher Verletzungen mit Vakuummatratze

- **Reposition**
  - Klinische Differenzierung zwischen Luxation und gelenknaher Fraktur schwierig
  - Gefahr von Nervenverletzungen durch Reposition (insbesondere bei Ellenbogenfrakturen!)
  - Bis ins junge Schulkindalter sind echte Gelenkluxationen selten; meist handelt es sich um gelenknahe Frakturen
  - Am Ellenbogengelenk reicht eine Lagerung in Extension in der Regel aus, um die Gefäße nicht zu kompromittieren

Wichtig
Repositionsmanöver sind nur bei grober Fehlstellung mit Kompromittierung von Weichteilen und/oder Gefäßen indiziert! Sie sollen nur unter Analgosedierung durch Zug und Gegenzug mit dem Ziel der Weichteilentlastung und ohne das Ziel einer anatomisch korrekten Reposition durchgeführt werden.

13.4 Kindesmisshandlung

- Häufig unspezifische Situation/Schädigungsmuster
- Verdächtige Konstellationen:
  - Säugling/Kleinkind mit Verbrühung im Gesäßbereich oder strumpfförmige Verbrühungen an den Beinen.

  - Nach dem Füttern plötzlich leblos + Apnoe (Schütteltrauma).
  - Oberschenkelfraktur beim Säugling/Kleinkind.
- Entscheidend ist, daran zu denken!
- Bei entsprechenden Verletzungen oder Plausibilitätsproblemen mit beobachteter Verletzung möglichst gute Dokumentation der Situation und der Aussagen der Eltern.
- Notärztinnen sind keine Polizistinnen → keinen unberechtigten Verdacht aussprechen.
- Kindeswohl als höchstes Rechtsgut → ggf. das Kind unter dem Vorwand eines evtl. künstlich dramatisierten, medizinischen Problems in die Klinik einweisen → detaillierte Übergabe an aufnehmenden Kollegen mit klarer Verdachtsäußerung.
- Bei Verweigerung der Mitnahme des Kindes ggf. umsichtiges Gespräch mit Eltern, im Notfall Einschalten der Polizei und Inobhutnahme noch vor Ort.
- Bei Ableben des Kindes zu Hause
  - Immer Kriminalpolizei und Staatsanwaltschaft einschalten.
  - Auf Todesbescheinigung „ungeklärte Todesursache“ ankreuzen.
  - Eltern über Notwendigkeit der staatsanwaltschaftlichen Obduktion hinweisen.

Thermische Verletzung

14.1 Kernpunkte

- Ca. 4 % aller Traumata im Kindesalter sind thermische Verletzungen
- Von jährlich ca. 30.000 Fällen werden nur 20 % stationär behandelt, 3 % intensivmedizinisch betreut ➔ 80 % leichtere (ambulante) Fälle
- Überwiegend *Verbrühungen* (70–90 %) im Säuglings- und Kleinkindalter (0–4 Jahre)
  - Besonders gefährlich: heißes Fett und Öl
  - Typische Unfallmechanismen: Heißgetränk vom Tisch gezogen oder Ziehen an Schnur des Heißwasserkochers ➔ Latzverbrühung Gesicht, Thorax
- *Verbrennungen* sind deutlich seltener
  - Bei Wohnungsbrand immer an Inhalationstrauma und CO-Intoxikation denken

F. Hoffmann, B. Landsleitner, *Kindernotfall-ABC*,
https://doi.org/10.1007/978-3-662-67460-4_14

  - Typische Unfallmechanismen: Zündeln, Grillunfall durch Spiritus/Grillanzünder, Explosion (z. B. Feuerwerkskörper)
- *Nichtakzidentelle Verbrennungstraumata* (Misshandlung, Vernachlässigung) in ca. 10 % (deutlich erhöhte Mortalität!)
- Pathophysiologische Besonderheiten:
  - Haut von Kindern < 5 Jahren dünner (0,6 mm) als bei Erwachsenen (2,5 mm) ➔ größeres Gewebstrauma bei geringerer Einwirkzeit und niedrigerer Temperatur!
  - Kapillarleck bei ausgedehnten thermischen Verletzungen > 10 % KOF ➔ grundsätzlich Schockgefahr, ABER nicht in der 1. Stunde!
- Häufigste Probleme bei der Versorgung thermischer Verletzungen sind:
  - Unzureichende Analgesie
  - Überschätzung der geschädigten Körperoberfläche
  - Überinfusion
  - Hypothermie (oft durch inadäquate Kühlung)
  - Verzögerte Verlegung in ein Brandverletztenzentrum
- Thermische Verletzungen bei Kindern sind meist für alle Beteiligten (auch das Notfallteam) eine emotionale Belastung ➔ strukturiertes Vorgehen bei Notfalldiagnostik und Therapie ist unverzichtbar!

Kühlung mit Wasser wird nur noch für die überbrückende Schmerzbekämpfung durch Laien bis zum Eintreffen des Rettungsdienstes empfohlen (max. 10 min, ca. 20 °C Wassertemperatur = handwarm, nur an Extremitäten)!

14.2 Notfalldiagnostik

Die Abschätzung von Ausdehnung und Tiefe der thermischen Verletzung ist für die Beurteilung der Vitalgefährdung, die adäquate Therapie und die leitliniengerechte Zuweisung in ein Schwerbrandverletztenzentrum wichtig.

14.2.1 Tiefe der thermischen Verletzung

- Endgültige Beurteilung der Tiefe der Hautschädigung ist erst im klinischen Verlauf möglich → zurückhaltende Beurteilung am Notfallort!
- Gradeinteilung:
  - Grad I: Haut gerötet und trocken, Schmerzen (Epidermis betroffen)
  - Grad IIa: Haut gerötet und feucht, Blasenbildung, starke Schmerzen (Epidermis und oberflächliche Dermis betroffen)
  - Grad IIb: Haut weißlich/bräunlich und feucht, wenig Schmerzen (Epidermis und Dermis vollständig betroffen)
  - Grad III: Haut weiß-grau, trocken, keine Schmerzen (Epidermis, Dermis und subdermales Fettgewebe betroffen)
  - Grad IV: (Verkohlung)

14.2.2 Ausdehnung der thermischen Verletzung

- Die Abschätzung der betroffenen Körperoberfläche (KOF) darf nicht „Pi mal Daumen", sondern muss systematisch erfolgen! (Notfalls wird sie zurückgestellt, bis sich die Lage – nach effektiver Analgesie – etwas beruhigt hat)
- Anwendung der *9er-Regel* (Abb. 14.1) scheint nur sinnvoll, wenn ein vorgezeichnetes altersentsprechendes Schema zur Verfügung steht
  - Erwachsene: Kopf 9 %, Rumpf 4 × 9 %, Arme je 9 %, Beine je 2 × 9 %
  - Kind: pro Lebensjahr <10 Jahre: Kopf 1 % mehr, Beine 1 % weniger (z.B. 1-jähriger Säugling: +9% = 18% für den Kopf)
- Die *Handflächenregel* (Abb. 14.2) ist dagegen jederzeit ohne Hilfsmittel anwendbar
  - Handfläche des Kindes (Handgelenk bis Fingerspitzen) = 1 % der Körperoberfläche (KOF)
  - Bei Unsicherheiten kann ein entsprechendes zurechtgeschnittenes Hilfsmittel (Papier/Kompresse) hilfreich sein.
- Durch möglichst exakte Abschätzung der Ausdehnung kann eine Überschätzung der Notfallsituation mit typischen Risiken (z. B. Überinfusion, Probleme beim Airway-Management, Zeitverlust) vermieden werden kann.

Ab einer Ausdehnung von 10 % KOF besteht grundsätzlich Schockgefahr, allerdings ist das selten ein Problem der ersten Stunde!

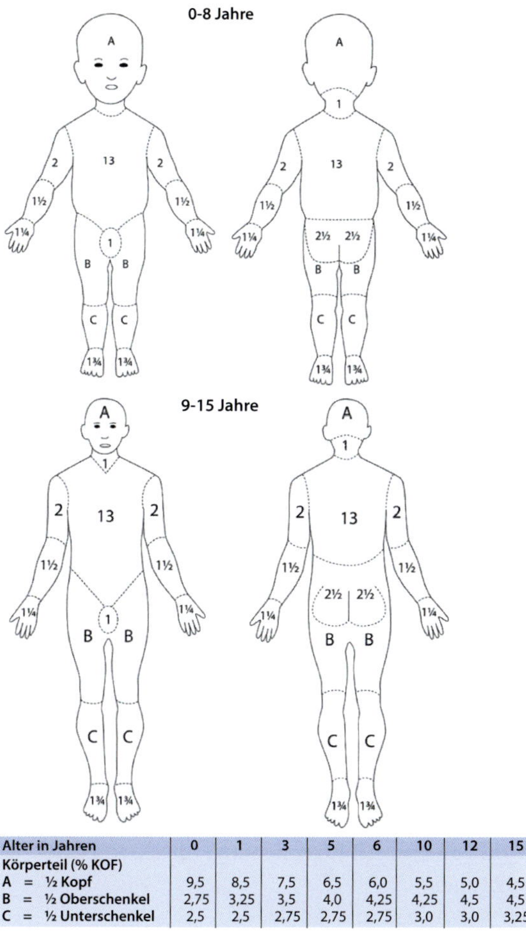

Alter in Jahren	0	1	3	5	6	10	12	15
Körperteil (% KOF)								
A = ½ Kopf	9,5	8,5	7,5	6,5	6,0	5,5	5,0	4,5
B = ½ Oberschenkel	2,75	3,25	3,5	4,0	4,25	4,25	4,5	4,5
C = ½ Unterschenkel	2,5	2,5	2,75	2,75	2,75	3,0	3,0	3,25

Abb. 14.1 Kindliche Körperschemata zur Einschätzung der betroffenen Körperoberfläche

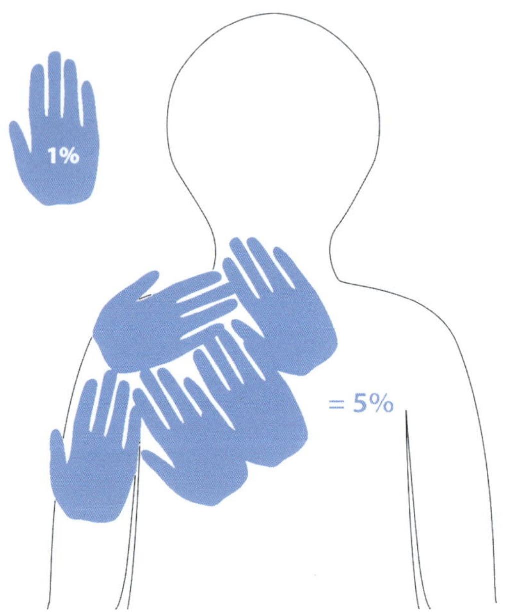

Abb. 14.2 „Handflächenregel" zur Einschätzung der betroffenen Körperoberfläche

14.3 Präklinische Behandlungsmaßnahmen

14

- Modifiziertes ABCDE-Schema für thermische Verletzungen:
  - **A**temwege und **A**nalgesie
  - (**B**e-)Atmung und Befundung
  - **C**irculation (i.v.-Zugang erforderlich? Volumengabe nach üblichen Kriterien)

  - **D**isposition (Zielklinik und [Luft-]Transport) und **D**okumentation
  - **E**rhalt der Körpertemperatur und Re-**E**valuation
- Bei Beteiligung von Gesicht/Hals (zirkulär), Atemwegen oder Inhalationstrauma → Atemwegsschwellung antizipieren

14.3.1 Analgesie (vgl. auch ▶ Kap. 5)

- Die Abschätzung des Schmerzniveaus (z. B. KUS-Skala, s. ▶ Kap. 5) ist meist zweitrangig, da die Schmerzäußerung des Kindes (Schmerzwert 10) unmittelbar offensichtlich ist!
- Unabhängig von Schwere und Ausdehnung der thermischen Verletzung ist eine sofortige intranasale Analgesie meist die erste und wichtigste Therapiemaßnahme!
- Im für Verbrühungen typischen Alter (Säuglingen/Kleinkinder) empfiehlt sich die intranasale Gabe von Esketamin zur schnellen und effektiven Analgosedierung. Bei älteren Kindern und eher umschriebenen thermischen Verletzungen ist ein Opioid günstiger (s. Übersicht. 14.1)

Bei absehbar hohem Analgetikabedarf kann die erste intranasale Esketamin-Dosis (s. Übersicht. 14.1) ausnahmsweise ohne Titration verdoppelt werden!

14

Alter			Jahre	0	0.5	1	2	4	6	8	10
Gewicht			kg	3	7	10	13	17	22	28	34
Körperlänge			cm	50	65	75	85	105	115	130	140
Medikament	**Dosis**	**Verdünnung ⋙**	**Konzentration**	**⋙ Dosis der fertigen Lösung in ml**							
Esketamin **intranasal**	2 mg/kg[1)]	unverdünnt	25 mg/ml	0.2	0.6	0.8	1	1.4	1.8	2[2) 3)]	3[2) 3)]
Fentanyl **intranasal**	2 µg/kg	unverdünnt	50 µg/ml	X	0.3	0.4	0.5	0.7	0.9	1.2	1.4
Sufentanil **intranasal**	0,5 µg/kg	unverdünnt	5 µg/ml	X	0.7	1	1.3	1.7	2,2[3)]	2,8[3)]	3,4[3)]
Midazolam[4)] **intranasal**	0,2 mg/kg	unverdünnt	5 mg/ml	0.1	0.3	0.4	0.5	0.7	0.9	1.2	1.4

(1) Unterer Dosisbereich; bei entsprechend hohem Schmerzwert (z.B. Verbrühung) kann wegen der großen therapeutische Breite die Startdosis verdoppelt werden (4 mg/kg).
(2) In dieser Altersgruppe sollte aufgrund des Volumens > 2 ml und möglicher psychomimetischer Nebenwirkungen bevorzugt ein Opioid eingesetzt werden.
(3) Volumina über 2 ml müssen 2-zeitg im Abstand von einigen Minuten appliziert werden.
(4) Midazolam hat keine analgetische Wirkung und darf nur additiv zu den anderen eingesetzt werden, wenn Sedierung erforderlich!

▪ Übersicht 14.1 Dosierung der intranasalen (i.n.) Analgesie

14.3.2 Wundversorgung

- Erstversorgung durch Laien: Analgesie durch Kühlung der verbrühten/verbrannten Wundfläche (max. 15 % KOF) mit handwarmem Wasser für maximal 10 min ➔ Zeitpunkt bei Eintreffen des Rettungsdienstes meist überschritten, Hauptaufgabe: Beendigung der Kühlungsmaßnahmen
- Danach auf Wärmeerhalt achten (**Hypothermie erhöht Letalität!**)
- Nasse Kleidung entfernen (Gefahr der Hypothermie, evtl. aber auch noch mit heißem Wasser vollgesogen)
- Anklebende Kleidungsreste bei Verbrennungen belassen
- Keine Verbandmittel mit kühlender Beschichtung (z. B. Water Jel®, Burn Pac®) ➔ Gefahr des Wärmeverlusts über Verdunstungskälte
- Wunden trocken und sauber mit sterilen Kompressen oder (Metalline-)Verbandtüchern abdecken

In speziellen Situationen an zusätzliche Probleme denken: Stromunfall ➔ Herzrhythmusstörung, Verpuffung/Explosion ➔ (Poly-)Trauma!

14.3.3 Infusionstherapie

- Die betroffene Körperoberfläche (KOF) und damit die Infusionsmenge wird zumeist überschätzt.
- Oft besteht aufgrund geringerer Ausdehnung (< 10 %) *oder* kurzer Transportzeit (<1 h) keine Indikation zur prähospitalen Infusionstherapie ➔ Analgesie und zü-

giger Transport ohne i.v.-/i.o.-Zugang stehen hier im Vordergrund

- Wenn prolongierter Transport *und* betroffene KOF > 10 % ➔ Infusionstherapie erwägen
- Wenn betroffene KOF > 10 % *und* eindeutige Schockzeichen (Zentralisation, kapilläre Füllungszeit ≥3 s.) ➔ Infusionstherapie sofort starten
  - Nur balancierte Vollelektrolytlösung verwenden
  - Bolusgaben von 10 ml/kg bis Rekapillarisierungszeit rückläufig (Übersicht 14.2)
  - Erhaltungsinfusion (bei Säuglingen nur mit Spritzenpumpe!) 10 ml/kg/h
  - Bei indiziertem i.o.-Zugang notfalls auch im betroffenen Hautareal punktieren

Alter	Jahre	0	0.5	1	2	4	6	8	10
Gewicht	kg	3	7	10	13	17	22	28	34
Körperlänge	cm	50	65	75	85	105	115	130	140

Medikament	**Dosis**	**Verdünnung ⋙ Konzentration**		⋙ **Dosis der fertigen Lösung in ml**							
Balancierte VEL **i.v./i.o.**	10 ml/kg	unverdünnt		30	70	100	130	170	220	280	340

Übersicht 14.2 Dosierung der Bolus-Infusionstherapie

14.3.4 Invasive Atemwegssicherung/ Beatmung (vgl. auch ▶ Kap. 8)

- Selten notwendig, da Verbrühungen so gut wie nie zur Beeinträchtigung der Atemweg führen
- Bei Verbrennungen mit Inhalationstrauma (Ruß im Mund/Rachen, Heiserkeit) und zirkulären Verbrennungen im Kopf-Hals-Bereich → mögliche Atemwegsschwellung antizipieren
- Bei Bränden in geschlossenen Räumen bzw. bei relevanter Brandrauchinhalation → V. a. CO-/Blausäure-Intoxikation (oft kombiniert)

Konventionelle Pulsoxymeter können COHb nicht von Oxyhämoglobin differenzieren → bei CO-Intoxikation zeigt das Pulsoxymeter trotz Hypoxie normale Werte an!

- Therapie bei respiratorischer Insuffizienz nach Brandrauchinhalation:
  - Zufuhr von 100 % Sauerstoff über dicht sitzende Maske
  - Frühe Indikationsstellung für assistierte Beatmung/NIV mit FiO_2 100 %
  - Hydroxycobalamin bei V. a. inhalative Zyanid-Intoxikation (Cyanokit) erwägen (▶ Abschn. 13.4)
  - Schnellstmöglicher Transport Kinderintensivstation, dort Reevaluation und ggf. Weiterverlegung in Schwerbrandverletztenzentrum bzw. zur weiteren Spezialbehandlung

14.3.5 Misshandlungsverdächtige Verletzungen

- Scharf markierte Umrisse
- Kreisrunde Verbrennungen
- Strumpf- bzw. handschuhförmige Verbrühungen
- Perianale Verbrühungen
- Abdrücke von Mustern
- Widersprüchliche Schilderung des Unfalls
- Diskrepanz zwischen Unfallschilderung und Befund

14.3.6 Auswahl Zielklinik

- **>5 % KOF** → Kinderklinik (Säuglinge oder Verbrennung III° auch bei <5 %)
- **>10 %** KOF → Schwerbrandverletztenzentrum grundsätzlich indiziert (sh. Überblick unten)
  - In Deutschland knapp 50 Verbrennungsbetten für Kinder verfügbar
  - Abhängig von Verfügbarkeit und Transportstrecke ist oft eine Erstversorgung in der nächsten Kinderklinik mit Kinderchirurgie sinnvoll
  - Dort Reevaluation und ggf. Sekundärverlegung in Schwerbrandverletztenzentrum
- Zentrale Rufnummer für die Disposition von Schwerbrandverletzten (*Vermittlungsstelle für Schwerbrandverletztenbetten* der Berufsfeuerwehr Hamburg) Tel. **040-42851-3999** (weniger für das Rettungsteam vor Ort relevant, sondern mehr für die Rettungsleitstelle bzw. die erstversorgende Kinderklinik)

- **Telefonische Anmeldung**
  - Alter
  - Gewicht
  - Klinischer Zustand
  - Abschätzung % betroffene KOF
  - Bereits getroffene Maßnahmen

Indikationen für eine Verlegung in ein Schwerbrandverletztenzentrum

- Verbrennung/Verbrühung II. Grades > 10 % VKOF
- Verbrennung/Verbrühung III. Grades > 5 % VKOF
- Verbrennung/Verbrühung II. und III. Grades oder entsprechende Schädigung durch chemische Substanzen mit Lokalisation Gesicht, Hand, Fuß oder Gelenk-/Genitalbereich.
  - fakultativ: V.a. Misshandlung
  - fakultativ: Kind < 1 Jahr
- Thermomechanische Kombinationsverletzungen
- Verätzungen mit Säuren/Laugen
- Alle thermischen Verletzungen 4. Grades

(DEUTSCHE GESELLSCHAFT FÜR KINDERCHIRURGIE ET AL. BEHANDLUNG THERMISCHER VERLETZUNGEN IM KINDESALTER (VERBRENNUNG, VERBRÜHUNG), VERSION 3.0, 15.08.2024, HTTPS://REGISTER.AWMF.ORG/DE/LEITLINIEN/DETAIL/006-128, ZUGRIFF AM 09.10.2025 - fakultative Indikationen aus früherer Leitlinie übernommen)

14

Übersicht über die Schwerbrandverletzten-Zentren bei Kindern in Tab. 14.1.

Tab 14.1 Krankenhausbetten für schwerbrandverletzte Kinder

Bundesland	PLZ	Ort	Krankenhaus	Betten	Telefon
Baden-Württem-berg	68167	Mann-heim	Universitätsklinikum Mannheim Klinik für Kinder- und Jugendchirurgie Universität Heidelberg Theodor-Kutzer-Ufer 1–3	4	(0621) 383 – 5574
Baden-Württem-berg	70174	Stuttgart	Klinikum Stuttgart Olgahospital/Frauenklinik Kinderchirurgie Kriegsbergstraße 62	1	(0711) 278-7302
Bayern	80337	Mün-chen	Dr. von Haunersches Kinderspital der Ludwig Maximilians Universität München Lindwurmstr. 4	2	(089) 4400-5-2841
Bayern	80804	Mün-chen	München Klinik Schwabing Klinik für Kinderchirurgie Kölner Platz 1	6	(089) 3068-2459

(Fortsetzung)

Tab 14.1 (Fortsetzung)

Bundesland	PLZ	Ort	Krankenhaus	Betten	Telefon
Berlin	12683	Berlin	Unfallkrankenhaus Berlin Zentrum für Schwerbrandverletzte mit Plastischer Chirurgie Warener Str. 7	12	(030) 5681-3501
Hamburg	22149	Hamburg	Kath. Kinderkrankenhaus Wilhelmstift Fachbereich Schwerbrandverletzte Kinder Liliencronstr. 130	2	(040) 67377-649
Hessen	63069	Offenbach	Sana Klinikum Offenbach GmbH Klinik für Plastische und Ästhetische Chirurgie, Handchirurgie - Zentrum für Schwerbrandverletzte - Starkenburgring 66	1	(069) 84 05 – 51 41
Hessen	34125	Kassel	Klinikum Kassel Kinderchirurgie und Zentrum für schwerbrandverletzte Kinder Mönchebergstraße 41-43	2	(0561) 980 – 5503

14

Nieder- sachsen	30173	Hanno- ver	AUF DER BULT Kinder- und Jugendkrankenhaus Kinderchirurgie/Kinderurologie Janusz-Korczak-Allee 12	2	(0511) 8115- 4424
Nordrhein- Westfalen	44791	Bochum	St. Josef-Hospital Kliniken der Ruhr- Universität Bochum gGmbH Klinik für Kinder-und Jugenmedizin Alexandrinenstraße 5	3	(0234) 509- 2631
Nordrhein- Westfalen	47055	Duisburg	Sana Kliniken Duisburg Kinder- und Jugendmedizin Pädiatrische Intensivmedizin Zu den Rehwiesen 9-11	2	(0203) 733- 3201
Nordrhein- Westfalen	59063	Hamm	Evangelisches Krankenhaus Hamm gGmbH Klinik für Kinder- und Jugendmedizin Kinderchirurgie Werler Straße 110	2	(02381) 589- 3101

(Fortsetzung)

Tab 14.1 (Fortsetzung)

Bundesland	**PLZ**	**Ort**	**Krankenhaus**	**Betten**	**Telefon**
Nordrhein-Westfalen	50735	Köln	Kliniken der Stadt Köln gGmbH Kinderkrankenhaus (Riehl) Klinik für Kinderchirurgie und Kinderurologie Schwerverbrannte Amsterdamer Str. 59	4	(0221) 8907-5261
Rheinland-Pfalz	55131	Mainz	UNIVERSITÄTSMEDIZIN Mainz der Johannes Gutenberg-Universität Klinik und Poliklinik für Kinderchirurgie Langenbeckstraße 1	2	(06131) 17-3865
Sachsen	01307	Dresden	Universitätsklinikum Carl Gustav Carus Klinik und Poliklinik für Kinderchirurgie Fetscherstr. 74	2	(0351) 458 3800
Sachsen	04103	Leipzig	Klinik und Poliklinik für Kinderchirurgie der Universität Leipzig Liebigstraße 20 a	2	(0341) 97 26 400

Sachsen-Anhalt	06120	Halle (Saale)	Universitätsklinikum Halle (Saale) Universitätsklinik und Poliklinik für Kindertraumatologie und Kinderchirurgie Ernst.-Grube-Str. 40	4	(0345) 557-2240
Schleswig-Holstein	23538	Lübeck	Universitätsklinikum Schleswig-Holstein Klinik für Kinderchirurgie Ratzeburger Allee 160	2	(0451) 500-42601
Thüringen	99089	Erfurt	Helios Klinikum Erfurt Klinik für Kinderchirurgie Versorgungszentrum für brandverletzte Kinder in Thüringen Nordhäuser Straße 74	2	(0361) 781-72275
Quelle: https://verbrennungsmedizin.de/brandverletztenzentren (Stand 03/2024)					

Schock

15.1 Kernpunkte

- Alarmierungsgrund: Bewusstloses oder schlaffes Kind, oft nach/während Infekt, auch nach Trauma (▶ Kap. 12)
- Ursachen:
  - Hypovolämie z. B. bei/durch: Trauma (v. a. Milzruptur, ▶ Kap. 12), Gastroenteritis mit Dehydratation, Verbrühung/Verbrennung (erst im Verlauf), diabetische Ketoazidose
  - Hämorrhagischer Schock: GI-Blutung, Trauma, Polytrauma
  - Septischer Schock, Meningokokkensepsis, gramnegative Sepsis (Neugeborene, Late-onset-Formen der Neugeborenensepsis bis Ende des 3. Lebensmonats möglich), Staphylokokken-Toxic-Schock-Syndrom
  - Kardiogener Schock: Kardiomyopathie, Myokarditis, Rhythmusstörung, Perikardtamponade, selten: Spannungspneumothorax
  - Distributiver Schock, Anaphylaxie

F. Hoffmann, B. Landsleitner, *Kindernotfall-ABC*,
https://doi.org/10.1007/978-3-662-67460-4_15

15.2 Notfalldiagnostik

- Kapilläre Füllungszeit (Rekap-Zeit) am Stamm (Sternum)/Stirn ≥ 3 s
- Zentralisation: kalte Extremitäten, Warm-Kalt-Grenze abgrenzbar
- Tachykardie (u. U. beeinflusst durch Stress, Angst), vgl. Tab. 15.1
- Hypotonie (Spätsymptom, da Volumenverluste bis 30 % kompensiert werden können), vgl. Tab. 15.1
- SpO_2 vermindert (unabhängig von möglicher Oxygenierungsstörung bedingt durch schlechte periphere Perfusion)
- Ggf. Tachypnoe, vgl. Tab. 15.1.
- Bewusstseinstrübung, Desorientiertheit

Tab. 15.1 Hämodynamische Normwerte

Alter	Atemfrequenz (Obergrenze) [1/min]	Herzfrequenz (Obergrenze) [1/min]	SAP (Untergrenze) [mmHg]	MAP (Untergrenze) [mmHg]
1 Monat	35 (55)	120 (175)	60 (50)	45 (35)
1 Jahr	30 (40)	110 (170)	80 (70)	55 (40)
2 Jahre	25 (30)	100 (160)	90 (70) + 2xAlter	55 (40) + 1,5xAlter
6 Jahre	20 (25)	90 (130)		
12 Jahre	15 (20)	80 (100)	12 (90)	80 (65)

Achtung

- Säuglinge/Kleinkinder haben trotz schwerer Schocksituation häufig noch normale Blutdruckwerte (lange Kompensation)
- RR-Messung in dieser Altersgruppe außerdem sehr schwierig (mangelnde Toleranz, falsche Manschettengröße) bis präklinisch fast unmöglich! ➔
- Rekap-Zeit über Stirn/Sternum als spezifischer und sehr frühzeitiger Schockparameter

15.3 Notfalltherapie

15.3.1 Erstmaßnahmen

Achtung

- Unabhängig von der Ursache → Ablaufschema (▣ Abb. 15.1)
- Entscheidend ist die rasche Korrektur der intravasalen Hypovolämie
  - Schocklagerung
  - i.v.-Zugang, frühzeitig intraossär!
- Ziel
  - Normalisierung Rekap-Zeit <3 s
  - Wiedererlangung des Bewusstseins

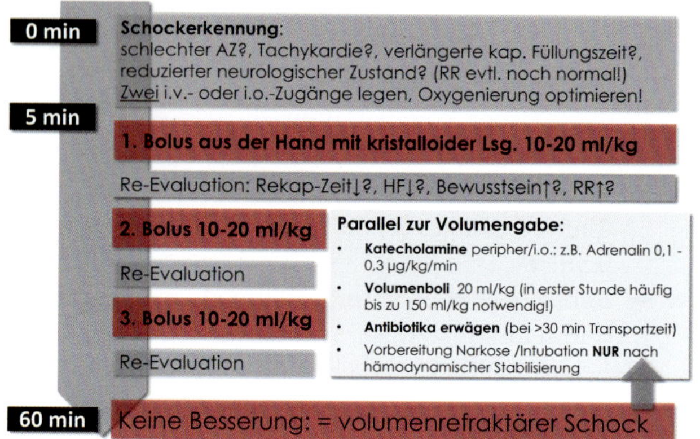

Abb. 15.1 Algorithmus zum Vorgehen bei Schock im Kindesalter

15.3.2 Volumengabe (Übersicht 15.1)

- Balancierte Vollelektrolytlösung (z. B. Jonosteril®, Sterofundin ISO®)
- Menge: rasch **10–20 ml/kg als Bolus (mittels 50 ml-Spritze [„Perfusorspritze"] „aus der Hand"**, evtl. auch mehrfach **wiederholen** bis 60–100–150 ml/kg/h (**bis Besserung/Normalisierung der Rekap-Zeit**)
- **Kontinuierliche Reevaluation**
  - Rekap-Zeit ↓
  - Herzfrequenz ↓
  - Kältegrenze Extremitäten wandert in Richtung distal
  - Neurostatus besser
  - SpO_2 besser
  - Blutdruck ↑

15

15.3.3 Katecholamintherapie (Übersicht 15.1)

- Wenn nach Volumenloading noch nicht stabil → frühzeitig an Katecholamintherapie denken
- Kreislaufstabilisierung VOR Narkoseeinleitung!
- **Im Notfall Katecholamingabe auch über peripheren Zugang! (Sichere Applikation durch hohe Verdünnung + hohe Laufraten)**
- *Häufigste Katecholamine im Schock:*
  - **Noradrenalin** : 0,1–1,0 µg/kg/min (besonders wenn peripher warm, eher selten!)
  - **Adrenalin**: 0,1–1,0 µg/kg/min
- Im präklinischen Setting ohne Wissen über kardiale Situation ist **Adrenalin** die sicherste Alternative
- **Kontinuierliche Applikation über Spritzenpumpe: Adrenalin (oder Noradrenalin):**
  1 mg ad 50 ml NaCl 0,9 % → Gewicht in kg :3 = Laufgeschwindigkeit ml/h = 0,1 µg/kg/min

Alter				Jahre	0	0.5	1	2	4	6	8	10
Gewicht				kg	3	7	10	13	17	22	28	34
Körperlänge				cm	50	65	75	85	105	115	130	140
Medikament	**Dosis**	**Verdünnung**	**»» Konzentration**		**»» Dosis der fertigen Lösung in ml**							
Balanz. VEL i.v./i.o.	10 ml/kg	unverdünnt			30	70	100	130	170	220	280	340
Adrenalin-Perfusor	0,1 µg/kg/min	1 ml/1mg + 49ml NaCl 0,9%	0	mg/ml	1 ml/h	2 ml/h	3 ml/h	4 ml/h	6 ml/h	7 ml/h	9 ml/h	10 ml/h
Nordrenalin-Perfusor	0,1 µg/kg/min	1 ml/1mg + 49ml NaCl 0,9%	0	mg/ml	1 ml/h	2 ml/h	3 ml/h	4 ml/h	6 ml/h	7 ml/h	9 ml/h	10 ml/h

Übersicht 15.1 Notfalltherapie bei Schock

15.3.4 Weitere Therapieoptionen

- Prednison 1 mg/kg erwägen, wenn septischer Schock volumen- und katecholaminresistent ist und keine andere Ursache dafür erkennbar ist – obligat bei Vortherapie mit Steroiden (Anamnese!)
- Falls trotz Volumenloading keine Stabilisierung oder Verschlechterung (Rekap-Zeit↑, HF↑) auch denken an:
  - Kardiogenen Schock, z. B. bei z. B. dilatativer Kardiomyopathie/Myokarditis
  - (Hepatomegalie, feuchte Rasselgeräusche Lunge, gestaute Halsvenen) oder
  - Spannungspneumothorax (einseitiges AG, gestaute Halsvenen)
- Parallel dazu Atemwege und Atmung stabilisieren:
  - Hoch dosierte Sauerstoffgabe (Maske mit Reservoir und Flow > 10/min) Beatmung (assistiert/kontrolliert): nach klinischer Indikation, aber eher früh
  - Narkoseeinleitung vorzugsweise mit Esketamin 2 mg/kg + Rocuronium 1 mg/kg i.v.
  - Blutzucker messen, ggf. Hypoglykämie behandeln
  - Sonstige Möglichkeiten bei Versagen der o. g. Maßnahme und V. a. myokardiale Ursache: Dobutamin 5–15(–20) µg/kg/min
  - Arginin-Vasopressin (wenn Vasodilatation nicht auf Noradrenalin reagiert): 0,0003–0,002 IE/kg/min

15.4 Spezifische Therapie einzelner Schockformen

15.4.1 Meningokokkensepsis

Frühdiagnose und rasche Therapieeinleitung entscheidend!

- Infektionszeichen (Fieber in der Anamnese)
- + Kreislaufbeeinträchtigung (Verwirrtheit, Kapillarfüllungszeit am Stamm ≥ 3 s, Tachykardie, RR-Abfall spät)
- + Ggf. Exanthem (Kind ausziehen! Anfangs oft kleine, etwas bläuliche Flecken (Blutungen), die z. B. mit einem Wasserglas nicht wegdrückbar sind (Petechien)
- **Höchste Priorität: Volumenloading**
  - Oft sehr große Volumenmengen erforderlich (bis 150 ml/kg/h)!
  - i.v., ggf. i.o.-Zugang
  - Therapie, Abb. 15.1
  - Katecholamine
  - Antibiotika früh, aber bei Transportzeiten < 30 min keine Verzögerung dadurch, Volumengabe weit wichtiger! Je nach Ausrüstung z. B. Cefotaxim/Ceftriaxon 100 mg/kg i.v., i.o.
  - Prednison 1 mg/kg bei katecholaminresistentem Schock erwägen, aber meist erst in der Klinik erforderlich

Besonderheit

- Expositionsprophylaxe für Personal bei engem Kontakt mit Körperflüssigkeiten, z. B. diese akzidentell auf Schleimhäute verbracht, Stichverletzung: mit Rifampicin 20 mg/kg/Tag p.o. (max. 1200 mg/Tag) in 2 ED für 2 Tage, oder ggf. Ciprofloxacin (ab 18 Jahre 1 × 500 mg p. o.), oder ggf. (z. B. bei Schwangeren) Ceftriaxon (>12 Jahre 1 × 250 mg i. m., <12 Jahre 1 × 125 mg i. m.)
- **Meldepflicht nach Infektionsschutzgesetz (IfSG)** beachten (erfolgt durch Klinik)!

15.4.2 Sonstiger septischer Schock

- Klinisches Bild: wie bei Meningokokkensepsis aber ohne Exanthem
- Zum Beispiel Urosepsis bei unerkannter Harnwegsfehlbildung eines Säuglings
- Schwerste Pneumonie
- Vorerkrankungen wie Immundefekte, Chemotherapie, Sichelzellanämie
- Neugeborene in der ersten Wochen nach Geburt: späte peripartale Sepsisformen bekannt!

! Bei allen Säuglingen in den ersten drei Lebensmonaten mit Fieber muss eine Late-onset-Neugeborenen-Sepsis ausgeschlossen werden!

- DD: Malaria (nach Auslandsaufenthalt)

Therapie

▶ Abschn. 15.4.1

15.4.3 Dehydratation, ◘ Tab. 15.2

- Meist nach Gastroenteritis und mangelnder Flüssigkeitsaufnahmen
- Diabetische Ketoazidose (auch Diabetes-Erstmanifestation im ersten Lebensjahr möglich): Polyurie, Polydipsie, Gewichtsverlust, Kussmaul-Atmung

Therapie

▶ Abschn. 15.4.1, ◘ Abb. 15.1

◘ **Tab. 15.2** Ausmaß der Dehydratation und die entsprechenden klinischen Zeichen

Klinische Zeichen	Dehydratation [% kg]
Erhöhte Herzfrequenz, trockene Schleimhäute, kaum Tränenfluss	5 % (Säuglinge) bzw. 3 % (bei Adoleszenten)
Reduzierter Hautturgor, Oligurie, halonierte Augen, eingesunkene Fontanelle	10 % (Säuglinge) bzw. 6 % (bei Adoleszenten)
Schockzeichen	15 % (Säuglinge) bzw. 9 % (bei Adoleszenten)

Sonstige Schockursachen

- Anaphylaxie: typische Begleitsymptome wie Urtikaria, pulmonale Obstruktion, Larynxödem (▶ Kap. 10)
- Myokarditis, Kardiomyopathie (Einflussstauung)
- Supraventrikuläre Tachykardie (SVT) als Schockursache selten! Wird von Kindern meist lange toleriert (▶ Kap. 17)
- Hypertone Krise mit akuter linksventrikulärer Insuffizienz (sehr selten)
- Thyreotoxische Krise (sehr selten)
- Phäochromozytom
- Addison-Krise
- Staphylokokkentoxin (STSS)
- Aortenstenose beim Säugling klinisch wie Sepsis

Sonstige Notfälle

Inhaltsverzeichnis

Thermische Notfälle

16.1 Hitzeschäden

16.1.1 Hitzschlag

- Definition: Überhitzung des gesamten Körpers (Hyperthermie) durch Kombination von hoher Umgebungstemperatur (Hitze und/oder Anstrengung) und unzureichender Möglichkeit der Wärmeabgabe (z. B. durch unangemessen warme Kleidung, mangelnde Flüssigkeitszufuhr, fehlende Rückzugsmöglichkeit aus Sonnen-/Hitzeexposition)
- Typische Alarmierungsgründe:
  - Kleinkind/Säugling bei Sonne alleine im Auto zurückgelassen (fehlende Rückzugsmöglichkeit aus Sonnen-/Hitzeexposition) ➔ Kind hypertherm, bewusstlos, eventuell krampfend vorgefunden
  - Jugendliche nach Einnahme von Ecstasy bzw. anderer Adrenergika (Anstrengung + mangelnde Flüssigkeitszufuhr) ➔ bewusstlos zusammengebrochen vor Diskothek, dehydriert und hypertherm

F. Hoffmann, B. Landsleitner, *Kindernotfall-ABC*,
https://doi.org/10.1007/978-3-662-67460-4_16

- Notfalldiagnostik
  - Typische Anamnese
  - Hyperthermie (oft > 40 °C)
  - Initial Hautrötung (trocken und heiß), später grau/zyanotisch
  - Kopfschmerzen, Schwindel, Erbrechen, Bewusstseinstrübung, Krämpfe, Tachykardie
- Vorgehen
  - Hitzeexposition beenden (Schatten, Umgebungswechsel, entkleiden)
  - Äußere Kühlung z. B. durch nasse Handtücher, bespritzen mit Wasser, Eiswürfel, Tiefgefrierkost-Tüten, Cold-Packs (feste Kühlmedien nicht direkt auf die Haut legen, sondern nasses Tuch dazwischen legen!)
  - Oberkörperhochlagerung, sofern kein C-Problem, sonst Flachlagerung
  - Ausgleich des Volumendefizites durch Infusion einer Vollelektolytlösung 20 ml/kg rasch i.v.
  - Antipyretika sinnlos
  - Bei Krampfanfällen Therapie wie beim Status epilepticus (▶ Kap. 11)
  - Neurostatus dokumentieren
  - Der Hitzschlag mit relevanter Hyperthermie kann ein lebensbedrohliches Krankheitsbild mit Beeinträchtigung aller Vitalfunktionen sein (Mortalität über alle Altersgruppen 10–50 %)!

16.1.2 Sonnenstich

- Definition: Reizung von Hirnhäuten und/oder Gehirn durch direkte Sonneneinstrahlung
- Typische Anamnese:
  - Kind ohne Kopfbedeckung längere Zeit direkter Sonneneinstrahlung ausgesetzt und kann (z. B. Kinderwagen) oder will (z. B. Spielen) nicht im Schatten bleiben
  - Durch äußere Kühlung (z. B. Wasser, Fahrtwind, Höhe) wird die direkte Sonneneinstrahlung auf den Kopf zu spät bemerkt
- Notfalldiagnostik
  - Typische Anamnese
  - Meist keine relevante Hyperthermie
  - Gesicht und Kopf hochrot und heiß
  - Kopfschmerzen (evtl. mit Meningismus), Schwindel, Erbrechen, Bewusstseinstrübung, Krämpfe
- Vorgehen
  - Sonnenexposition beenden (Schatten, Umgebungswechsel)
  - Äußere Kühlung der Kopf-Hals-Region
  - Oberkörperhochlagerung
  - Weiteres Vorgehen je nach Symptomatik: Schwere Verläufe sind selten, theoretisch kann es aber zur relevanten Hirndruckerhöhung kommen

16.1.3 Andere Hitzeschäden

Hitzeohnmacht, Hitzeerschöpfung und Hitzekrämpfe sind oft selbstlimitierend und können in der Regel symptomatisch durch Schatten bzw. kühle Umgebung, Flüssigkeitszufuhr und Flachlagerung behandelt werden.

16.2 Hypothermie/Unterkühlung

- Definition: Abfall der Körperkerntemperatur (KKT) unter 35 °C
- Typische Alarmierungsgründe:
  - (Unentdeckter) Kfz-Unfall im Winter, ausgekühlte Insassen
  - Skiunfall beim Schulkind
  - Säugling/Kleinkind in Tragegestell (Kraxe) bei großer Kälte beim Spazierengehen (Skifahren!) mitgenommen, nicht ausreichend gekleidet → danach Kind bewusstlos, leblos
  - Jugendlicher nach Alkohol-/Drogen-Intoxikation bei kühler Umgebungstemperatur zusammengebrochen → oft zufällig bewusstlos aufgefunden
- Symptomatik:
  - Stadium I (milde Hypothermie): Bewusstsein klar, Kältezittern, KKT 35–32 °C
  - Stadium II (mäßige Hypothermie): Bewusstsein eingetrübt, kein Kältezittern, KKT 32–28 °C
  - Stadium III (schwere Hypothermie): Bewusstlosigkeit, Lebenszeichen vorhanden, KKT 28–24 °C

  - Stadium IV: Kreislaufstillstand oder minimale Lebenszeichen, KKT < 24 °C;
  - Stadium V: Tod durch irreversible Hypothermie, KKT < 13,7 °C
- Vorgehen
  - Stadium 1: passive Erwärmung nach Entfernung kalter Kleidungsstücke (Wolldecke/Aluminiumdecke + Kopfbedeckung + geheiztes Fahrzeug), Transport in die nächste Klinik → dort Erwärmung
  - Stadium 2–4: aktive Erwärmung durch chemische Wärmeelemente (z. B. Ready-Heat®-Decke) am Stamm (CAVE: nicht direkt auf die Haut!)
  - Reanimation, falls erforderlich (► Kap. 7) → keine Defibrillation und Adrenalingabe *unter* 30 °C KKT, 30–35 °C Dosisintervalle verdoppeln, ab 35 °C normale CPR
  - Bei Herz-Kreislauf-Stillstand und sehr tiefer Hypothermie Transport in ECMO-Zentrum überlegen

Kardiale Notfälle

17.1 Tachykardie

17.1.1 Kernpunkte

- Alarmierungsgrund:
  - Säugling mit Tachykardie: grau, blass, somnolent, trinkt nicht mehr für Stunden/Tage
  - Älteres Kind mit plötzlichem Kollaps aus Wachheit (z. B. Long-QT) → Reanimation oder spontane Besserung
- Kind/Jugendlicher mit plötzlichem Herzrasen
- Altersabhängige Normwerte nur schwer zu merken und individuell sehr unterschiedlich (▶ Kap. 24)
- Im Gegensatz zum Erwachsenen: Rhythmusstörungen selten und meist gut toleriert
- Kinder zumeist kardial gesund → selten maligne Rhythmusstörungen wie Kammerflimmern oder pulslose ventrikuläre Tachykardie

F. Hoffmann, B. Landsleitner, *Kindernotfall-ABC*,
https://doi.org/10.1007/978-3-662-67460-4_17

17.1.2 Notfalldiagnostik

- EKG, RR, SpO_2
- Wichtigste Frage: **hämodynamische Relevanz**?
  - Pulse tastbar?
  - Schlechte periphere Perfusion: Rekap-Zeit ≥3 s, Blässe ➔ beginnender Schock
  - Bewusstseinsstörung als Zeichen der Hypoperfusion des ZNS?
  - Evtl. Herzinsuffizienzzeichen (gestaute Halsvenen, Lebergröße ↑)

Wichtig

Schnellstmöglich EKG-Monitor anbringen

ABER: Nicht das EKG, sondern die Klinik entscheidet darüber, ob Maßnahmen notwendig sind!

- **Rhythmusanalyse: 5 entscheidende Fragen:**
  - 1. QRS-Frequenz schnell oder langsam?
  - 2. Herzrhythmus regelmäßig oder unregelmäßig?
  - 3. QRS-Komplexe schmal (≤0,08 s) oder breit (>0,08 s)?
  - 4. Vorhofaktivität vorhanden?
  - 5. Wie verhält sich die Vorhof- zur Kammeraktivität?

Allgemeines Vorgehen bei Rhythmusstörung

(Abb. 17.1)

- **Nie alleine die Herzfrequenz therapieren, sondern immer nur den klinischen Zustand!** (z. B. Kind 2 Jahre, ansprechbar, S_pO_2 94 %, HF 30/min ➔ keine Therapie-

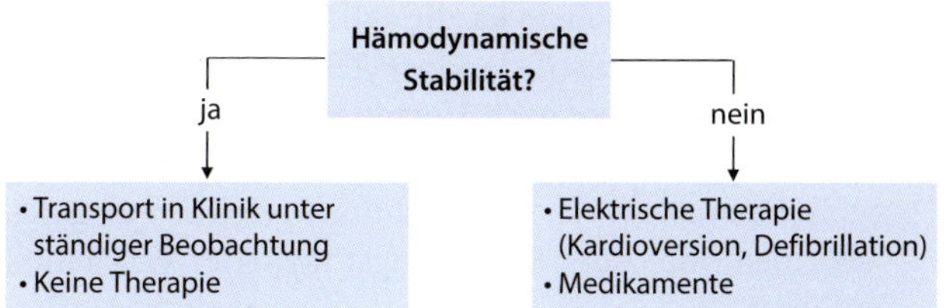

Abb. 17.1 Therapeutisches Vorgehen bei Rhythmusstörung

indikation; Säugling 3 Monate, bewusstlos, S_pO_2 95 %, HF 30/min ➔ symptomatische Bradykardie mit zerebraler Minderperfusion mit dringlicher Behandlungsindikation)

- Vorerkrankungen? (WPW-Syndrom, angeborener AV-Block, Z. n. Herzoperation, Dauermedikation?), meistens sind Arztbriefe vorhanden

17.1.3 Differenzialdiagnostik

Typische klinische Situationen

- Reduzierter Allgemeinzustand, Blässe, Schwitzen, Trinkunlust, Dyspnoe

Wichtige DD

- Bedarfstachykardie bei Sepsis
- Hypovolämie, Fieber
- Schmerzen (häufig)
- Supraventrikuläre Tachykardie (SVT)

- Bei ventrikulärer Tachykardie evtl. auch Schockzeichen bis zum Kreislaufstillstand ➔ DD: WPW, Kammertachykardie (selten, nach Herzoperation)
- Bei SVT fixierte Schmalkomplex-Tachykardie, die typischerweise durch Manipulationen (z. B. i.v.-Zugang, Volumengabe) oder Stress/Angst keinerlei Variabilität aufweist
- Häufig: Schmalkomplextachykardie (Sinustachykardie, SVT), Prädilektionsalter supraventrikuläre Tachykardie (SVT): 50 % 1. Lebensjahr
- Selten: Breitkomplextachykardie (ventrikuläre Tachykardie, SVT mit abberanter Überleitung, z. B. Long-QT, nach Herzoperation/Sternotomienarbe?)

17.1.4 Notfalltherapie bei Tachykardie

(▣ Abb. 17.2)

- Lagerung mit erhöhtem Oberkörper
- Monitoring S_pO_2 und EKG (wenn möglich 12-Kanal)
- Ggf. O_2-Vorlage 2–4 l/min (über Maske/Nasenbrille)
- Weiterer Handlungsbedarf nur bei hämodynamisch instabiler Tachykardie (= bewusstseinsgestörtes Kind, Rekap-Zeit ≥3 s) ➔ sehr selten, Tachykardie zumeist gut und lange toleriert.

Wichtigste differenzialdiagnostische Frage: QRS-Komplexe schmal oder breit?

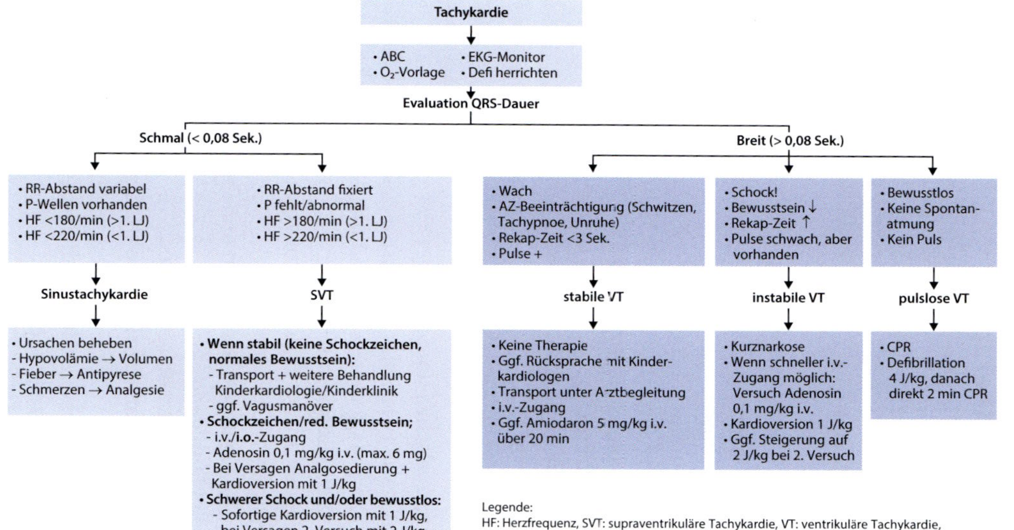

Abb. 17.2 Therapeutisches Vorgehen bei Tachykardie im Kindesalter

17.1.5 Notfalltherapie Schmalkomplextachykardie (QRS ≤0,08 s)

(▪ Abb. 17.2, links)

Diagnostische Faustregel

- **Falls Herzfrequenz:**
  - <220/min (<1. Lebensjahr)
  - <180/min (>1. Lebensjahr) ➔ V. a. Sinustachykardie ➔ Ursache wie Fieber, Schmerzen, Hypovolämie, Sepsis etc. behandeln
- **Falls Herzfrequenz:**
  - >220/min (<1. Lebensjahr)
  - >180/min (>1. Lebensjahr) ➔ V. a. supraventrikuläre Tachykardie (SVT)

Therapeutisches Vorgehen bei SVT

- **Wenn stabil** (normales Bewusstsein, Rekap-Zeit <3 s):
  - Transport + weitere Behandlung Kinderkardiologie/Kinderklinik
  - Vagusmanöver (nur bei größerem Kind praktikabel), EKG-Dokumentation!
    - Tief einatmen lassen, Luft anhalten, Pressen wie bei Stuhlgang
    - Luftballon aufblasen lassen
    - Trinken von eiskaltem, kohlesäurehaltigem Wasser
    - Diving-Reflex: kaltes Tuch auf Auge/Stirn/Nase (v. a. für Säuglinge)

Nie Druck auf Augenbulbus!

- **Wenn beginnende Dekompensation** (reduzierter AZ/apathisch + Rekap-Zeit ≥3 s): selten!
  - Sofort i.v./i.o.-Zugang
  - Adenosin (z. B. Adrekar, Übersicht in 17.1)
    - 2 ml = 6 mg (=3 mg/ml)
    - Über herznahe Vene (linke Ellenbeuge/linke Hand) oder notfalls über i.o.-Zugang injizieren, danach sofort mit 10 ml NaCl 0,9 % „im Schuss" nachspülen (3-Wege-Hahn: Adenosin an einem, Spülspritze am anderen Schenkel), kurze Halbwertszeit
    - Immer unter laufendem EKG applizieren
    - Defibrillationsbereitschaft (4 J/kg)/**Pacer-Bereitschaft** → Klebelektroden vorher aufkleben
    - Häufig wird als Startdosis 0,1 mg/kg empfohlen → Erfolgsaussichten mit 0,2 mg/kg aber deutlich besser → deshalb 1. Dosis mit 0,2 mg/kg applizieren

Alter			Jahre		0	0.5	1	2	4	6	8	10
Gewicht			kg		3	7	10	13	17	22	28	34
Körperlänge			cm		50	65	75	85	105	115	130	140
Medikament	**Dosis**	**Verdünnung ⋙**	**Konzentration**		**⋙ Dosis der fertigen Lösung in ml**							
Adenosin 1. Dosis	0,2 mg/kg	unverdünnt	3.0	mg/ml	0.2	0.5	0.7	0.9	1.2	1.6	2.0	2.6
Adenosin 2. Dosis	0,3 mg/kg	unverdünnt	3.0	mg/ml	0.3	0.8	1.0	1.4	1.8	2.4	3.0	4.0

Übersicht 17.1 Dosierung Adenosin

- **Wenn dekompensiert** (bewusstlos, schwerer Schock, Rekap-Zeit ≥3 s): sehr selten! ➔ **sofort Kardioversion** (Übersicht 17.2)
  - Über Klebeelektroden (Defi-Pads)
  - Je nach Herstellerangabe: <10–25 kg ➔ Kinderpads
  - Startdosis 1 J/kg (an Gerät nächstmögliche, einstellbare Dosis wählen)
  - Danach jeweils Verdopplung der Dosis bis max. 4 J/kg
  - Wenn Pads aufgeklebt —> Ableitung automatisch darüber, zusätzliche EKG-Elektroden aufkleben, wenn Schrittmacher-Demand-Betrieb erforderlich (Sensing)
  - Bei Feuchtigkeit ggf. Haut vor Schockabgabe abtrocknen Reanimationsbereitschaft
  - Wenn nicht sicher tief komatös ➔ Analgosedierung für Kardioversion notwendig (auch intranasal möglich, ▶ Kap. 5 „Analgosedierung und ▶ Kap. 5 und 8.7 Narkose“), Cave: kreislaufdepressive Medikamente, Empfehlung zur Verwendung von Esketamin
  - Gewichtsabhängige Einstellung bei Kardioversion (sh. Übersicht 17.2)
    - Häufig wird als Startdosis 0,1 mg/kg empfohlen ➔ Erfolgsaussichten mit 0,2 mg/kg aber deutlich besser ➔ deshalb 1. Dosis mit 0,2 mg/kg applizieren

Alter	Jahre	0	0.5	1	2	4	6	8	10
Gewicht	kg	3	7	10	13	17	22	28	34
Körperlänge	cm	50	65	75	85	105	115	130	140
Medikament	**Dosis**	**» Dosis der fertigen Lösung in ml**							
1. Kardioverison (sync!)	1 J/kg	5	7	10	13	17	22	30	35
2. Kardioverison (sync!)	2 J/kg	10	15	20	25	35	45	55	65
≥ 3. Kardioverison (sync!)	4 J/kg	20	30	40	50	70	90	110	130

Übersicht 17.2 Stromstärken bei der Kardioversion

Vor Kardioversion sicherstellen, dass R-Zacken-Synchronisation aktiviert ist (SYNC-Taste)!

17.1.6 Notfalltherapie Breitkomplextachykardie (QRS >0,08 s)

(Abb. 17.2, rechts)

- **Ohne Puls:** pulslose ventrikuläre Tachykardie → **Reanimationsalgorithmus (defibrillierbarer Rhythmus)**:
  - Defibrillation 4 J/kg + CPR ▶ Kap. 7, (Übersicht 17.3)
  - Dosis: biphasisch 4 J/kg als Einzelschock
  - Nach Defibrillation sofortiges Weiterführen der CPR-Basismaßnahmen für 2 min, dann erneute Rhythmuskontrolle
  - Thoraxkompressionen während Laden des Defibrillators fortführen (maximale Unterbrechung 5 s)

Alter	Jahre	0	0.5	1	2	4	6	8	10
Gewicht	kg	3	7	10	13	17	22	28	34
Körperlänge	cm	50	65	75	85	105	115	130	140
Medikament	**Dosis**	»» **Dosis der fertigen Lösung in ml**							
Defibrillation (Einzelschock)	4 J/kg	20	30	40	50	70	90	110	130

▪ Übersicht 17.3 Schockstärke bei Defibrillation

- **Mit Puls**: Therapeutisches Vorgehen je nach Symptomen:
  - **Stabiler AZ** (wach, milde Allgemeinsymptome, Pulse +, Rekap-Zeit <3 s)
    - Rücksprache Kinderkardiologie
    - Arztbegleiteter Transport
    - i.v.-Zugang erwägen (jedoch keine Verzögerung des Transportes bei Misserfolg)
    - Amiodaron erwägen (Übersicht 17.4), besonders wenn beginnend instabil: 5 mg/kg i.v. **als Kurzinfusion über 20 min** (als Bolusgabe *nur* bei Kreislaufstillstand!)
  - **Instabiler AZ** (= Bewusstseinseintrübung, Rekap-Zeit ≥3 s, schwache Pulse):
    - Ansonsten direkt Analgosedierung (s. ▶ Kap. 5) für Kardioversion
    - **Kardioversion** (Übersicht 17.2) s. oben

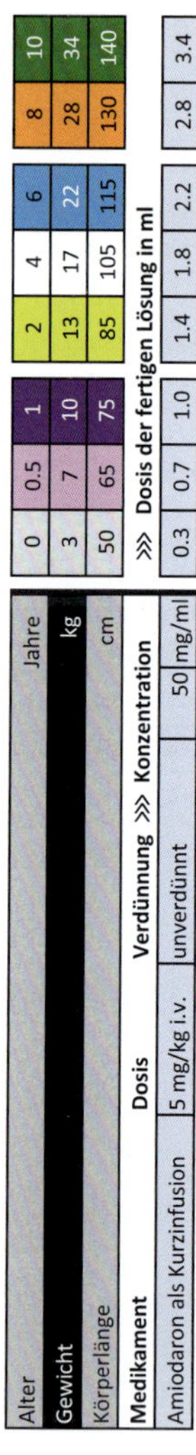

Alter			Jahre	0	0.5	1	2	4	6	8	10
Gewicht			kg	3	7	10	13	17	22	28	34
Körperlänge			cm	50	65	75	85	105	115	130	140
Medikament	**Dosis**	**Verdünnung ⋙ Konzentration**		**⋙ Dosis der fertigen Lösung in ml**							
Amiodaron als Kurzinfusion	5 mg/kg i.v.	unverdünnt	50 mg/ml	0.3	0.7	1.0	1.4	1.8	2.2	2.8	3.4

■ Übersicht 17.4 Dosierung Amiodaron

17

Tipp: Dosis in 25–50 ml in Glukose 5 % verdünnen und über 20 min als DTI applizieren

17.2 Bradykardie

17.2.1 Kernpunkte

- **Typische klinische Situationen**
  - <60/min, bei gutem AZ (wach, gute S_pO_2, Rekap-Zeit <3 s) → kein Handlungsbedarf
  - <60/min bei Säugling/Kleinkind und schlechte Perfusion (blass, bewusstlos, Schockzeichen) → Reanimationsalgorithmus (nichtdefibrillierbarer Schenkel) → Thoraxkompressionen erforderlich. Präklinisch extrem selten (DD: angeborener AV-Block beim Neugeborenen, selten nach Herzoperation)

- **Allgemeines**
  - Bradykardie selten primär kardial, zumeist hypoxisch bedingt

Hypoxie als Ursache immer ausschließen bzw. im Zweifelsfall behandeln! (z. B. bei blassem, zentralisiertem Säugling und schlecht ableitender Sättigung!)

17.2.2 Notfalldiagnostik

- EKG, RR, SpO_2

- Wichtigste Frage: **hämodynamische Relevanz**?
  - Pulse tastbar?
  - Schlechte periphere Perfusion: Rekap-Zeit ≥3 s, Blässe → beginnender Schock
  - Bewusstseinsstörung als Zeichen der Hypoperfusion des ZNS?
  - Evtl. Herzinsuffizienzzeichen (gestaute Halsvenen, Lebergröße ↑)

17.2.3 Differenzialdiagnostik

- An Intoxikation (z. B. β-Blocker), Medikamentennebenwirkungen oder sehr selten an Anaphylaxie (paradoxe Bradykardie durch vagale Reizung v. a. bei Insektengiftallergie) denken → Atropin-Effekt zu erwarten!
- Vorerkrankungen? Voroperationen, Schrittmacher?
- DD: Sinusbradykardie, AV-Blockierungen, Sinusknotendysfunktion
- Selten beim Neugeborenen → vor allem wenn die Mutter einen systemischem Lupus erythematodes hat (AV-Block III°)

17.2.4 Notfalltherapie bei Bradykardie

Bei Bradykardie <60/min und Bewusstlosigkeit: Herzdruckmassage (CPR-Algorithmus wie bei Asystolie/PEA ► Kap. 7) (◘ Abb. 17.3)

- Bei Hypoxie → O_2-Vorlage und ggf. (assistierte) Maskenbeatmung

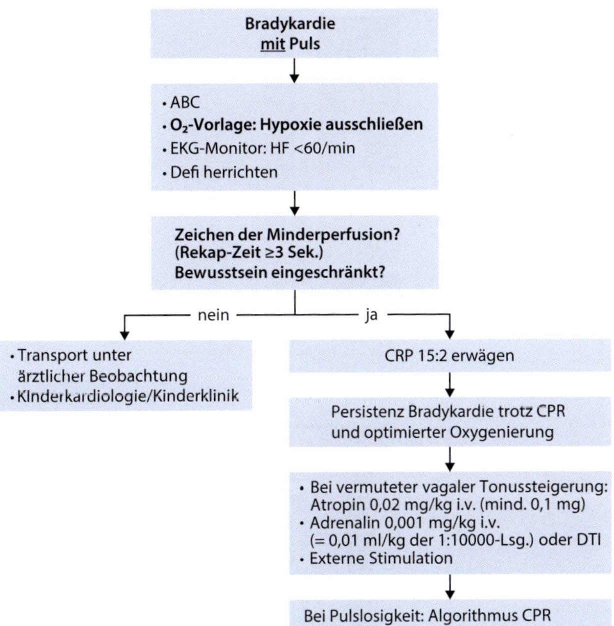

Abb. 17.3 Therapeutisches Vorgehen bei Bradykardie im Kindesalter

- Rhythmustherapie indiziert bei symptomatischen bradykarden Rhythmusstörungen = reduziertes Bewusstsein, Schockzeichen mit Rekap-Zeit ≥3 s.

Präklinische Therapie

- **1. Stufe:** Versuch mit **Atropin** 0,02 mg/kg bei vermuteter vagaler Genese (Übersicht 17.5), nicht wirksam bei AV-Block III°

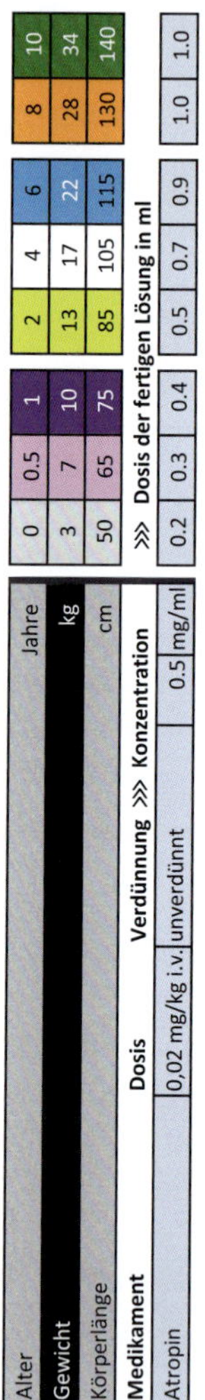

Alter			Jahre	0	0.5	1	2	4	6	8	10
Gewicht			kg	3	7	10	13	17	22	28	34
Körperlänge			cm	50	65	75	85	105	115	130	140
Medikament	**Dosis**	**Verdünnung** ⋙ **Konzentration**		⋙ **Dosis der fertigen Lösung in ml**							
Atropin	0,02 mg/kg i.v.	unverdünnt	0.5 mg/ml	0.2	0.3	0.4	0.5	0.7	0.9	1.0	1.0

■ Übersicht 17.5 Dosierung Atropin

- **2. Stufe**: Bei Persistenz der Bradykardie mit Bewusstseinseinschränkung und/oder Schockzeichen (Rekap-Zeit ≥3 s)
  - **Adrenalin** 0,001 mg/kg i.v. (= 1/10 der Reanimationsdosis) oder
  - **Infusion über Spritzenpumpe mit** 0,1 µg/kg/min („Kochrezept“: 1 mg/50 ml → Laufrate = Körpergewicht:3), s. Übersicht 17.6)

Alter				Jahre	0	0.5	1	2	4	6	8	10
Gewicht				kg	3	7	10	13	17	22	28	34
Körperlänge				cm	50	65	75	85	105	115	130	140
Medikament	**Dosis**	**Verdünnung ⋙ Konzentration**			**⋙ Dosis der fertigen Lösung in ml**							
Adrenalin i.v. als Bolus	0,001 mg/kg	1mg/1ml + 99 ml NaCl	0.01	mg/ml	0.3	0.7	1.0	1.4	1.8	2.2	2.8	3.4
Adrenalin-Perfusor	0,1 µg/kg/min	1mg/1ml + 49 ml NaCl	0.0	mg/ml	1 ml/h	2 ml/h	3 ml/h	4 ml/h	6 ml/h	7 ml/h	9 ml/h	10 ml/h

■ Übersicht 17.6 Dosierung Adrenalin

- **3. Stufe**: Falls Persistenz der Bradykardie mit Bewusstseinseinschränkung und/oder Schockzeichen (Rekap-Zeit ≥3 s) ➔ **Externe Stimulation (Pacing)**
  - Ggf. vorherige Analgosedierung (auch intranasal!), ▶ Kap. 5 „Analgesie/Analgosedierung“
  - Applikation über Klebeelektroden (Defi-Pads)
  - Je nach Herstellerangabe: <10–25 kg ➔ Kinderpads verwenden
  - Eine Elektrode präkordial, die andere Elektrode zwischen Schulterblätter (Anterior-posterior-Position)
  - Pacermodus am Defibrillationsgerät wählen
  - Schrittmacherfrequenz 80–100/min
  - Beginn mit Stromstärke 40 mA
  - Stromstärke steigern bis regelmäßige Kammerkomplexe im EKG auftreten
  - Pulskontrolle A. femoralis (bei A. brachialis und A. carotis Verwechslung möglich durch stimulationssynchrone Muskelkontraktionen) oder Monitoring-Pulswelle in Pulsoxymetrie

17.3 Sonderfälle

17.3.1 Synkope

▪ Allgemeines

- Kurz dauernder, spontan reversibler Anfall von Bewusstlosigkeit ➔ bei Eintreffen zumeist wieder bei Bewusstsein ➔ Evaluation HF, S_pO_2 und RR

- Häufig, 15–20 % <18. Lebensjahr erleiden eine Synkope
- 6 Monate – 4 Jahre: ca. 2–5 % erleiden Reflexsynkopen
- 2. Häufigkeitsgipfel 9–16 Jahre
- Wichtigste DD: Rhythmusstörung (Long-QT), Hypoglykämie, Krampfanfall

Kurzanamnese

- Kardial bedingte Synkopen im Kindesalter selten, Übersicht „Warnzeichen für kardiale Synkopen“

Hohe Mortalität bei kardialer Synkope im Kindesalter!

Warnzeichen für kardiale Synkopen

- Synkope als Reaktion auf inadäquaten Auslöser: Lärm, Schreck, Kälte, Kontakt mit kaltem Wasser, extremer psychischer Stress
- Synkope während oder kurz nach körperlicher Anstrengung
- Synkope im Liegen
- Positive Familienanamnese für plötzlichen Herztod <30 Jahre (auch ungeklärter Ertrinkungstod oder Verkehrsunfall)
- Bekannte funktionelle oder strukturelle Herzerkrankung (Kardiomyopathie, kardiale Voroperationen/-erkrankungen, Marfan-Syndrom etc.)

- Äußere Faktoren wie z. B. Schmerz, langes Stehen, überfüllte Räume, Massenhysterie, ansonsten gesund → **vasovagale Synkope**
- Venöses Pooling nach Aufstehen oder Bücken, Prodromi wie Schwarzwerden vor den Augen, bekannte Hypotonie, rasches Erholen im Liegen → **orthostatische Synkope**
- Hitzeexposition (Hitzeohnmacht)
- DD: Anaphylaxie nach Insektenstich, Desensibilisierung, Nahrungsmittelallergie → manchmal pathologische Bradykardie

Sofortdiagnostik (wenn noch symptomatisch!)

- EKG, S_pO_2, RR
- Bei anhaltender Bewusstlosigkeit: BZ-Messung → bei nachgewiesener Hypoglykämie → **Glukose 20 %, 1 ml/kg!**
- Temperaturmessung (Hitzeohnmacht)

Sofortmaßnahmen

- Schocklagerung (Trendelenburg = Beine hoch)
- Frischluftzufuhr, ggf. O_2-Gabe
- Bei ausbleibender Besserung i.v.-Zugang mit Infusion
- Ggf. Atropin 0,02 mg/kg i.v. bei Bradykardie

Transport: Bei unklaren Fällen, länger dauernder Synkope oder Vorliegen von Warnzeichen → stationäre Abklärung

17.3.2 Elektrounfall/Stromunfall

- **Niederspannungsunfälle (<1000 V) → häufig, aber selten tödlich**
  - Typischer Fall: zumeist Unfall mit Haushaltsstrom (220 V) mit Steckdose → selten Arrhythmien, Atemstillstand oder Verbrennungen
  - Warnzeichen: anamnestisch Bewusstseinsverlust, schwere Verbrennungen mit Stromeintritts- oder Austrittsmarke
  - 12-Kanal-EKG-Analyse zum Ausschluss von Rhythmusstörungen
  - Bei Vorliegen von Rhythmusstörungen i.v.-Zugang legen
  - Indikationen für eine stationäre Behandlung/Überwachung sind:
    - Persistierende Auffälligkeiten im EKG
    - Bewusstseinsverlust nach dem Stromschlag
    - Längerer Stromfluss durch strominduzierte Muskelkontraktion („Klebenbleiben")
    - Vorerkrankungen des Herzens
    - Persistierende subjektive Beschwerden wie z. B. Benommenheit, Stenokardien, Atemnot
    - Verletzungen z. B. durch Sturz
    - Verbrennungen, die eine tiefere Gewebsschädigung vermuten lassen
  - Umgekehrt kann bei unauffälligem 12-Kanal-EKG und völligem Wohlbefinden auf eine stationäre Behandlung/Überwachung verzichtet werden

- **Hochspannungsunfälle (>1000 V) → selten, häufig Komplikationen/Tod**
  - Typischer Fall: Spielen auf Eisenbahnwaggons/Strommast
    - Häufig Sekundärschäden (Polytrauma) durch Verletzung beim Herabfallen/Sturz
    - Oft schwere Verbrennungen durch direkte Stromeinwirkung oder durch Lichtbogen
  - Eigensicherung: Sicherheitsabstand einhalten (mindestens 4 m), Unterbrechung des Stromflusses durch Bahnpersonal, Freigabe abwarten
  - Bis zum Beweis des Gegenteils: wie Polytrauma behandeln, einschl. WS-Immobilisierung
  - Kontinuierliches EKG-Monitoring
  - **Häufig Herzrhythmusstörungen (Kammerflimmern > Asystolie)**, zumeist Kammerflimmern → Defibrillation 4 J/kg + CPR, bei Asystolie Adrenalin 0,01 mg/kg i.v. (▶ Kap. 7)
  - **Günstige Prognose der Rhythmusstörungen** → Reanimation und weitere Therapie auch bei ausbleibendem initialem Erfolg weiterführen!
  - **Gesamtprognose abhängig vom Ausmaß der Verletzungen**
  - Kriterien für ZNS-Schädigung (weite, lichtstarre Pupillen etc.) nicht verwertbar, da häufig bizarre Neurologie

17.3.3 Das herzoperierte Kind

- **Allgemeine Prinzipien**
- Alle herzoperierten Kinder haben lebenslang ein erhöhtes Risiko für das Auftreten von Herzrhythmusstörungen
- Bei herzoperierten Kindern immer nach „normaler" Raumluftsättigung fragen, evtl. Briefe zeigen lassen (eine S_pO_2 von 70 % kann für das Kind z. B. normal sein)
- Frühzeitige telefonische Kontaktaufnahme mit behandelndem Zentrum
- Bei Operationen nach Glenn/Fontan liegt eine univentrikuläre Situation vor, der venöse Rückstrom zum Herzen wird direkt in die Pulmonalarterien geleitet → passiver Fluss in Lunge und damit pulmonaler Blutfluss stark abhängig von pulmonalem Druck (Vorsicht vor PEEP, Auto-PEEP, zu hohem Beatmungsdruck oder -frequenz und pulmonale Hypoxie vermeiden)
- Bei lebensbedrohlich eingeschränkter Hämodynamik nach Glenn/Fontan → evtl. Profit von erhöhtem O_2-Angebot → Verbesserung der pulmonalen Perfusion durch Verringerung des pulmonalen Gefäßwiderstands
- Bei Reanimationssituationen keine spezifischen, vom generellen Vorgehen abweichende Reanimationsmaßnahmen notwendig

17.3.4 Das herzkranke Kind vor OP: hypoxämischer Anfall bei Fallot-Tetralogie

Allgemeines

- Fallot-Tetralogie: angeborenes Vitium mit Ventrikelseptumdefekt (VSD), Pulmonalstenose, reitender Aorta und Rechtsherzhypertrophie
- Typischer Fall: bekanntes Vitium mit rechtsventrikulärer Ausflusstraktobstruktion (Subpulmonalstenose), in der Regel Säuglinge *vor* OP.
- Führende Befunde der unkorrigierten Fallot-Tetralogie:
  - Systolisches Herzgeräusch (systolisches Austreibungsgeräusch mit p. m. 2.–3. IVR links
  - Zentrale Zyanose (bei Neugeborenen oft fehlend)
  - Ausmaß des Rechts-Links-Shunts (und damit der Zyanose) abhängig vom Grad der rechtventrikulären Ausflusstraktobstruktion
  - Bei geringer Obstruktion besteht umgekehrt ein Links-Rechts-Shunt über den VSD ohne Zyanose („pink fallot")
- *Hypoxämischer Anfall:*
  - Auftreten meist aus dem Schlaf heraus, nach einer Mahlzeit und bei Aufregung, Pressen, Volumenmangel, warmem Bad.
  - Verursacht durch akute Obstruktion des rechtsventrikulären Ausflusstraktes und/oder
  - Abfall des peripheren Widerstandes
  - Klinik: Unruhe, Erregtheit, Hyperventilation, zunehmende Zyanose, Tachykardie, Verschwinden des Systolikums (fehlendes pulmonales

Austreibungsgeräusch), Lethargie, fahlgraues Hautkolorit; Bewusstseinstrübung/-verlust, Krampfäquivalente mit spontanem Erwachen nach Sekunden bis Minuten
  - Dauer meist Sekunden bis wenige Minuten, aber auch letale Verläufe
- Erster „Blausuchtsanfall" ➔ hochdringliche OP-Indikation.

Therapie

- **1. Stufe**
  - Kind beruhigen, evtl. flach auf den Arm nehmen und Knie-Thorax-Position („Hockstellung", „Klappmesser-Griff")
  - O_2; wenn kein Effekt:
  - Sedierung
    - Diazepam: 5–10 mg rektal oder
    - Midazolam 0,3 mg/kg intranasal oder
    - Midazolam 0,5 mg/kg bukkal
- **2. Stufe**
  - Morphin: 0,1 mg/kg s. c.
  - i.v.-Zugang legen, Morphindosis i.v. wiederholen
  - Ringer-Acetat, balancierte VEL: rasch 10–20 ml/kg, evtl. wiederholen!
- **3. Stufe**
  - Narkose (Fentanyl, Relaxierung, 100 % O_2 und Volumenbolus)

Bei Morphingabe auf die Atmung achten!

Vergiftung/ Ingestionsunfälle

18.1 Kernpunkte

- **Häufigste Ursache**
  - Kleinkinder: akzidentelle Einnahme eines Giftes
  - Jugendliche: suizidale oder experimentelle Gifteinnahme

- **Maßnahmen**
  - Vitalparameter supportiv erhalten, spezifische Gifttherapie prähospital selten möglich/notwendig
  - Gifte/Substanzen asservieren/mitnehmen (Tablettenschachteln, Flaschen, Pilzmahlzeitsreste), Anamnese!

- **Akut- und Frühsymptome antizipieren**
  - Apnoen
  - Atemwegsobstruktion durch Tonusverlust pharyngeal
  - Koma

F. Hoffmann, B. Landsleitner, *Kindernotfall-ABC*,
https://doi.org/10.1007/978-3-662-67460-4_18

- Epileptischer Anfall
- Aspirationsgefahr
- Arrhythmien
- Hyperthermie

Durch eigene Maßnahmen keine gefährlichen Nebenwirkungen provozieren!

Gefährliche Intoxikationen

- Antiarrythmika
- Trizyklische Antidepressiva
- Opiate
- KO-Tropfen
- Paracetamol
- Betablocker
- Kalziumantagonisten
- Alkohol
- Kokain, Ecstasy etc.
- Ätzende Flüssigkeiten/Substanzen (Rohr-frei, Reinigungslösungen für den professionellen Anwendungsbereich)
- Manche Pilze
- Manche Pflanzen (Digitalis, Engelstrompete, Goldregen, Eiben, Maiglöckchen, Herbstzeitlose)

18.2 Praktisches Vorgehen

18.2.1 Alarmierungsgrund

- Vergiftung bekannt (Tablettenschachtel aufgefunden, Tabletten/Substanz im Mund des Kindes etc.) → bei Substanzliste (s. unten) nachsehen, Giftnotrufzentrale kontaktieren
- Kind symptomatisch (meist somnolent/komatös), Vergiftung als Ursache vermutet → Vitalparameter supportiv therapieren, mögliche Vergiftungsquellen asservieren

18.2.2 Notfallsituationen und Allgemeinmaßnahmen

- *Wach/weckbar* → meist keine Maßnahme erforderlich
- *Komatös/somnolent* (AVPU, GCS, Pupillenreaktion) → Glukose messen (bei Hypoglykämie: G 20 % 1 ml/kg), Überwachung, Absaugbereitschaft, Atemweg sichern
- Keine Atmung/insuffiziente Atmung/Zyanose → stadiengerechte Atemhilfe (O_2, assistierte oder kontrollierte Beutel-Masken-Beatmung) (▶ Kap. 8)
- Schockzeichen (RR? Rekapillarisierungszeit >2 s, Kalt-warm-Grenze an den Extremitäten vorhanden) → **Volumengabe** (▶ Kap. 15)

- **Giftentfernung**
  - **Haut:** Entfernen benetzter Kleidungsstücke, Reinigung mit fließendem Wasser und Seife
  - **Auge** (Säure, Laugen, Kalk): intensiv sofort mit fließendem Wasser spülen; bei Blepharospasmus evtl. Lokalanästhetikum (einige Tropfen 2 %iges Lidocain); ausreichend ektropionieren! Dann muss jede Augenverletzung augenärztlich vorgestellt werden
  - **Magen-Darm-Trakt:** Entfernung „nach oben": Erbrechen → **prähospital fast nie indiziert!**

18.2.3 Rücksprache mit Giftnotrufzentrale

- Bei relevanter Symptomatik oder bei V. a. relevantes Gift + lange Transportzeit → Rücksprache Giftnotrufzentrale
- W-Fragen vor Anruf klären (Tab. 18.1)
- Wo anrufen? Bei gefährlichen oder unklaren Vergiftungen: therapeutischen Rat einholen bei einer der Giftnotrufzentralen (jeweils aktuellste Informationen erhältlich):

Tab. 18.1 W-Fragen

Wer?	Alter, Gewicht
Wann?	Ungefähre Uhrzeit
Was?	Alle fraglichen Substanzen/Behälter mitbringen lassen/Asservate (u. a. Erbrochenes), insbesondere bei Pilzen zur Bestimmung durch Pilzexperten oder Bestimmungsbuch (oft schwierig), Sporenbestimmung

Tab 18.1 (Fortsetzung)

Wie viel?	Geschätzte Maximalmenge (wie viel fehlt in Blisterpackung etc.?)
Wie?	Oral, inhalativ, kutan, intravenös
Weshalb?	Akzidentell, suizidal, Drogenkonsum

Giftnotrufzentralen

- Berlin Tel. 030–19240
- Bonn Tel. 0228–19240
- Erfurt Tel. 0361–730730
- Freiburg Tel. 0761–19240
- Göttingen Tel. 0551–383180
- Mainz Tel. 06131–19240
- München Tel. 089–19240
- Wien Tel. +43–140-64343
- Zürich Tel. +41–442-515151
- Aktuelles Verzeichnis der Giftnotrufzentralen und Giftinformationszentren in Deutschland, Österreich und Schweiz im Internet: https://www.bvl.bund.de/DE/Arbeitsbereiche/01_Lebensmittel/03_Verbraucher/09_InfektionenIntoxikationen/02_Giftnotrufzentralen/lm_LMVergiftung_giftnotrufzentralen_node.html

18.3 Spezifische Vergiftungen, die bei Kindern häufig oder besonders relevant sind

18.3.1 Ungefährlich, aber häufig

- ASS: <75 mg/kg
- Paracetamol: < dreifache altersbezogene Einzeldosis
- Codeinphosphat: <2 mg/kg

18.3.2 Häufigste Ingestion: Zigaretten/ Nikotin

- Nur extrem selten Maßnahmen nötig!
- Keine Giftentfernung, wenn
  - 6–9 Monate: <1/3 Zigarette
  - 9–12 Monate: 1/3 Zigarette oder 1/2 Kippe
  - 1–5 Jahre: 1/2 Zigarette oder 1 Kippe
  - 6–12 Jahre: 3/4 Zigarette oder 2 Kippen
  - Über 12 Jahre: bis zu 1 Zigarette oder 2 Kippen
- Symptommaximum bei Nikotin 2–3(–4) h nach Ingestion
- **Präklinisch praktisch nie Therapie erforderlich!**

18.3.3 Alkohol

Wichtig

Besondere Vigilanz für Atemweg und Atmung bei allen Vergiftungen mit *Bewusstseinstrübung* (GCS<8, AVPU = PU):

- **Überwachung von Oxygenierung (SpO_2), Ventilation ($etCO_2$)**
- **Atemweg sichern: z. B. Esmarch-Handgriff, Wendl-Tubus**
- **Ständige Absaugbereitschaft und Atemwegsüberwachung durch 1 Person**
- **Bei Anzeichen für Hypoventilation: assistierte oder kontrollierte Beatmung, ggf. auch Atemwegssicherung durch Larynxmaske oder Tubus**

ABER: Keine generelle Indikation zur Intubation und wenn, dann nur mit adäquater Narkose!

- Glukose messen: Hypoglykämie ->20 % Glukose: 1 ml/kg
- Bei bewusstlosem Patienten: i.v.-Zugang
- Exsikkose (häufig): Ringer-Acetat, balancierte VEL 20 ml/kg/h
- Hochprozentige Glukosegabe ohne Hypoglykämie ist nicht allgemein üblich, kann aber oft zum vorübergehenden Erwachen der Kinder führen
- Auf Begleitverletzungen (z. B. Sturzverletzung, Liegetrauma) untersuchen

- Wenn Kind aufwacht: Neurostatus (fokalneurologische Zeichen bzw. Seitendifferenzen → DD intrakranielle Hämorrhagie) dokumentieren

18.3.4 Benzodiazepine

- Kind müde, schläft, Hypopnoe
- Therapie meist nur supportiv, evtl. Antagonisierung durch Flumazenil 5–10 µg/kg i.v., whd. alle 60 s bis max. total 50 µg/kg (max. 2 mg)

18.3.5 Opiate

- Typisch: Koma + Hypoventilation/Apnoe + enge Pupillen
- Setting: Eltern User/Methadonprogramm o. Ä., Codein-Hustensaft
- **Therapie**: supportiv, GCS < 8 → „AB-Vigilanz“ wie bei ▶ Abschn. 18.3.3
- Antidot-Gabe mit Naloxon 0,01 mg/kg i.v., nach 3–5 min ggf. Wiederholung (Cave: kurze Halbwertszeit, ggf. repetitiv nachdosieren!)

18.3.6 4-Hydroxybutansäure GHB (Gamma-Hydroxybuttersäure) = KO-Tropfen

- Gefährlich!
- Wirkung rasch, unvorhersehbar, wie Alkohol, extrem schmale tolerierte Dosierungsbreite

- Hauptproblem Apnoen, Koma
- **Therapie**: supportiv, GCS < 8 → „AB-Vigilanz“ wie bei ▶ Abschn. 18.3.3

18.3.7 Aspirin

- Toxisch ab 75–100 mg/kg
- Präklinisch nur symptomatische Therapie, aber Klinikeinweisung

18.3.8 Trizyklische Antidepressiva

- Häufig gerade bei Jugendlichen, Suizidversuchen
- Sehr unangenehmes Mischbild aus Agitation, tiefem Koma, Krampfanfällen, Hypertonie (initial), Tachykardie (typisch), Hypotonie und Arrhythmien (teilweise durch Hypoxie, Azidose)!

Diagnostik

- Algorithmus zum Erkennen des kritisch kranken Kindes (▶ Kap. 2)
- Neurostatus!
- EKG: QRS-Verbreiterung

Therapie

- GCS <8 → „AB-Vigilanz“ wie bei ▶ Abschn. 18.3.3
- Keine respiratorische Azidose zulassen, evtl. Hyperventilation
- Hypoxie unbedingt vermeiden
- RR normal halten!

- 1–2 ml/kg Natrium-Bicarbonat 8,4 %
- Evtl. vorsichtige (5 ml/kg) Bolusgabe von kristalloidem Volumen (Ringer-Acetat, balancierter VEL)
- Wenn kein Effekt auf Blutdruck: Noradrenalin
- Arrhythmien: Natrium-Bicarbonat (2 ml/kg/Dosis), pH 7,4–7,5, zusätzlich O_2, Lidocain, Phenytoin, Defibrillation, Magnesium
- Epileptische Anfälle: Midazolam
- Evtl. Lipidrescue (s. unten bei Antidota)

Kein Physostigmin (Asystolie), keine Betablocker!

18.3.9 Kokain

- **Probleme**
- Hypertension, Arrhythmien, Krampfanfälle, Hyperthermie (evtl. maligne), Verwirrtheit, Hirnblutungen, Angina pectoris, Herzinfarkt

- **Therapie**
- **Supportiv**
  - Epileptische Anfälle: Benzodiazepine, Levetiracetam, Phenobarbital
  - Hypertension: Benzodiazepine, Urapidil, Nifedipin, Phentolamin, Nitroprussid,
  - Hyperthermie: passive Kühlung, evtl. Dantrolen, Volumengabe Kristalloide 10–20 ml/kg
  - Erregtheit: Benzodiazepine!

Bei Hypertonie + Thoraxschmerzen keine selektiven β-Blocker, da Infarktgefahr durch Blockierung der dilatativen Wirkung der β-Aktivität an den Koronarien bei ungebremster α-Aktivität durch Kokain!

18.3.10 Ecstasy

- Hyperthermie, Hypovolämie, Zähneknirschen
- Ringer-Acetat/VEL 20 ml/kg wiederholt, passive Kühlung (Eiswürfel)

18.3.11 Digoxin

- **Symptome**
- Benommenheit, Sehstörungen, Übelkeit

- **Probleme**
- Arrhythmien, Hyperkaliämie (typisch, direkt spiegelabhängig)

- **Therapie**
- Zur Überbrückung bis zur Gabe von Digoxin-Antikörpern
  - Tachykardie (PAT, Kammertachykardie), ventrikuläre Arrhythmien: Phenytoin (VES), Lidocain
  - Bradykardie (AV-Block I–III, SA-Block, AV-Knoten-Ersatzrhythmus): Atropin

18.3.12 Betablocker

Die Intoxikation mit Betablockern zählt zu den gefährlichen Vergiftungen!

- **Symptome**
  - Hypoglykämien, Bradykardie, Hypotonie, Herzinsuffizienz, Somnolenz/Koma

- **Therapie**
  - Siehe auch Reanimation (▶ Kap. 7)
  - Atropin
  - Dopamin (oder Orciprenalin) bis 100 × therapeutische Dosis
  - Glukagon 100 µg/kg KG, dann 70 µg/kg/h (=Antidot-Therapie!), Übersicht 18.1
  - Evtl. Lipidrescue (s. unten bei Antidota)

Alter				Jahre	0	0.5	1	2	4	6	8	10
Gewicht				kg	3	7	10	13	17	22	28	34
Körperlänge				cm	50	65	75	85	105	115	130	140
Medikament	**Dosis**	**Verdünnung ⋙ Konzentration**			**⋙ Dosis der fertigen Lösung in ml**							
Glukagon i.v.-Bolus	0,1 mg/kg	unverdünnt	1.0	mg/ml	0.3	0.5	1.0	1.4	1.8	2.2	2.8	3.4
danach Glukagon-DTI	0,07 mg/kg/h	1mg=1ml + 9 ml NaCl	0.1	mg/ml	2.2	5.0	7.0	9.2	12.0	15.4	19.6	23.8

▪ Übersicht 18.1 Dosierung Glukagon

18.3.13 Kalziumantagonisten

Die Intoxikation mit Kalziumantagonisten zählt zu den gefährlichen Vergiftungen!

Substanzen

Amlodipin – Nifedipin – Diltiazem – Verapamil

Symptome

- Flush, Somnolenz, Krampfanfall, AV-Block Grad I–III, kardiogener Schock, Hyperglykämie, Hypokaliämie

Therapie

- Atropin,
- Kaliumglukonat 10 %: 0,5 ml/kg KG über 5–10 min i.v.
- Dopamin/Dobutamin/Adrenalin
- Glukagon 0,1 mg/kgKG, dann 0,3–2 µg/kg/min
- Glukose-Insulin 1 g/kg KG–1 IE/kg KG
- Evtl. Lipidrescue (s. unten)

18.3.14 Pflanzen

Freilandpflanzen

- Atropinartige Wirkung: Bilsenkraut, Engelstrompete, Stechapfel, Tollkirsche → Therapie ggf. Physostigmin
- Digitalisartige (kardiotoxische) Wirkung: Eibennadeln, Fingerhut, Maiglöckchen, Oleander → Therapie ggf. Digitalisantidot
- Neurotoxisch: Eisenhut, Schierling, Seidelbast
- Reizwirkung lokal: Wiesenbärenklau, Wolfsmilch

- Gastroenteritis: Gartenbohne (roh), Goldregen, Pfaffenhütchen, Sadebaum
- Arsenartige Wirkung: Herbstzeitlose, Rizinus

- **Zimmerpflanzen**
- Effekte = lokale Reizwirkung
- Therapie nur, wenn Symptome innerhalb 30 min
- Lokalanästhetikum (Augen, Schleimhäute) Prednison 2 mg/kg i.v. bei Obstruktion der Atemwege
- Ggf. Augenspülung

- **Pilze**
- Knollenblätterpilz: massivste Gastroenteritis, Leberversagen verzögert
- Pantherpilz: Ataxie, Wechsel von Somnolenz und Agitiertheit, Halluzinationen, Krampfanfall (Therapie ggf. Diazepam)

18.4 Wichtigste präklinisch sinnvolle Antidota

- **Anticholinum (Physostigmin) (1 ml = 0,4 mg)**
- Initial 0,2–0,5 mg i. m./i.v., Wdh. alle 5 min, bis Gesamtdosis 2 mg oder je nach Symptomen
- **Indikation:** Intoxikation mit Antihistaminika, Neuroleptika, Spasmolytika, Parkinsonmedikamente, atropinhaltige Pflanzen (Engelstrompete, Stechapfel, Tollkirsche, Bilsenkraut etc.), Panther- und Fliegenpilz, Psychopharmaka (Phenothiazine, trizyklische und tetrazyklische Antidepressiva, und andere), theo-

retisch auch: Alkohol, Benzodiazepine, Ketamin, Atropin (10 mg/ml)
- 0,1 mg/kg KG i.v. (b. Muscarin/Carbamat: 0,02–0,05 mg/kg), anschließend nach Bedarf (4–200 mg/h) im Dauertropf
- **Indikation**: Intoxikation mit Alkylphosphaten (phosphororganischen Cholinesterasehemmstoffe), Carbamate (Insektizide, Herbizide), Muscarin (Risspilze, Trichterlinge)

- **Cyanokit® (2,5 g, Hydroxycobalamin)**
- 70 mg/kgKG i.v., (max. 5 g) bei schweren Vergiftungen 1- bis 2-mal wiederholen
- **Indikation**: Intoxikationen mit Blausäuregas und Cyaniden (V. a. Einatmen von blausäurehaltigen Rauchgasen)

- **Naloxon (0,4 mg/ml)**
- 0,01 mg/kg i.v., nach 3–5 min ggf. Wiederholung
- **Indikation**: Opiatintoxikation
- Auch intranasale Applikation in etwa doppelter Dosis möglich, aber wegen der in D verfügbaren geringen Konzentration (0,4 mg/ml) nur bis ca. 40 kg KG sinnvoll anwendbar. Bei Jugendlichen ab 14 Jahren besser vorkonfiguriertes Naloxon-Nasenspray (Nyoxid®): 1 Dosis = 1,8 mg in 1 Nasenloch applizieren

- **Biperiden (Akineton®) (5 mg/ml)**
- 0,05–0,1 mg/kg KG (maximal 5 mg) langsam i.v.
- **Indikation:** zentrale cholinergen Effekte nach Gabe/Ingestion von Psychopharmaka, Metoclopramid (bei Kindern nicht selten!), Intoxikation mit Nikotin

- **Anexate® (Flumazenil) (0,5 mg/5 ml oder 1 mg/10 ml)**
  - 0,01 mg/kg i.v., ggf. mehrfach wiederholen, da Halbwertszeit von Benzo häufig länger
  - Indikation: Intoxikation mit Benzodiazepinen

- **20%ige Lipidlösung, z. B. Intralipid® (200 mg/ml)**
  - Zum Beispiel akzidentelle i.v.-Injektion von Lokalanästhetika bei Zahnarzt Lipidrescue-Therapie mit Intralipid 20 % 1,5 ml/kg/KG als Bolus, danach 0,1–0,5 ml/kg/min für 30 min (evtl. auch bei Calciumkanalblocker, Betablocker, Trizyklika, Kokain etc.), max. Dosierung 10 ml/kg während der ersten 30 min
  - Findet zunehmend Verbreitung
  - Aufhebung der Kardiotoxizität stark lipophiler Substanzen
  - Infusion nach kardialer Stabilisierung für mind. 10 min aufrechterhalten

18.5 Ingestion/Verätzungen

- **Allgemeines**

Gefährlich vor allem Laugen und Säuren, die in andere Behältnisse (z. B. Limoflaschen) umgefüllt wurden:

- **Laugen**: Ammoniak, Bleichmittel, Waschmittel, Geschirrspülreiniger, Natronlauge, Batterien (Knopfbatterien), Rohrreiniger
- **Säuren**: Schwefelsäure, HCl, Toilettenreiniger (Domestos etc.), Algenentferner

18

Vorgehen

- Ingestierte Lösung mitbringen lassen. pH messen! Zeitpunkt/Menge der Ingestion?
- Ätzspuren im Mundbereich/Lippen? Hauterosionen Gesicht/Hals? Speichelfluss?
- Nüchtern lassen. Kein Wasser oder Milch trinken lassen
- Erbrechen auslösende Medikamente auf jeden Fall vermeiden, keine Magensonde
- Präklinisch bei längeren Transportzeiten ggf. i.v.-Zugang und Flüssigkeitszufuhr Flüssigkeit i.v.
- Ggf. Analgesie (► Kap. 5)
- Transport in Klinik mit Kinderchirurgie und Gastroenterologie (24/7-Gastroskopiebereitschaft, ggf. vorher abfragen)
- Weitere Therapie wie Omeprazol, Steroide etc. erst in der Klinik

Wichtig

Die Ingestion einer Knopfbatterie (besonders gefährlich sind CR2023 3V-Batterien wegen der hohen Spannung) ist ein zeitkritischer Notfall! Sie muss schnellstmöglich entfernt werden!

Bis dahin alle 10 min 1–2 Teelöffel Honig zum Essen geben, nicht bei Kindern < 12 Monate (Säuglingsbotulismus), um den Stromfluss über die Schleimhaut zu reduzieren!

Neugeborenenversorgung und Neugeborenenreanimation

19.1 Kernpunkte

- **Alarmierungsgrund**
  - Unerwartete Geburt zu Hause, in der Öffentlichkeit oder auf dem Weg in die Klinik
  - Geplante Hausgeburt, aber unerwartete Probleme (diese können auch die Mutter betreffen!)

- **Wahrscheinlichkeit unterstützender Maßnahmen**
  - *Nichtstun*: in ca. 85 % der Fälle atmen Neugeborene ca. 10–30 s nach Geburt suffizient
  - *Abtrocknen und stimulieren*: Weitere 10 % atmen nach diesen einfachen Maßnahmen → in 95 % sind also

F. Hoffmann, B. Landsleitner, *Kindernotfall-ABC*,
https://doi.org/10.1007/978-3-662-67460-4_19

überhaupt keine spezifischen medizinischen Maßnahmen erforderlich!
- *Maskenbeatmung*: reicht bei der Mehrzahl der verbleibenden 5 % aus, um die Atmung anzuregen und zu stabilisieren
- Die *innerklinischen* Intubationsraten liegen bei 0,4–2 % (retrospektive Daten!), das bedeutet aber nicht, dass eine Stabilisierung nicht auch mittels effektiver Beatmung über Beutel-Maske, Rachentubus oder Larynxmaske möglich gewesen wäre!
- Weitere Reanimationsmaßnahmen sind noch deutlich seltener (Thoraxkompression 0,3 %, Adrenalingabe 0,05 %)

▪ Auskühlung unbedingt vermeiden

- Wärmeverlust durch Radiation, Konvektion, Evaporation und Konduktion!
- Auskühlung führt zu:
  - Atemdepression
  - erhöhtem Sauerstoffverbrauch
  - Azidose
  - Hypoglykämie
  - Kreislaufdepression
  - Stress/Schmerz

▪ Alarmzeichen (extrem selten!)

- Atmet nicht/atmet zu wenig
- Zyanose (akzeptable postpartale Sauerstoffsättigung: 65 % nach 2 min und 90 % nach 10 min!)
- Herzfrequenz <100/min
- Muskeltonus gering/komplett schlaff

Wichtig

Die 3 wichtigsten Kernpunkte der Neugeborenenerstversorgung [frei nach Jens Schwindt]:

1. **Luft muss in die Lunge!**
2. **Luft muss in die Lunge!**
3. **Luft muss in die Lunge!**

19.2 Erstversorgung des Neugeborenen

- **Briefing**

- Falls Kind noch nicht geboren: Teambriefing!
- Soweit möglich: geeignete Umgebungsbedingungen schaffen (adäquater Zugang zu Mutter und Kind, Erstversorgungsplatz einrichten: Wärme > 23 °C, keine Zugluft, ggf. für angewärmte Handtücher sorgen
- Material vorbereiten und checken
  - Wärmequelle, falls verfügbar
  - 2 Nabelklemmen + Schere
  - Handtücher + Schulterrolle
  - Absaugung (regelbar, −0,2 bar) + passende Absaugkatheter
  - Beatmungsbeutel + versch. Masken + PEEP-Ventil + Manometer
  - Sauerstoff (regelbar)
  - Folie/Silberfolie
  - Atemweg (z. B. Larynxmasken # 1/0,5/0,0 + Rachentubus 2,5/3,0)
- Rollen und Zuständigkeiten klären bzw. verteilen

- Ggf. weitere Ressourcen mobilisieren (z. B. Baby-NAW, Hubschrauber)
- Ansprechperson für Eltern vorher bestimmen
- Mögliche Probleme und ihre Lösungen antizipieren

Initiale Beurteilung

- **Geburtszeit** notieren, APGAR-Uhr (oder Stoppuhr) starten
- **Trocknen/stimulieren/wärmen**
  - Reifgeborenes: Abtrocknen (reicht i. d. R. als Stimulation) ➔ nasse Tücher entfernen ➔ in warme, trockene Tücher einwickeln
  - Frühgeborenes <28. SSW: Rumpf und Extremitäten sofort ohne abzutrocknen in Plastikfolie/Plastiksack einpacken, darin bis zur stat. Aufnahme belassen
- **Beurteilung** des klinischen Zustands des Neugeborenen:
  - **Atmung** ➔ Tachypnoe/Einziehungen/pathologisches Atemgeräusch/Stöhnen/seitendifferente Thoraxexkursionen/Schnappatmung?
  - **Herzfrequenz** ➔ >100/min, 60–100/min oder < 60/min? *Bestimmung:* Auskultation, Nabelschnurpuls tasten (nur bei HF >100/min zuverlässig!), Pulsoxymeter (v. a. zu Beginn wegen Artefakten oft unsicher!) und sobald möglich EKG-Ableitung
  - **Muskeltonus** ➔ schlaffes Kind ➔ Maskenbeatmung wahrscheinlich notwendig!
  - **Hautfarbe** ➔ schlecht geeignet zur Beurteilung der Sauerstoffsättigung, da Zyanose oft schlecht zu erkennen und anfangs physiologisch; Blässe = Schock/Blutverlust/Hypovolämie

- **APGAR-Score** (▣ Tab. 19.1)
  - Dokumentation der postpartalen Adaptation
  - Bestimmung nach 1, 5 und 10 min nach Geburt
  - Prähospital oft schwierig zu bestimmen
  - Keine Entscheidung über Reanimationsindikation

Initiale Versorgung

1. ***Gesundes Neugeborenes*** = suffiziente Atmung oder kräftiges Schreien, guter Muskeltonus, Herzfrequenz > 100/min
   - Verzögertes Abnabeln frühestens nach 1–2 min → 2 Nabelklemmen 2–3 cm oberhalb der Bauch-

▣ Tab. 19.1 APGAR-Score

Kriterium	0 Punkte	1 Punkt	2 Punkte
Herzfrequenz	Kein Herzschlag	Unter 100/min	Über 100/min
Atemanstrengung	Keine	Unregelmäßig, flach	Regelmäßig, Kind schreit
Reflexe	Keine	Grimassieren	Kräftiges Schreien
Muskeltonus	Schlaff	Leichte Extremitätenbeugung	Aktive Extremitätenbewegung
(Haut-)Farbe	Blau, blass	Nur Stamm rosig, sonst blau	Gesamter Körper rosig

decke, mit Schere dazwischen abscheiden, Stumpf mit 70 % Alkohol desinfizieren und unterhalb der Klemme mit Kompresse locker umschlingen.
- Abtrocknen und in warme Tücher einwickeln
- Kind verbleibt bei der Mutter, kann ihr auf die Brust gelegt werden, früher Hautkontakt ist anzustreben (auf kontinuierliche Beurteilbarkeit des Neugeborenen und Wärmeerhalt achten) ➔ Transport in Klinik

2. ***Beeinträchtigtes Neugeborenes*** = kein kräftiges Schreien, insuffiziente/keine Atmung, reduzierter Muskeltonus , Herzfrequenz < 100/min
   - Abnabeln so schnell wie möglich (es sei denn, das Neugeborene kann auch so effektiv versorgt werden) ➔ 2 Nabelklemmen 2–3 cm oberhalb der Bauchdecke, mit Schere dazwischen abscheiden, Stumpf mit 70 % Alkohol desinfizieren und unterhalb der Klemme mit Kompresse locker umschlingen
   - Besonderheit bei Nabelschnurknoten: Nabelschnur Richtung Kind ausstreichen, dann erst abnabeln (Volumengabe)
   - Abtrocknen, stimulieren und in warme Tücher einwickeln
   - Atemwege öffnen, Lagerung prüfen
   - Lunge belüften ➔ mit assistierter oder kontrollierter Beutel-Masken-Beatmung beginnen
   - Herzfrequenz, Atmung und Effektivität der Beatmung (sichtbare Thoraxexkursion!) kontinuierlich beurteilen

- Bei fehlendem Herzfrequenzanstieg – Beatmung optimieren und fortsetzen
- Ggf. weitere Hilfe aktivieren, wenn lokal verfügbar (z. B. Neugeborenen-NA, Baby-NAW)

Beim beeinträchtigten Neugeborenen ist die Herzfrequenz der wichtigste Parameter für die weiteren Therapieentscheidungen! Sie lässt sich kontinuierlich am sichersten mittels EKG-Ableitung bestimmen, da die Pulsoxymetrie hier sehr artefaktanfällig ist.

3. ***Schwer** beeinträchtigtes/avitales Neugeborenes* = insuffiziente/keine Atmung, schlaffer Muskeltonus („floppy"), Herzfrequenz < 60/min

19.3 Reanimation des Neugeborenen

Algorithmus Neugeborenen-Reanimation modifiziert nach ERC (Abb. 19.1).

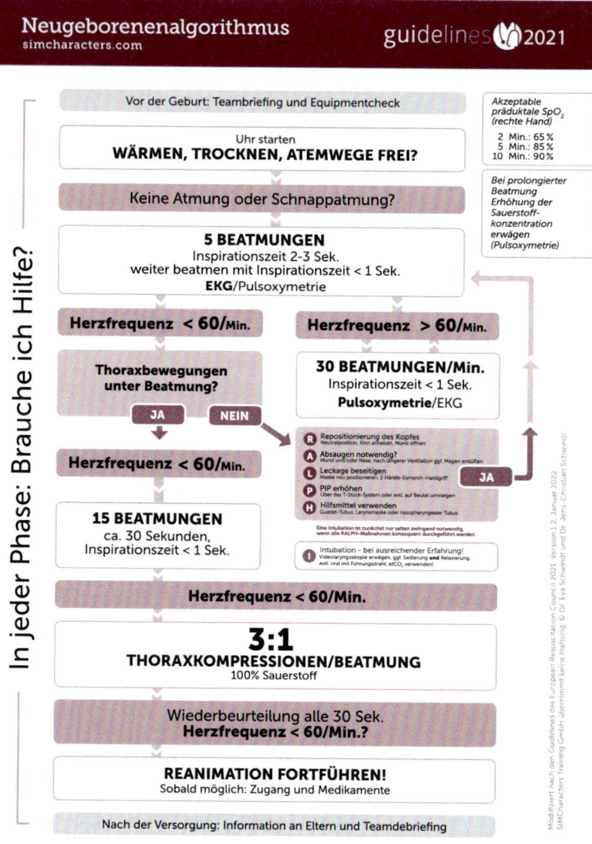

Abb. 19.1 Algorithmus Neugeborenen-Reanimation modifiziert nach ERC 2021, mit freundlicher Genehmigung von Dr. J. Schwindt, SimCharacters GmbH, Wien

19.3.1 Atemweg freimachen

- **Lagerung optimieren**: Kopf in Neutralposition („Schnüffelstellung") ➔ (vorbereitete) Schulterrolle einsetzen, ggf. Kopfposition variieren
- **Maskenbeatmung mit Esmarch-Handgriff ➔** Unterkiefervorschub, Kinn anheben, Mund öffnen, Maske symmetrisch aufpressen, ggf. Kopf leicht überstrecken
  - *Besser:* Esmarch-Handgriff mit 2 Händen: Unterkiefervorschub + Maskenabdichtung mit Doppel-C-Griff ➔ Beatmung durch 2. Person erforderlich
  - Maskenleckagen erkennen und beseitigen
- **Bei Beatmungsproblemen** (Tab. 19.2):
  - Guedel-Tubus (Oropharyngealtubus) beim reifen Neugeborenen einlegen (korrekte Größe = Distanz Mundwinkel-Kieferwinkel)
    - Nicht drehen beim Einführen (wie beim Erwachsenen), sondern Zungen mit Spatel oder Finger wegdrücken
    - Alternativ Nasopharyngealtubus: Wendl-Tubus (korrekte Größe = Distanz Nasenloch-Tragus – 1 cm)
  - Mund/Nase/Rachen unter Sicht absaugen
    - Nur bei Beatmungsproblemen, nicht routinemäßig (auch bei grünem Fruchtwasser)!
    - Großlumiger Absaugkatheter (Katheter 14–16 F oder Yankauer-Sauger)
    - Rachen einstellen mit Laryngoskopspatel (ggf. Zunge verdrängen)
    - Sog –150 mmHg (–200 mbar/cmH_2O)

19

Tab. 19.2 RALPH-Akronym für Probleme bei der Maskenbeatmung

R	**Repositionierung**	**Kopf in Neutralposition, Kinn anheben, Mund öffnen**
A	Absaugen	Wenn nötig: Mund/Nase absaugen, Magen entlasten
L	Leckage	Maske repositionieren, Maskengröße prüfen, Doppel-C-Griff anwenden
P	PIP erhöhen	Beatmungsspitzendruck (PIP) erhöhen, bis Thoraxexkursion sichtbar
H	Hilfsmittel	Guedel-Tubus/Rachentubus/Larynxmaske einsetzen

19.3.2 Beatmung

- **Beutel-Masken-Beatmung**
  - Fünf initiale Beatmungshübe mit verlängerter Inspirationszeit von 2–3 s
  - Reifes Neugeborenes: Spitzendruck 30 mbar/cmH_2O + Raumluft (keine Gefahr des Barotraumas, aber Magenüberblähung ab 15–10 mbar möglich → Beatmungsdruck im Verlauf reduzieren, solange Thoraxexkursionen sichtbar sind)
  - Frühgeborenes < 32. SSW: Spitzendruck 25 mbar/cmH_2O + 21–30 % FiO_2 (im Verlauf ggf. mittels Mixer hochtitrieren, vgl. Übersicht Sättigungsnormalwerte!)

Akzeptable postpartale Sättigung am rechten Arm (präduktal):
- 2 min 65 %
- 3 min 70 %
- 4 min 80 %
- 5 min 85 %
- 10 min 90 %

- Maskenart: Einwegmaske mit weichem Wulst lässt sich besser abdichten als (alte) Mehrweg-Silikonmaske
- Maskengrößen (nicht alle Hersteller verwenden numerische Größen):
  - Reifgeborene Größe 1 („Neugeborenes, groß/neonate")
  - Frühgeborene Größe 0 („Neugeborenes, klein")
  - FG <500 g Größe 00 („Frühgeborenes")
- Beatmungsbeutelgröße: immer Kinderbeutel (ca. 500 ml), nicht Neo-Beutel verwenden und nur mit 2 Fingern ausdrücken, bis Thoraxexkursionen sichtbar → mit dem größeren Beutel können Maskenleckagen ohne Drucksteigerung besser kompensiert werden!
- Falls keine Thoraxexkursion: zurück zu Tab. 19.1!

Ohne sichtbare Thoraxexkursionen kein Fortfahren im Algorithmus!

Ein Anstieg der Herzfrequenz ist der beste Parameter für eine effektive Öffnung der Lungen!

Alternativen zur Beutel-Masken-Beatmung

- ***Rachentubus***: Beatmung über transnasal eingelegten Tubus
  - Standardtechnik in der Neonatologie als Alternative zu Maskenbeatmung oder Intubation
  - Rachentubus endet distal oberhalb der Uvula epipharyngeal
  - Reifgeborenes: Tubus 3,0 mm ID, 3–5 cm transnasal vorschieben (max. Distanz Nasenloch-Tragus- 1 cm)
  - Frühgeborenes: <2000 g Tubus 2,5 mm ID, 2–3 cm transnasal vorschieben (max. Distanz Nasenloch-Tragus: 1 cm)
  - Nachteil: Zur kontrollierten Beatmung ist eine manuelle Abdichtung erforderlich: kontralaterale Nasenöffnung und Mund mit einer Hand verschließen, mit dieser auch Tubus fixieren
  - Vorteil: Magen kann über anderes Nasenloch sondiert und entlastet werden
  - CAVE: Tubus zu tief vorgeschoben oder disloziert → Ösophagusinsufflation → Rückzug + Magenentlastung
- ***Larynxmaske (LM)***: Beatmung über tief pharyngeal eingelegten, extraglottischen Atemweg
  - Standardtechnik in der Kinderanästhesie als Alternative zu Maskenbeatmung oder Intubation
  - Es gibt blockbare und nichtblockbare (aus thermoplastischen Elastomer hergestellte) Larynxmasken; bei Raumtemperatur muss meist zunächst nicht nachgeblockt werden (bei Leckage langsam nachblocken, Maximalvolumen steht auf der Packung und meist auf dem Schaft der Larynxmaske)

- Standardgröße für reife Neugeborene #1 (< 5000 g), neuerdings gibt es auch die Größen #0,5 (2000–4000 g) und #0 (< 2000 g)
- Wenn möglich, LM der 2. Generation mit Magendrainage verwenden, dann kann ggf. die durch die Maskenbeatmung insufflierte Luft wieder abgezogen werden. (Nicht von allen Herstellern und in allen Größen verfügbar; Größe der passenden Magensonde steht auf der Packung und meist auf dem Schaft)
- Technik: Mund weit öffnen, am besten mit Esmarch-Handgriff vom Kopfende aus → 2. Person führt die LM ein, ohne die Zunge mit vorzuschieben (Zunge mit Finger wegdrücken)
- Häufigster Fehler: LMA nicht tief genug vorgeschoben bis zum federnden Widerstand
- Vorteil gegenüber Rachentubus: Zur kontrollierten Beatmung ist bei korrekt platzierter LM keine manuelle Abdichtung erforderlich

19.3.3 Intubation

In den aktuellen ERC-Leitlinien zur Neugeborenen-Reanimation wird betont, dass die Intubation auch im Rahmen der spezialisierten neonatologischen Versorgung äußerts selten erforderlich ist. In der deutschen Fassung wird außerdem herausgestellt, dass die Fertigkeit zur Intubation von Neugeborenen durch die erfolgreichen oben beschriebenen Versorgungsstrategien deutlich abgenommen hat – einem prähospitalen Notfallteam mangelt es umso mehr an Fähigkeiten und Erfahrung. Andererseits gibt es keine Evidenz für eine Outcomeverbesserung durch Intubation.

> **Für ein nicht-neonatologisches Team besteht *keine* Indikation zur Durchführung der Intubation im Rahmen der Neugeborenen-Erstversorgung! Im Worst Case sind Rachentubus oder Larynxmaske gleichwertige Alternativen!**

19.3.4 Thoraxkompressionen

- Sehr selten erforderlich, da meist effektive Beatmungen zur Stabilisierung ausreichen
- Vor Thoraxkompressionen *muss* eine effektive Belüftung der Lungen sichergestellt sein
- *Indikation*: wenn trotz guter Beatmung Herzfrequenz <60/min
- *Druckpunkt*: unterhalb einer gedachten Verbindungslinie zwischen den Mamillen im unteren Sternumdrittel
- *Handhaltung*: Thorax von kopf- oder fußwärts mit beiden Händen umgreifen, beide Daumen liegen auf dem Druckpunkt, die anderen Finger auf dem Rücken (2-Daumen-Technik). Die alternative, seitliche angewendete 2-Finger-Technik ist weniger effektiv
- *Kompressionstiefe*: mindestens ein Drittel des anterior-posterioren Thoraxdurchmessers
- *Kompressionsfrequenz*: 120/min mit Beatmungspause 1 s

- *Kompressions-Beatmungs-Verhältnis* = 3:1 ➔ 90 Kompressionen/min + 30 Beatmungen/min
- Alle 30 s Herzfrequenz überprüfen: >60/min ➔ Stopp der Thoraxkompressionen, Beatmung weiterführen

19.3.5 Gefäßzugang

- Sehr selten erforderlich, da meist vorherige Stabilisierung (nur für Adrenalin- und Volumengabe)
- Peripherer Zugang: bei Neugeborenen zwar einfacher als beim älteren Säugling, aber bei fehlender Expertise, insbesondere während CPR schwierig
- Nabelvenenkatheter: Standardzugang in der Neonatologie, setzt aber eine entsprechende Expertise voraus ➔ prähospital kaum praktikabel
  - Ausnahme: bei geeigneter Ausstattung (z. B. Knopfkanüle, NVK) und entsprechendem Training (z. B. NLS-Kurs) kann ein Versuch gerechtfertigt sein
- *Intraossärer Zugang:* Standardzugang für nichtspezialisierte Teams (▶ Kap. 6)
  - 15 mm i.o.-Nadel (Teleflex EZ-IO®: rosa Nadel)
  - Punktionsort: proximale Tibia, 1–2 cm distal und medial der Tuberositas tibiae, senkrecht zur Knochenoberfläche
  - CAVE: Tibia-Durchmesser
    - NG 3000–4000 g = 8–9 mm
    - NG 2000–3000 g = 7–8 mm
    - FG 1000–2000 g = 6–7 mm

- Punktionstechnik: Knochen identifizieren und fixieren, Haut punktieren und Knochenmitte mit Nadelspitze „tasten" (ohne bereits zu bohren), im Zweifelsfall Nadel *ohne* Bohrmaschine per Hand eindrehen, um nicht kontralateral zu perforieren (bei Nutzung der Bohrmaschine: keinen Druck ausüben, Bohrer sofort nach Widerstandsverlust stoppen)
- Liegende i.o.-Nadel:
  - Gut fixieren, im Zweifelsfall festhalten (lassen)!
  - Initial freispülen und nach jeder Medikamentenapplikation mit 3–5 ml NaCl 0,9 % nachspülen
  - Regelmäßig auf Paravasat kontrollieren
  - Bei jeder Injektion Extremität festhalten

19.3.6 Adrenalin

- Indikation: wenn trotz effektiver Beatmung und Thoraxkompression Herzfrequenz persitierend <60/min
- Initialdosis (i.v./i.o.): 10–30 µg/kgKG = 0,1–0,3 ml/kgKG der 1:10.000 Adrenalin-Lösung (1 mg/10 ml = 0,1 mg/ml)
- Adrenalin wie üblich 1:10.000 verdünnen oder Fertigspritze verwenden: 1 mg + 9 ml NaCl 0,9 % → 0,1 mg/ml → über Dreiwegehahn in 1-ml-Spritze umfüllen (▫ Tab. 19.3)

Tab. 19.3 Dosierung der 1:10.000 Adrenalin-Lösung (0,1 mg/ml) bei Neugeborenen

Medikament	Dosierung i.v./i.o.	3 kg	4 kg	5 kg
Adrenalin (low-dose)	10 µg/kg	0,3 ml	0,4 ml	0,5 ml
Adrenalin (high-dose)	30 µg/kg	0,9 ml	1,2 ml	1,5 ml

19.3.7 Volumengabe

- Volumenersatz selten erforderlich (Plazentalösung, Nabelschnurknoten)
- Indikation: nur wenn trotz guter Beatmung/Reanimation Schockzeichen (verlängerte kapilläre Füllungszeit, Blässe, schwache Pulse) persistieren
- Dosierung: 10 ml/kg Volumenbolus (z. B. Ringer-Acetat, VEL) i.v./i.o., danach Reevaluation (CAVE: Zugang auf Paravasat kontrollieren!)
- Blutdruckziel (präklinisch schwer zuverlässig zu messen) MAD >30 mmHg, *besser:* Rekap-Zeit (Stirn, Sternum) <3 s

19.3.8 Glukose

- Hypoglykämie ist wichtiger Risikofaktor für perinatale zerebrale Schädigung

- Endogene Glykogenspeicher bei längerer Hypoxie schnell aufgebraucht
- Indikation: längere Reanimation/längerer Transport zu erwarten
- Dosierung: Bolus von 250 mg/kg = 2,5 ml/kg 10 %ige Glukoselösung (muss ggf.1:3 aus der prähospital meist vorhandenen 40 %igen Glukoselösung verdünnt werden)
- Hyperglykämie und Hypoglykämie sollten vermieden werden
- Glukose messen (Fersenblut):
  - > 40 mg/dl (> 2,2 mmol/l), Kind rosig, keine Asphyxie ➔ Zufuhr nicht zwingend notwendig
  - 30–40 mg/dl (1,7–2,2 mmol/l), Kind rosig, keine Asphyxie ➔ oral Glukose 10 % anbieten (mit Spritze in den Mund träufeln)
  - < 30 mg/dl (> 1,7 mmol/l) oder diabetische Mutter oder längerer Transport ➔ Glukoseinfusion 10 %, 2,5 ml/kg/h i.v./i.o.
- Deswegen aber Reanimation/Beatmung nicht unterbrechen, Transport nicht verzögern

Nach Asphyxie, Reanimation

Bei neurologischer Depression in Zentrum/Klinik verlegen, in der eine Neugeborenen-Intensivstation mit Möglichkeit zur therapeutischen Hypothermiebehandlung vorhanden ist.

19.4 Besondere Probleme, Tipps, Fehlermöglichkeiten

19.4.1 Besondere Probleme

Hauptgefahr ist die Übertherapie des beeinträchtigten Neugeborenen! Durch suffiziente Beatmung („Luft muss in die Lunge!") lassen sich die allermeisten Situationen schnell stabilisieren!

19.4.2 Sonderfälle

- **V. a. Mekoniumaspiration** (grünes Fruchtwasser): kein intrapartales Absaugen, bei fehlender/insuffizienter Spontanatmung → sofortige Beutel-Masken-Beatmung, pharyngeales Absaugen nur bei Beatmungsproblemen unter Sicht
- **Zyanotisches Vitium**: meist bereits pränatal per Ultraschall diagnostiziert und bekannt. Typisch: Zyanose trotz guter Atmung/Beatmung ohne Reaktion auf O_2-Gabe.
- Angeborene **Herzrhythmusstörung** (z. B. Bradykardie durch AV-Block) → nicht therapieren, wenn das Kind rosig ist und schreit; im Worst Case → normale Reanimationsmaßnahmen

Was ist sonst noch wichtig?

Inhaltsverzeichnis

Nachbesprechung und Debriefings kritischer Einsätze

20.1 Allgemeines

■ **Fakten**

- **Ziel**: Zusammenspiel von Abläufen, Verhalten von medizinischem Personal und Teamzusammenarbeit besser verstehen, um Patientenversorgung und Outcome zu verbessern, zusätzlich emotionale Verarbeitung des Ereignisses verbessern
- **„Hot Debriefings"**: Nachbesprechungen unmittelbar oder relativ zeitnah nach einem kritischen Ereignis mit den am Fall Beteiligten
  - Besonders gut für Ad-hoc-Teams wie im Rettungsdienst geeignet (z. B. direkt nach Übergabe, keine aufwändige Organisation)
  - Von der Dauer eher kurz mit Fokus auf Inhalte und Emotionen

F. Hoffmann, B. Landsleitner, *Kindernotfall-ABC*,
https://doi.org/10.1007/978-3-662-67460-4_20

  - Sammlung wichtiger Aspekte als Grundlage für eine spätere ausführliche Besprechung („Cold Debriefing")
  - Ereignisse noch präsent

- **„Cold Debriefings"**: Nachbesprechungen, die in einigem Abstand, z. B. einige Tage oder auch Wochen zu einem Ereignis stattfinden.
  - Personal, das nicht unmittelbar betroffen war, kann mit in die Diskussion einbezogen werden
  - Benötigt deutlich mehr Zeit und Organisation
  - Aufarbeitung von dem, was passiert ist, und wie man für die Zukunft daraus lernen kann
  - Integration von objektiven Daten aus der Behandlung, wie z. B. technische Daten (Tiefe, Frequenz, Entlastung nach Thoraxkompression) zur kardiopulmonalen Reanimation (CPR) aus dem Defibrillator, Röntgenbilder, Blutwerte usw. zu verwenden
  - Nachbesprechungen können ggf. auch effektiv virtuell umgesetzt werden → zeitlicher und organisatorischer Aufwand für den Einzelnen deutlich geringer

Abb. 20.1 PEARLS Healthcare Debriefing-Instrument als Hilfestellung für die klinische Nachbesprechung. (Mit freundl. Genehmigung, ©Wolters Kluwer N.V., alle Rechte vorbehalten. Mit freundlicher Genehmigung des Center for Medical Simulation. Abhängig von der Beziehung zwischen Instruktor und Teilnehmer wird das „Du" verwendet. Vervielfältigt mit der Erlaubnis von Academic Medicine. Basierend auf: Bajaj K, Meguerdichian M, Thoma B, Huang S, Eppich W, Cheng A (2017) The PEARLS healthcare debriefing tool. Acad Med. Postauthor corrections. http://journals.lww.com/academicmedicine/toc/ publishahead. Zugegriffen: 18. Jan. 2021)

	Zielsetzung	Aufgabe	Beispielfragen
1 Rahmen schaffen	Eine positive Lernumgebung schaffen	Ziel des Debriefings festlegen; Grundannahme[1] verbalisieren	„Wir nehmen uns jetzt die nächsten X Minuten Zeit für das Debriefing. Das Ziel soll sein, unsere Zusammenarbeit und die Patientenversorgung weiter zu verbessern." „Jeder ist intelligent und fähig in dem, was er tut, und gibt sein Bestes, sich zu verbessern."
2 Reaktionen auffangen	Initiale Reaktionen auffangen	Erste Reaktionen und Emotionen erfragen	„Was sind Ihre[3] ersten Eindrücke?" „Wie geht es Ihnen[3] nach diesem Szenario?"
3 Beschreiben	Fakten besprechen	Ein gemeinsames Verständnis des Falles entwickeln	„Was hatten wir hier für einen Fall?" „Könnten Sie[3] den Fall kurz zusammenfassen?" „Was war die Arbeitshypothese? Haben das alle so gesehen?"
4 Analysieren	Unterschiedliche Leistungsbereiche explorieren	Siehe Rückseite der Karte für weitere Informationen	**Ankündigung** *um ein neues Thema anzusprechen* „Jetzt möchte ich gerne über [Thema einfügen] sprechen, weil [Begründung einfügen]" **Kurzzusammenfassung** *um die Diskussion über ein Thema zusammenzufassen* „Wir haben jetzt schon einige gute Aspekte angesprochen. Gibt es weitere Kommentare/Ideen dazu, wie wir [Thema einfügen] verbessern könnten?"
Welche besonderen Themen oder Bedenken haben Sie?[2]			
5 Zusammenfassen/ Anwenden	Lernpunkte zusammenfassen	Teilnehmerzentriert	„Was nehmen Sie[3] aus der Diskussion für Ihren klinischen Alltag mit?"
		Instruktorenzentriert	„Unsere Hauptlernpunkte für diesen Fall waren [Lernziele hier einfügen]"

20.2 Praktischer Ablauf von Debriefings (Abb. 20.1)

1. Rahmen schaffen
   - Ablauf und Ziele des Debriefings festlegen
   - Positive Lernumgebung schaffen (Grundannahme: „Jede möchte das Beste für die Patientinnen")
2. Reaktionen auffangen
   - Erste Reaktionen und Eindrücke sammeln (Themen, auf welche in der späteren Analysephase nochmal eingegangen werden kann)
3. Beschreiben (Erläuterung des medizinischen Ablaufs)
   - Zusammenfassung des medizinischen Verlaufs
4. Analysephase
   - Kernstück des Debriefings
   - Die Themen sollen aus dem Teilnehmerkreis gesammelt werden, es lohnt sich hier zusätzlich die Themen der initialen Reaktionsphase aufzugreifen
   - Analyse von sowohl Schwierigkeiten als auch positiven Aspekten
   - Positive Beispiele (gut gelungene Patientenversorgungen, Kommunikation oder Abläufe) herauszuarbeiten und besprechen (obligat, da Teilnehmende immer sofort nur über negative Aspekte sprechen wollen)
   - Probleme, die aufgetreten sind, benennen und versuchen zu verstehen (warum ist etwas passiert?)
   - Fragen, die gestellt werden sollen, sind:
     - „Was ist gut gelungen?"
     - „Welche Aspekte sind gut gelaufen?"
     - „Was waren Herausforderungen?"

  - „Was hat jede in dieser Situation gedacht?", bzw. „Warum hat jemand so gehandelt?"
  - „Welche Faktoren haben dazu beigetragen?"
  - „Was ist notwendig, um es in Zukunft besser zu machen?" bzw. „Was ist notwendig, damit man es genauso gut wieder macht?"
5. Zusammenfassen/Anwenden
   - Abschluss der Nachbesprechung: Zusammenfassung des Erarbeiteten aus dem Teilnehmerkreis oder durch die Moderatorin
   - Ggf. Verschriftlichung der Ergebnisse (Möglichkeit zum Nachlesen für Mitarbeitende, die nicht an der Besprechung teilgenommen haben)

- **Fragetechnik „3-B-Methode"**
- Fragetechnik kann entscheidenden Einfluss auf den Erfolg der Nachbesprechung haben
- Der beste Weg, um Dinge schuldfrei zu besprechen, ist ehrliches Interesse („Was hat dazu geführt, dass etwas so oder so gemacht wurde?")
- Eine mögliche Fragemethode hierfür ist die sog. „3-B-Methode"
- Die Grundannahme dieser Methode ist, dass wir Verhalten nur beobachten können, aber nicht wissen, was die Gedanken sind, welche zu einem spezifischen Verhalten geführt haben
- Diese Methode soll ergründen, was hinter einem bestimmten Verhalten steckt und was dazu geführt hat
- Die 3 B's stehen für:
  - **B**eobachten/**B**enennen
  - **B**ewerten
  - **B**efragen

- Die 3-B-Methode trennt Beobachtung (die Situation) und die Bewertung („das finde ich nicht gut, weil …“) und gibt dem Gegenüber die Möglichkeit, sich und seine Motivation hinter dem Verhalten zu erklären

1. ***B*eobachten/*B*enennen**
   - Objektiv und konkret sagen, was man beobachtet oder gehört hat (ohne eine Bewertung abzugeben)
     Beispiel: „Ich habe bemerkt, dass es bei der Verabreichung von Adrenalin zu einer Fehldosierung gekommen ist.“
2. ***B*ewerten**
   - Ehrliche Meinung äußern, warum man etwas gut oder schlecht findet
   - Zudem kann eine Erwartung an die Person geäußert werden (z. B. *„In dieser Situation erwarte ich normalerweise, dass …“)*
   - Die Bewertung sollte, wenn immer möglich, als *Ich-Botschaft* formuliert werden (z. B. *„Für mich hat in der Reanimation die korrekte Adrenalindosis hohe Priorität, da hiervon der Erfolg abhängt“)*
3. ***B*efragen**
   - Fragen, was die Beweggründe für ein Verhalten waren
   - Wenn Hintergrund für ein Verhalten klar ist, kann auch eine entsprechende Lösung gemeinsam erarbeitet werden, *z. B. Umordnen des Equipments, regionale Standards, Beheben von Wissenslücken.*
   - Ergebnisoffen gestellte Fragen fördern Diskussion und lassen dem Gegenüber Spielraum, seine Sichtweise darzustellen (◘ Tab. 20.1).
     Beispiel: „Wie kam es dazu?“, „Was meinst du?“

Tab 20.1 Beispiel-Formulierungen zur praktischen Umsetzung der 3-B-Fragetechnik im Rahmen von Nachbesprechungen kritischer Einsätze

Beobachtung	Bewertung	Nachfrage (Befragen)
Ich habe beobachtet, dass…	Mir hat gefallen…	Was meinst du/meint ihr dazu?
Ich habe gemerkt, dass…	Ich hatte den Eindruck…	Was dachtest du/ihr in diesem Moment?
Ich habe gesehen…	Ich fand interessant…	Wie kam es dazu?
Ich habe gehört…	Ich machte mir Sorgen…	Wie siehst du /seht ihr das?
Mir fiel auf…	Ich machte mir Gedanken…	Wie habt ihr das geschafft?
Du sagtest gerade…	Ich hätte mir gewünscht…	Was gab es da für Hindernisse?
Mir schien es als ob…	Ich fragte mich…	Wie seid ihr damit umgegangen?
	Ich hatte das Gefühl…	Wie habt ihr das Problem eingeschätzt?
		Lasst uns gemeinsam überlegen, wie es dazu kam…

Ausstattungsempfehlung zur Versorgung von Kindernotfällen

Die nachfolgende Liste wurde im Konsens von den Wissenschaftlichen Arbeitskreisen Kinderanästhesie (WAKKA) und Notfallmedizin (WAKN) der Deutschen Gesellschaft für Anästhesiologie und Intensivmedizin (DGAI), der Sektion Pädiatrische Intensiv- und Notfallmedizin der Deutschen Interdisziplinären Gesellschaft für Intensiv- und Notfallmedizin (DIVI) sowie der Gesellschaft für Neonatologie und Pädiatrische Intensivmedizin (GNPI) erstellt und 2018/2019 publiziert.

Die Empfehlungen beziehen sich auf Notfallrettungsmittel, wie Rettungswagen (RTW; DIN EN 1789 Typ C), Notarzteinsatzfahrzeuge (NEF), Notarztwagen (NAW) und Rettungshubschrauber (RTH) des allgemeinen Rettungsdienstes sowie im Sinne einer Mindestausstattung

F. Hoffmann, B. Landsleitner, *Kindernotfall-ABC*,
https://doi.org/10.1007/978-3-662-67460-4_21

auf spezialisierte Rettungsmittel für Kinder (z. B. Kinder-NEF, Baby-NAW) und Kinder-Notaufnahmen.

Im Folgenden wird die empfohlene Notfallausrüstung in fünf Gruppen gegliedert:

1) Atemwege und Atmung (A+B)
2) Kreislauf (C)
3) Diagnostik und Sonstiges
4) Notfallmedikamente

Nicht extra erwähnt wird die übliche Standardausstattung von Notfallrettungsmitteln und Notaufnahmen wie:

- Medizinischer Sauerstoff, auch tragbar, mit regelbarem Durchflussmesser
- Regulierbare elektrische Absaugpumpe* (DIN ISO 10079-2, tragbar, Vakuum mehr als −40 kPa)
- EKG/Defibrillator mit externer Schrittmacherfunktion
- Pulsoxymeter
- Kapnographie
- Standard-Verbrauchsmaterialien (z. B. Spritzen, Kanülen, Desinfektionsmittel,etc.)

Nr.	A+B = Atemwege und (Be-)Atmung	Anzahl
1.	Beatmungsbeutel für Säuglinge und Kinder (500–700 ml)* nach DIN EN ISO 10651-4	1
2.	Beatmungsbeutel für Erwachsene (> 1200 ml) nach DIN EN ISO 10651-4	1
3.	Sauerstoff-Anschlussschlauch und -reservoir (alternativ: Demand-Ventil)	1
4.	PEEP-Ventil für Kinder-Beatmungsbeutel*	1

Nr.	A+B = Atemwege und (Be-)Atmung	Anzahl
5.	Manometer für Kinder-Beatmungsbeutel zur Anzeige des Beatmungsdrucks	1
6.	Atemsystemfilter (ASF/Bakterienfilter oder HME-Filter) für Kinder-Beatmungsbeutel*	1
7.	Beatmungsverlängerung („Gänsegurgel") 15 cm mit Konnektor (Einweg)	1
8.	Einweg-Beatmungsmasken (Neonatal, Infant, Toddler, Adult S)*	je 1
9.	Wendl-Tuben 18, 22, 26 Ch	je 1
10.	Guedel-Tuben*) Gr. 000, 00, 0, 1, 2, 3*	je 1
11.	Larynxmasken Gr. 0, 1, 1½, 2, 2½ , 3*	je 1
12.	Absaugkatheter (steril) 6, 8, 12*, 16* Ch (optional: starrer Absauger)	je 2
13.	Abschwellende Nasentropfen für Säuglinge/ Kleinkinder (z. B. Xylometazolin 0,025 %)	1
14.	Finger-Tip / Y-Stück zur manuellen Sogregulation	1
15.	Optional: Magensonden (steril) 8 + 12 Ch	je 1
16.	Sauerstoff-Inhalationsmaske für Kinder mit Sauerstoffreservoir	1
17.	Sauerstoff-Inhalationsset („Verneblermaske für Feuchtinhalation") für Kinder	1
18.	Cuffdruckmesser	1
19.	Gecuffte Endotrachealtuben* (Microcuff®) Gr. ID 3,0–6,5 mm	je 1

Nr.	A+B = Atemwege und (Be-)Atmung	Anzahl
20.	Ungecuffte Tuben* Gr. ID 2,5–3,5	je 1
21.	Führungsstäbe* für Endotrachealtuben (mittel und dünn*)) und Gleitmittel	je 1
22.	Magill-Zangen* (klein* und mittel)	je 1
23.	Laryngoskopspatel* n. Macintosh Gr. 3, 2, 1*), 0 plus Gr. 0 & 1 n. Miller-/Foregger#	je 1
24.	Laryngoskopgriff* , schmal (*batterie*betrieben, Kaltlicht-LED)#	1
25.	Ersatzbatterien für Laryngoskopgriff	2
26.	Elastische Fixierbinde *oder* Klettband zur Fixierung des Atemweges	1
27.	Thoraxdrainage*-Set: Skalpell Nr. 10*, Schere gebogen, Klemmen gebogen, Pinzette (chirurgisch), Nadelhalter, Nahtmaterial, Kompressen, Drainageschläuche (z. B. 20 u. 24 Ch), sterile Handschuhe	1
28.	Abnabelungsset (2 Nabelklemmen, sterile Schere* , sterile Kompressen*, Rettungsdecke/Silberwindel)	1
29.	*Fakultativ:* Videolaryngoskopiesystem mit 2–3 Kinderspateln (Gr. 0, 1 und 2)# und ggf. zugehörige Einführhilfen (Führungsstäbe) in Kindergrößen	

Nr.	C = Kreislauf	Anzahl
30.	Staubinde elastisch*	1
31.	Hautdesinfektionsmittel* (Spray / Tupfer)	1

Nr.	C = Kreislauf	Anzahl
32.	Venenverweilkanülen* 26G, 24G, 22G, 20G (rückstichsicher ab 24G)	je 3
33.	Kanülenpflaster*	5
34.	Selbsthaftende Binde zur Sicherung des i.v.-Zugangs	je 1
35.	Infusionsbesteck* mit Tropfenzähler	2
36.	Dreiwegehahn mit Verlängerung 10 cm (Füllvolumen ca. 0,6 ml)	2
37.	50-ml-Spritze mit Luer-Lock-Konus	2
38.	Leitung für 50-ml-Spritze	2
39.	Intranasalapplikator (z. B. Mucosal Atomization Device MAD®)	3
40.	1-ml-Spritzen, 2-ml-Spritzen mit Luer-Lock-Konus für MAD®-Anwendung	je 3
41.	EZ-IO® Bohrer (oder vergleichbares halb automatisches i.o.-System)	1
42.	15G i.o.-Kanülen*: 15 mm (rosa), 25 mm (blau) und 45 mm (gelb)	je 2
43.	Fixierpflaster zur Nadelstabilisierung (z. B. EZ-Stabilizer®)	2
44.	Set Kinder-Defibrillationselektroden (Pads)	1

Nr.	Diagnostik und Sonstiges	Anzahl
45.	Kinderstethoskop*	1
46.	RR-Manschette Baby/Kleinkind*/Kind	je 1

21

Nr.	Diagnostik und Sonstiges	Anzahl
47.	(Klebe-)Pulsoxymetrie-Sensoren für Säuglinge/Kleinkinder	3
48.	Kapnographie-Küvette und -Nasenbrille für Säuglinge/Kleinkinder+	je 1
49.	EKG-Klebelektroden für Säuglinge	10
50.	Taschenlampe*	1
51.	Thermometer* (Infrarot / Ohr)	1
52.	Körperlängenbasierte Dosierhilfe (z. B. Karte, Tabelle, Lineal)	1
53.	HWS-Schiene(n) in Kindergrößen	je 1
54.	Kinderrückhaltesystem für den Liegendtransport	1

** Bestandteil der DIN 13232, Teil A (Basis) und C (Kinder)*

Gegenüber der Originalpublikation von 2018/2019 ist inzwischen der standardmäßige Einsatz der Videolaryngoskopie zu empfehlen. *(Disma N, Asai T, Cools E et al. (2024) Airway management in neonates and infants – European Society of Anaesthesiology and Intensive Care and British Journal of Anaesthesia joint guidelines. Eur J Anaesthesiol 41:3–23)*

+ Dieser Hinweis findet sich in der Originalpublikation nur im Fließtext.

Notfallmedikamente

22.1 Erklärung der Systematik

Für die alphabetische Ordnung werden grundsätzlich die Wirkstoffnamen verwendet. Soweit sinnvoll wird in Klammern dahinter ein gängiger Handelsname vermerkt – dadurch soll kein bestimmtes Präparat favorisiert, sondern der Wiedererkennungswert erhöht werden (Tab. 22.1).

Es werden ausschließlich die notfallmedizinisch relevanten Indikationen und nur die diesbezüglich erforderlichen Zusatzinformationen angegeben!

Der Umfang der Zusatzinformationen orientiert sich grundsätzlich an der Dringlichkeit einer Medikation. So spielen z. B. Kontraindikationen und Nebenwirkungen von Reanimationsmedikamenten keine Rolle, während die von Anti-

F. Hoffmann, B. Landsleitner, *Kindernotfall-ABC*,
https://doi.org/10.1007/978-3-662-67460-4_22

emetika schon in die Nutzen-Risiko-Analyse einfließen müssen.

> **Zahlreiche Medikamente werden außerhalb der zugelassenen Altersgruppe, Indikation und/oder Applikationsform im Rahmen eines „Off-label use" eingesetzt – darauf wird nicht extra hingewiesen!**

Tab 22.1 Erklärung der Systematik

Abk.	Schlagwort	Erläuterung
A/V	Ampulle/Verdünnung	Inhalt der Ampulle und *falls sinnvoll* Angabe zur Verdünnung
I	Indikation/en	Notfallrelevante Indikationen (ggf. differenziert nach Applikationsweg)
KI	Kontraindikation/en	Absolute Kontraindikationen im Notfall – *spezif. Allergie nicht erwähnt*
NW	Nebenwirkung/en	Notfallrelevante Nebenwirkungen im therapeutischen Dosisbereich
AP	Applikation	Mögliche Applikationswege; ggf. Angabe Injektionsgeschwindigkeit
WE	Wirkeintritt	Dauer von Applikation bis Wirkbeginn (ggf. dif. n. Applikationsweg)
WD	Wirkdauer	Dauer von Beginn bis Ende der klinischen Wirkung
DOS	Dosierung	Dosierung pro kg Körpergewicht (ggf. dif. n. Applikationsweg)
B	Bemerkungen	Beurteilung oder Angabe, was sonst noch wichtig ist (fakultativ)

22.2 Notfallmedikamente (alphabetisch)

22.2.1 Adenosin (Adrekar®)

A/V	- Ampulle enth. 2 ml/6 mg (= 3 mg/ml) - Anwendung unverdünnt
I	- Paroxysmale supraventrikuläre Tachykardie (SVT)
KI	Höhergradiger AV-Block, schwere Hypotonie, dekompensierte Herzinsuff. *Anamnestisch:* Sick-Sinus-Syndrom, Long-QT-Syndrom
NW	Heftige Beschwerden mit Stenokardie, Dyspnoe, Flush, Kopfschmerz, Schwindel, Übelkeit, Hypotonie, Rhythmusstörungen, extreme Bradykardie, bis Asystolie (selbstlimitierend)
AP	i.v. möglichst herznah ➔ *schnellstmögliche Injektion* über Dreiwegehahn + sofortiges Nachspülen über Bypass
WE	Sekunden nach Injektion
WD	< 10 s (alle NW danach selbstlimitierend)
DOS	0,2 mg/kg i.v. (ggf. schrittweise um 0,1 mg/kg erhöhen, Maximaldosis 12 mg)
B	- Keine Wirksamkeit bei zu langsamer oder sehr herzferner Injektion! - NW antizipieren und Pat. informieren/abschirmen (selbstlimitierend) - i.o.-Injektion möglicherweise zu langsam (einige negative Fallberichte)

22.2.2 Adrenalin – *syn.*: Epinephrin (Suprarenin®)

A/V	- Ampulle enth. 1 ml/1 mg oder 25 ml/25 mg (= 1 mg/ml) → Verd. 1:10 (=0,1 mg/ml) - Fertigspritze (Adrenalin 1:10.000 Aguettant®) enth. 10 ml/1 mg (= 0,1 mg/ml)
I	- Kardiopulmonale Reanimation - Schwere Anaphylaxie, anaphylaktischer Schock - Krupp-Syndrom, extra- und/oder intrathorakale Atemwegsobstruktion/-schwellung
KI	*Kreislaufstillstand:* Hypothermie mit Körperkerntemperatur < 30 °C
NW	Hypertonie, Tachykardie, Herzrhythmusstörungen, Stenokardien, AP-Beschwerden, Hyperglykämie, Pupillenerweiterung
AP	- *Kreislaufstillstand:* i.v./i.o. (verd. Lösung oder Fertigspritze mit 0,1 mg/ml), nachspülen! - *Anaphylaxie:* i.m. (pure Lösung mit 1 mg/ml), i.m. Kanüle verwenden
WE	- i.v./i.o. → sofort nach Injektion - i.m. → einige Minuten nach Injektion - inhalativ → einige Minuten nach Inhalationsbeginn
WD	- i.v./i.o./inhalativ → 3–5 min - i.m. → 10–15 min

DOS	- *Kreislaufstillstand:* 0,01 mg/kg i.v./i.o. (= 0,1 ml der 1:10.000 *verd.* Lösung) - *Hypotonie (Postreanimationsphase):* 1 mg+49 ml NaCl 0,9% (50-ml-Spritze) - *Anaphylaxie:* < 6 Jr. 0,15 mg i.m., 6–12 Jr. 0,3 mg i.m., > 12 Jr. 0,5 mg i.m. *pur* - *Obere Atemwegsobstruktion:* alterunabhängig 5 ml = 5 mg per inhalationem *pur*
B	- CAVE Lagerung: Suprarenin® muss bei 2–8 °C, Adenalin-Infectopharm® und Aguettant®-Fertigspritze können bei Raumtemperatur gelagert werden - Ampullen-Adrenalin kann problemlos zur Inhalation verwendet werden, die zusätzliche Vorhaltung eines (höherkonzentrierten) Inhalats ist nicht erforderlich

22.2.3 Alteplase (Actilyse®)

A/V	- Durchstechflasche enth. 10/20/50 mg Trockensubstanz (mit Überleitungskanüle) - Rekonstitution mit 10/20/50 ml Aqua dest. auf Endkonzentration 1 mg/ml
I	- Ultima Ratio: Lyse unter laufender CPR bei V. a. fulminante Lungenembolie - [*Grundsätzlich bei Pat. > 16 Jr*: fibrinolytische Therapie bei akutem Myokardinfarkt, akuter fulminanter Lungenembolie, akutem ischämischem Schlaganfall]
KI	Zahlreiche KI bei Anwendung *außerhalb* Reanimationssituation: Blutgerinnungsstörung, hämorrhaghische Diathese, Antikoagulation, Blutung/Hirnblutung,GI-Ulkus, Z. n. Operation u. v. m.

NW	Blutungen in allen Körperregionen, v. a. intrazerebral
AP	*Lyse unter CPR:* Bolusappliaktion i.v./i.o.
WE	*Lyse unter CPR:* Fortsetzen der Reanimation für mind. 60–90 min!
WD	*Lyse unter CPR:* Fortsetzen der Reanimation für mind. 60–90 min!
DOS	- *Nur während CPR:* i.v./i.o. Bolusgabe 0,6 mg/kg (=0,6 ml/kg max. 50 mg) - *Andere Indikationen:* versch. indikationsbezogene Dosierschemata, s. Fachinfo
B	Die Indikationen sind im Kindesalter Raritäten, die fibrinolytische Therapie sollte aufgrund begrenzter Erfahrungen spezialisierten Zentren vorbehalten bleiben! Allenfalls Anwendung als Utima Ratio während erfolgloser CPR und ursächlich wahrscheinlicher Lungenembolie

22.2.4 Amiodaron (Cordarex®)

A/V	- Amp.enth. 3 ml/150 mg (= 50 mg/ml) - Anwendung bei CPR unverdünnt (ggf. 1-ml-Spritze benutzen) - Für andere Indikationen: Verdünnung mit Glukose 5% (Kurzinfusion/Spritzenpumpe)
I	- *CPR:* persistierender schockbarer Rhythmus nach 3. und 5. Defibrillation - [Symptomatische/behandlungsbedürftige supraventrikuläre Tachykardien → hier im Rahmen der Notfalltherapie Expertenkonsultation oder elektrische Therapie sinnvoller!]

KI	*Kreislaufstillstand:* Hypothermie mit Körperkerntemperatur < 30 °C
NW	*Bei CPR:* nicht relevant
AP	*Bei CPR:* Bolusappliaktion i.v./i.o.
WE	i.v./i.o. ➔ Minuten nach Injektion (Wirkmaximum nach 15 min)
WD	Max. 4 h (Abfall des Plasmaspiegels durch Umverteilung, HWZ dort 20–100 Tage)
DOS	- Nach 3. Defibrillation: 5 mg/kg (max.300 mg) - Nach 5. Defibrillation: 5 mg/kg (max. 150 mg)
B	Routinemäßige Anwendung bei Kindern nur bei CPR mit schockbarem Rhythmus empfohlen. Einsatz bei tachykarden Rhythmusstörungen nur nach Expertenkonsultation!

22.2.5 Atropin

A/V	- Amp.enth. 1 ml/0,5 mg (= 0,5 mg/ml) *oder* 10 ml/100 mg (= 10 mg/ml) - Anwendung unverdünnt (ggf. 1 ml-Spritze benutzen)
I	- Symptomatische, *vagal bedingte* Bradykardie mit hämodynamischer Instabilität **CAVE: bis zum Beweis des Gegenteils ist jede kindliche Bradykardie hypoxisch bedingt!** - Intoxikation mit Alkylphophaten (phosphororganischen Cholinesterasehemmstoffe), Carbamaten (Insektizide, Herbizide), Muscarin (Risspilze, Trichterlinge); symptomat. Bradykardie bei Intoxikation mit Betablockern/Kalziumantagonisten

KI	- *Bei indikationsgerechter Antidottherapie:* nicht relevant - Myasthenia gravis, Ileus
NW	- *Bei indikationsgerechter Antidottherapie:* nicht relevant - Mundtrockenheit, Mydriasis (Sehstörungen), Tachykardie, Hyperthermie
AP	Bolusapplikation i.v./i.o. (notfalls i.m./s. c.)
WE	- i.v./i.o. ➔ sofort nach Injektion - i.m. ➔ ca. 30 min nach Injektion
WD	Abfall des Plasmaspiegels nach 10 min, Plasmahalbwertszeit 2–3 h
DOS	- *Bradykardie:* 20 µg/kg (max. 0,5 mg) - *Intoxikation:* 0,1 mg/kg (b. Muscarin/Carbamat: 0,02–0,05 mg/kg), anschließend nach Bedarf (4–200 mg/h) im Dauertropf/Spritzenpumpe
B	- Traditionelle Mindestdosis 100 µg, um paradoxen Effekt zu vermeiden – in einer neueren Untersuchung konnte dieser jedoch nicht nachgewiesen werden. - Der routinemäßige Einsatz zur Narkoseeinleitung ohne Succinylcholin ist nicht mehr gerechtfertigt! - 100 mg-Ampullen wegen Verunreinigungen derzeit nur über 0,2–0,45 µm-Filter verabreichen

22.2.6 Kalzium (Kalziumglukonat 10% B. Braun®)

A/V	- Amp. Kalziumglukonat 10% enth. 10 ml/940 mg (= 94 mg/ml – *vereinfacht 100 mg/ml*) - Anwendung bei Hyperkaliämie unverdünnt (ggf. 1-ml-Spritze benutzen)
I	- Membranstabilisierung bei symptomatischer Hyperkaliämie - *Sehr selten:* Antidot bei Intoxikation Fluorwasserstoff, Flusssäure, Fluoride, Kalziumantagonisten
KI	*Bei indikationsgerechter Notfalltherapie:* nicht relevant
NW	Bradykardie, Blutdruckabfall, Übelkeit/Erbrechen, Hitzegefühl/Schwitzen
AP	Langsame Bolusapplikation i.v./i.o.
WE	i.v./i.o. → Minuten nach Injektion
WD	Membranstabilisierung ca. 30–60 min anhaltend
DOS	50 mg/kg = 0,5 ml/kg (max. 20 ml)
B	Bei Hyperkaliämie sofort nach Kalziumgabe → Kaliumumverteilung: Insulin-Glukose-Infusion (z. B. 20 IE Altinsulin in 500 ml Glukose 20% → 2,5 ml/kg), Salbutamol-Verneblung (5-fache Dosis), Natriumhydrogencarbonat bei Azidose oder CPR (1 mmol/kg)

22.2.7 Ceftriaxon (Rocephin®)

A/V	- Durchstechflasche enth. 2,0 g Trockensubstanz - Rekonstitution mit 40 ml NaCl 0,9% in 50-ml-Spritze (= 50 mg/ml)
I	V. a. Waterhouse-Friderichsen-Syndrom (fulminante Sepsis mit disseminierter intravasaler Gerinnung [DIC], Multiorganversagen, Schock, Koma)
KI	*Bei indikationsgerechter Notfalltherapie:* nicht relevant
NW	*Bei indikationsgerechter Notfalltherapie:* nicht relevant
AP	Langsame Bolusapplikation i.v./i.o.
WE	- i.v./i.o. → Plasmaspiegelanstieg Minuten nach Injektion - max. Liquorkonzentration nach 4–6 h
WD	Plasmahalbwertszeit ca. 8 h
DOS	100 mg/kg = 2 ml/kg
B	Bolusgabe nur bei unmittelbar vitaler Indikation! In (anderen!) subakuten Fällen sollte eine vorherige Blutkulturabnahme erwogen werden und die Applikation über 30 min erfolgen.

22.2.8 Clonazepam (Rivotril®)

A/V	- Amp.enth. 1 ml/1 mg Injektionskonzentrat - *Muss verdünnt werden* mit 1 ml Lösungsmittel (Aqua dest.) → 2 ml/1 mg (= 0,5 mg/ml)
I	Status epilepticus *nach* Nichtansprechen von mindestens 2 anderen Antiepileptika

KI	Medikamenten-, Drogen- und Alkoholabhängigkeit, Koma, schwere Ateminsuffizienz
NW	Atemdepression, Bewusstseinsstörung, allergische Reaktion auf Benzylalkohol-Anteil
AP	Langsame Bolusapplikation i.v./i.o.
WE	i.v./i.o. → Minuten nach Injektion
WD	Verteilungs-Halbwertszeit ca. 1 h, Eliminations-Halbwertszeit 30–40 h
DOS	0,02 mg/kg → 5 kg=0,2 ml/10 kg=0,4 ml/15 kg= 0,6 mg/20 kg=0,8 ml/25 kg=1,0 ml
B	Ausweichmedikament, präklinisch selten verfügbar – extrem schwer zu dosieren! Vom Hersteller ist nur noch eine Verdünnung 1 ml auf 85 ml NaCl 0,9% vorgesehen, was auch nicht besser handhabbar ist! Lt. Fachinformation wäre auch für Säuglinge eine Injektion von 0,5 ml (0,25 mg)/min zulässig

22.2.9 Dexamethason

A/V	- CAVE: versch. Ampullengrößen unterschiedlicher Konzentrationen 4, 8 oder 10 mg/ml! - Saft (InfectoDexaKrupp®) mit 0,4 mg/ml
I	- Anaphylaktischer Schock (nach Adrenalin) - Schwerer akuter Asthmaanfall, akute Laryngotracheitis (Pseudokrupp)
KI	*Bei indikationsgerechter Notfalltherapie:* nicht relevant
NW	*Bei indikationsgerechter Notfalltherapie:* nicht relevant

AP	Bolusapplikation i.v./i.o. oder oral (Saft)
WE	Langsamer Wirkeintritt – i. d. R. nicht im Rahmen der Erstversorgung! Max. Plasmaspiegel bei oraler Applikation nach 1–2 h
WD	Plasmahalbwertszeit 4,5 h
DOS	- i.v./i.o.: 0,5 mg/kg (CAVE: unterschiedliche Konzentrationen beachten!), max. 1,2 mg/kg - p.o. (Saft): 0,15 mg/kg Körpergewicht (=0,4 ml/kg), max. 0,3 mg/kg
B	Immer nur Komedikation ohne relevante Sofortwirkung!

22.2.10 Diazepam (Valium®)

Bei der i.v.-Krampfanfalltherapie wurde Diazepam wg. kurzer antiepileptischer Wirkung bei langer Halbwertszeit von moderneren Medikamenten wie z. B. Midazolam abgelöst.

Die rektale Gabe (Diazepam Rektiole) wurde von der intranasalen Midazolamtherapie abgelöst, weil sie hinsichtlich Wirkeintritt und Steuerbarkeit unterlegen ist. Die 5-mg-Rektiole wurde bis 15 kg, die 10-mg-Rektiole ab 15 kg Körpergewicht empfohlen.

22.2.11 Dimenhydrinat (Vomex A®)

A/V	- Amp. enth. 10 ml/62 mg (=6,2 mg/ml) - Anwendung unverdünnt (ggf. 1-ml-Spritze benutzen)
I	Prophylaxe/symptomatische Therapie von Übelkeit/Erbrechen unterschiedlicher Genese
KI	Asthma-Anfall, Engwinkelglaukom, Phäochromozytom, Porphyrie, Krampfanfälle, Herzrhythmusstörungen, Körpergewicht < 6 kg
NW	Sedierung, Kopfschmerzen, Schwindel, Mydriasis, Mundtrockenheit, verstopfte Nase, Tachkardie, Blasenentleerungsstörung
AP	Langsam i.v.
WE	i.v. → Minuten nach Injektion
WD	3–6 h
DOS	1,25 mg/kg (=1 ml/**5** kg – gerundet!)
B	Keine vitale Therapieindikation: KI + NW müssen beachtet werden, eine i.o.-Applikation ist nicht indiziert! (Außerhalb der Notfallversorgung können Suppositorien in der Dosierung 3–5 mg/kg angewendet werden)

22.2.12 Dimetindenmaleat (Histakut®)

A/V	- Amp. enth. 4 ml/4 mg (= 1 mg/ml) - Anwendung unverdünnt (ggf. 1-ml-Spritze benutzen)
I	Leichte anaphylaktoide Reaktionen oder als Komedikation (nach Adrenalin und Kortikoid) beim anaphylaktischen Schock
KI	Kinder < 1 Jr.
NW	Schläfrigkeit/Sedierung, Schwindel/Übelkeit Kopfschmerzen, Mundtrockenheit
AP	Langsam i.v.
WE	i.v. → 10–20 min nach Injektion
WD	Plasmahalbwertszeit 6 h
DOS	0,1 mg/kg (= 0,1 ml/kg)
B	Keine vitale Therapieindikation: KI + NW sollten beachtet werden, eine i.o.-Applikation ist nicht indiziert! Im Zweifelsfall bei leichteren anphylaktischen Reaktionen Adrenalin zuerst!

22.2.13 Dobutamin (Dobutrex®)

A/V	Meist als fertige Infusionslösung mit 5 mg/ml zur Verwendung mit Infusionsspritzenpumpe (Infusionskonzentrat mit 12,5 mg/ml muss auf 5 mg/ml)
I	Kardiale Dekompensation mit reduziertem Herzzeitvolumen aufgrund schlechter myokardialer Kontraktilität (z. B. bei struktureller Herzerkrankung)
KI	Hypovolämie, distributiver Schock, obstruktive kardiale Füllungs- oder Auswurfbehinderung (z. B. Perikardtamponade, schwere Aortenstenose)
NW	Tachkardie, Hypertonie/Hypotonie, Kopfschmerzen
AP	Nur über Spritzenpumpe – keine Bolusinjektion, kein Zusatz in Schwerkraftinfusion!
WE	Wenige Minuten nach Infusionsbeginn
WD	Plasmahalbwertszeit ca. 5 min
DOS	- Startdosis: 5 µg/kg/min - Erhaltungsdosis: 2–20 µg/kg/min
B	Im Notfall eher selten indiziert, da die Diagnostik einer isolierten kardialen Dekompensation i. d. R. schwierig ist. Bei Hypotonie kommen – je nach Ursache und Volumenreagibilität Noradrenalin oder Adrenalin zum Einsatz

22.2.14 Esketamin (Ketanest-S®)

A/V	- CAVE ➔ grundsätzlich 2 Konzentrationen verfügbar: 5 mg/ml + 25 mg/ml - CAVE: *zahlreiche Ampullengrößen*, z. B. 5 mg/1 ml, 10 mg/2 ml, 25 mg/5 ml, 100 mg/20 ml, 50 mg/2 ml, 250 mg/10 ml, 1250 mg/50 ml - Anwendung unverdünnt empfohlen (ggf. 1-ml-Spritze verwenden), wenn aber nur die hohe Konzentration verfügbar ist und i.v. titriert werden soll, ist eine Verdünnung auf 5 mg/ml mit NaCl 0,9% oder Glukose 5% möglich und zugelassen
I	- Analgesie - Analgosedierung (auch prozedural) - Narkoseeinleitung und -aufrechterhaltung - [Hirndrucksenkung bei beatmeten Kindern (off-label, aber in Studien nachgewiesen)]
KI	*Bei indikationsgerechter Notfalltherapie:* nicht relevant (allenfalls Situationen, in denen ein weiterer Blutdruckanstieg ein ernsthaftes Risiko darstellt)
NW	Psychomimetische Effekte, z. B. Halluzinationen, Dysphorie, Angst, Orientierungsstörung (kommt bei Säuglingen und Kleinkindern praktisch nicht vor), Blutdruck-/Herzfrequenzanstieg, Übelkeit/Erbrechen (selten), Hypersalivation (selten relevant)
AP	- Applikationswege: i.v./i.o., i.m., intranasal (auch Verneblung möglich) - Titration zur Analgesie/Analgosedierung, schnelle Bolusinjektion zur Narkoseeinleitung
WE	- i.v./i.o. ➔ 1 min nach Injektion - i.m. ➔ 2–10 min - i.n. ➔ 5–10 min

WD	10–15 min (analgetische Wirkung: bis 20 min) ➔ Nachdosierung nach 10 min in halber Initialdosis
DOS	- Analgosedierung: 0,5 mg/kg i.v./i.o., 2 mg/kg (bei starken Schmerzen: initial 4 mg/kg) - Narkoseeinleitung: 2 mg/kg (mit Rocuronium als 2-Komponenten-Notfallnarkose)
B	- Zur Analgesie vergleichbar potent wie Opioide! - Psychomimetische Nebenwirkungen spielen unterhalb des Schulkindalters keine Rolle, bei größeren Kindern ist die reine Analgesie dem Opioid vorzuziehen - Die vielfach beschriebene Hyperreflexie der Atemwege mit Gefahr des Laryngospasmus spielt keine Rolle, da bei Analgosedierung eine Manipulation der Atemwege (z. B. Absaugung) unterbleiben soll und zur Narkoseeinleitung ein Muskelrelaxans gegeben wird - Die dissoziative Analgesie (Kind verlangsamt, evtl. starrer Blick, abwesend etc.) muss den Eltern erklärt werden, ist aber kein Grund zur Beunruhigung

Esketamin ist das Notfallmedikament mit der größten therapeutischen Breite: Bei alleinigem Einsatz ist eine relevante Atemdepression absolut unwahrscheinlich!

Das Razemat Ketamin ist weniger gut steuerbar und hat tendenziell mehr psychomimetische Nebenwirkungen, es ist kaum billiger – daher gibt es eigentlich keinen Grund, auf Esketamin zu verzichten! Falls unvermeidbar: Ketamin in doppelter (Milligramm-)Dosis geben!

22.2.15 Fentanyl

A/V	- Amp. enth. 2 ml/0,1 mg oder 10 ml/0,5 mg (= 0,05 mg/ml) - Anwendung unverdünnt (ggf. 1-ml-Spritze benutzen)
I	- Akutbehandlung starker Schmerzen - Analgetische Komponente einer Notfallnarkose
KI	*Bei indikationsgerechter Notfalltherapie:* nicht relevant
NW	Übelkeit/Erbrechen, Schwindel, Thoraxrigidität, Sedierung, Atemdepression
AP	- Applikationswege: i.v./i.o., intranasal - Titration nach analgetischer Wirkung
WE	- ca. 1 min nach i.v.-Injektion, Wirkmaximum (und Atemdepression) erst nach einigen min - Ca. 5–10 min nach intranasaler Gabe
WD	15–20 min (Verteilungshalbwertszeit 10 min)
DOS	- i.v./i.o.: 1–2 µg/kg (ggf. weitere Titration bis zur adäquaten Analgesie) - Intranasal: 2 µg/kg (ggf. weitere Titration bis zur adäquaten Analgesie)
B	- Dosisäquivalenz: 0,1 mg Fentanyl entspricht etwa 10 mg Morphin - Wirkstärke vergleichbar mit Esketamin – beide für starke Schmerzen geeignet - Sedierung geringer als bei Esketamin, keine psychomimetischen NW bei älteren Kindern → ideales Analgetikum ab dem (Vor-)Schulkindalter - Bei Notfallnarkose: Injektion nach Hypnotikum + Relaxans, um Thoraxrigidität zu vermeiden

22

22.2.16 Flumazenil (Anexate®)

A/V	- Amp. enth. 0,5 mg/5 ml oder 1 mg/10 ml (= 0,1 mg/ml) - Anwendung unverdünnt (ggf. 1-m-Spritze verwenden)
I	Antagonisierung der Wirkung von Benzodiazepinen/Zopiclon (Überdosierung/Intoxikation)
KI	Epilepsie mit Benzodiazepin-Dauermedikation
NW	*Bei indikationsgerechter Notfalltherapie (s. KI):* nicht relevant
AP	Langsam i.v.
WE	1 min nach Injektion
WD	20–75 min
DOS	0,01 mg/kg (= 0,1 ml/kg), bei Bed. nach 1 min wiederholen (max. 4-mal).
B	Selten zur Antagonisierung therapieinduzierter tiefer Sedierung erforderlich, da das Problem durch Atemwegssicherung (z. B. Esmarch-Handgriff, Wendl-Tubus) und ggf. assistierte Beatmung meist beseitigt werden kann und es ja einen Grund für die Benzodizepin-Applikation gab (z. B. Krampfanfall)

22.2.17 Glukagon (GlucaGen®)

A/V	Amp. enth. 1 mg Trockensubstanz, nach Rekonstitution mit Lösungsmittel: 1 mg=1 IE/ml
I	- Symptomatische Hypoglykämie bei Diabetes mellitus (wenn kein i.v.-Zugang möglich) - Antidot bei Betablocker-/Kalziumantagonisten-Intoxikation
KI	Phäochromozytom
NW	Übelkeit/Erbrechen, Bauchschmerzen
AP	- Bei Hypoglykämie: i.m., s.c. - Bei Betablocker-Intoxikation: i.v. (Bolus + Erhaltungsdosis über Spritzenpumpe)
WE	- 1 min nach i.v.-Injektion - 10 min nach s.c.-Injektion
WD	Plasmahalbwertszeit 5 min
DOS	- Schwere Hypoglykämie: < 25 kg → 0,5 mg, < 25 kg → 1,0 mg einmalig s.c./i.m. - Intoxikation: Bolus 0,1 mg/kg anschl. 70 µg/kg/h über Spritzenpumpe
B	- Einsatz bei Intoxikation nach Rücksprache mit Giftinformationszentrale - BZ-Kontrollen - Glukagon prähospital meist nicht und intrahospital oft nicht in ausreichenden Mengen zur Antidot-Therapie verfügbar. (*Alternative, allerdings mit Hypoglykämie- und Hypokaliämie-Gefahr:* **„Hochdosis-Insulin-Euglykämie-Therapie (HIET)" → 1 IE/kg Insulin-Bolus anschl. 1 IE/kg/h + 0,5 g/kg Glukose anschl. 0,5 g/kg/h)**

22.2.18 Glukose

A/V	- Konzentrationen 5/10/20/40/50% ≙ 50, 100, 200, 400, 500 mg/ml - Zahlreiche Ampullenarten und -größen verfügbar - Konzentrationen < 10% erfordern viel Volumen, Konzentrationen > 20% führen zur Reizung peripherer Venen → 20%ige Lösung verwenden oder entspr. verdünnen
I	Symptomatische Hypoglykämie (BZ-Untergrenze: 50 mg/dl/2,8 mmol/l)
KI	*Bei indikationsgerechter Notfalltherapie:* nicht relevant
NW	*Bei indikationsgerechter Notfalltherapie:* nicht relevant
AP	Langsam i.v. (möglichst im Bypass über 3-Wege-Hahn bei gleichzeitig laufender Infusion)
WE	Sofort nach i.v.-Injektion
WD	Kürzer als Insulinwirkung!
DOS	Initialbolus: 200 mg/kg, Titration nach Wirkung
B	Nach dem Aufwachen: Zufuhr oraler langwirksamer Kohlehydrate!

22.2.19 Haloperidol (Haldol®)

A/V	- Amp. enth. 1 ml/5 mg (= 5 mg/ml) - Anwendung unverdünnt (ggf. 1-m-Spritze verwenden)
I	Akute Psychose (ältere Schulkinder/Jugendliche)
KI	Verlängertes QTc-Intervall, komatöse Zustände
NW	Somnolenz, Teilnahmslosigkeit, extrapyramidale Symptomatik, malignes neuroleptisches Syndrom, QTc-Intervall Verlängerung, ventrikuläre Arrhythmien, sehr selten: Rhabdomyolyse/Niereninsuffizienz
AP	i.m. (nur in Ausnahmefällen i.v.)
WE	Max. Plasmakonzentration 20–40 min nach i.m.-Injektion
WD	Halbwertszeit: 0,5–1 Tag
DOS	- 2,5 – 5 mg i.m. (0,5–1 ml) - 0,05 mg/kg i.v.
B	- Sehr variable Dosis-Wirkungs-Beziehung! - Einsatz eigentlich nur durch Kinder- und Jugendpsychiatrie bzw. bei vorbestehender Dauermedikation

22.2.20 Ibuprofen

A/V	Zahlreiche Darreichungsformen, z. B. Saft, (Schmelz-) Tabletten, Suppositorien, Infusions-/Injektionslösung mit unterschiedlichen Konzentrationen/Wirkstoffmengen
I	Fieber und/oder Schmerzen
KI	Überempfindlichkeitsreaktionen im Zusammenhang mit der Einnahme von Acetylsalicylsäure oder anderen nichtsteroidalen Entzündungshemmern (NSAR) in der Anamnese
NW	*Bei indikationsgerechter Kurzeittherapie:* nicht relevant
AP	Je nach Darreichungsform: oral, rektal, als Kurzinfusion i.v.
WE	Ca. 30 min nach oraler, 60 min nach rektaler Applikation
WD	Halbwertszeit ca. 2 h, Dosisintervall 6 h
DOS	10 mg/kg (max. 400 mg), max. 4-mal tägl.
B	- Ibuprofen-Saft schmeckt gut und kann zur Analgesie bei kleineren Verletzungen, wenn rechtzeitig gegeben, durchaus effektiv sein - Zur medikamentösen Fiebersenkung nach Krampfanfall ist wegen der Vigilanzminderung die rektale Gabe meist sinnvoller

22.2.21 Levetiracetam (Keppra®)

A/V	- Amp. enth. 5 ml/500 mg Konzentrat - *Verdünnung erforderlich* (z. B. mit NaCl 0,9%): höchste Konzentration lt. Fachinfo 15 mg/ml, lt. Literatur 50 mg/ml möglich (→ 5 ml/500 mg + 5 ml NaCl 0,9% = 50 mg/ml)
I	Persistierender Status epilepticus
KI	*Bei indikationsgerechter Notfalltherapie:* nicht relevant
NW	*Bei indikationsgerechter Notfalltherapie:* nicht relevant
AP	Kurzinfusion oder sehr langsame i.v.-Injektion
WE	Minuten nach Kurzinfusion
WD	Halbwertszeit nach oraler Gabe ca. 6 h (i.v. nicht untersucht)
DOS	40 mg/kg (0,8 ml/kg) i.v.
B	Im Therapiealgorithmus kommt Levetiracetam nach intranasaler (evtl. i.m.) und i.v. Midazolam-Applikation bei persistierendem Krampfanfall an 3. Stelle

22.2.22 Lorazepam (Tavor®, Lorazepam Xilmac®)

A/V	- Amp. enth. 1 ml/2 mg (Lorazepam Xilmac®) - [Orale (Schmelz-) Plättchen mit 1,0/2,5 mg – Teilung nicht möglich!] - i.m. unverdünnt, i.v. 1:1 verdünnt mit NaCl 0,9% (ggf. 1-ml-Spritze verwenden)
I	Persistierender Status epilepticus
KI	*Bei indikationsgerechter Notfalltherapie:* nicht relevant
NW	*Bei indikationsgerechter Notfalltherapie:* nicht relevant
AP	i.m./i.v./i.o.-Injektion
WE	1–5 min nach i.v./i.o.-Injektion
WD	Halbwertszeit ca. 12 h (i.v. nicht untersucht)
DOS	- 0,1 mg/kg i.v./i.o./i.m. - [Schmelzplättchen: > 10 kg: 1 mg, > 25 kg: 2,5 mg]
B	- Im Therapiealgorithmus kommt Lorazepam als Alternative zur wiederholten Midazolamgabe vor - Die Injektionslösung ist aktuell nur von 1 Hersteller verfügbar, relativ teuer und im Rettungsdienst meist nicht verfügbar

22.2.23 Magnesiumsulfat 10%

A/V	- Amp.enth. 10 ml/1000 mg (100 mg/ml) - Anwendung unverdünnt
I	- Torsades-de-Pointes-Tachykardie mit Puls, pulslose ventrikuläre Tachykardie mit Torsades de Pointes - Reservemedikament bei Status asthmaticus
KI	*Bei indikationsgerechter Notfalltherapie:* nicht relevant
NW	*Bei Torsade de Pointes-Tachykardie mit/ohne Puls:* nicht relevant
AP	*Langsam* über 5–10 min i.v./i.o. spritzen (solange HF >100/min)
WE	Wenige Minuten nach i.v./i.o.-Injektion
WD	Kurz, bei Wirkungslosigkeit oder erneutem Auftreten der Tachykardie: Dosis whd.
DOS	50 mg/kg i.v./i.o. langsam über 5–10 min, bei Pulslosigkeit Bolusgabe
B	- Wiederholte Applikation bei polymorpher ventrikulärer Tachykardie nach 5–10 min häufig notwendig - CAVE: hohe Verwechslungs-/Fehldosierungsgefahr, da viele Präparate mit unterschiedlichen Konzentrationen, Volumina und Inhaltsangaben im Umlauf!

22.2.24 Methylprednisolon

A/V	- Amp. mit TS enth. 250 mg oder 1000 mg
I	- Anaphylaxie - Status asthmaticus
KI	*Bei indikationsgerechter Notfalltherapie:* nicht relevant
NW	Nur bei Hochdosistherapie zu erwarten, dann Gefahr von Bradykadie und Herzkreislaufstillstand bei zu schneller Applikation
AP	*Bolusapplikation langsam i.v./o.i.*
WE	Frühestens 30–45 min nach Applikation
WD	Max. 12 h
DOS	2 mg/kg i.v./i.o.
B	- Keine Evidenz der Hochdosistherapie mit 30 mg/kg bei Rückenmarkverletzungen, Einsatz deshalb in Erstversorgung nicht sinnvoll - Immer nur Komedikation ohne relevante Sofortwirkung!

22

22.2.25 Midazolam

A/V	- Amp.enth. 15 mg/3 ml (5 mg/ml) oder 5 mg/5 ml (1 mg/ml) - Anwendung unverdünnt
I	- Epileptischer Anfall/Status epilepticus - Sedierung - Narkoseeinleitung
KI	*Bei indikationsgerechter Notfalltherapie:* nicht relevant
NW	Atemdepression, tiefe Sedierung, Verlust von Schutzreflexen, Hypotension
AP	- Intranasal - Bukkal - i.v./i.o. - Intramuskulär - [Rektal]
WE	3–5 min nach i.v./i.o.-Injektion oder intranasaler oder bukkaler Applikation
WD	1–2 h
DOS	- Epileptiischer Anfall: 0,3 mg/kg intranasal, 0,5 mg/kg bukkal, 0,1–0,2 mg/kg i.v./i.o., 0,2 mg/kg i.m. (max. 10 mg) - Sedierung: 0,3 mg/kg intranasal, 0,5 mg/kg bukkal, 0,05 mg/kg i.v./i.o. - Narkoseeinleitung: 0,2 mg/kg i.v./i.o.
B	- Verwechslungsrisiko wegen verschiedener Konzentrationen - Insb. bei repetitiver Gabe i.v./i.o. bei >2 Gaben relevantes Risiko für Atemdepression - Intranasale Applikation nur über Nasalzerstäuber

22.2.26 Morphin

A/V	- Amp. enth. 10 mg/ml oder 20 mg/ml - Anwendung intranasal unverdünnt, bei i.v.-Applikation Verdünnung auf 1 mg/ml
I	Akutbehandlung starker Schmerzen
KI	*Bei indikationsgerechter Notfalltherapie:* nicht relevant
NW	Atemdepression, tiefe Sedierung, Übelkeit/Erbrechen
AP	- Intranasal - i.v./i.o. [s. c.]
WE	10–15 min
WD	4–6 h
DOS	- Intranasal 0,1 mg/kg - i.v./i.o. 0,1 mg/kg
B	Hohe Verwechslungsgefahr aufgrund zwei verschiedener Konzentrationen

22.2.27 Nalbuphin (Nalpain®)

A/V	- Amp. enth. 2 ml/20 mg (10 mg/ml) - Anwendung intranasal (i.m/s.c.) unverdünnt/i.v./i.o. 2 ml + 18 ml NaCl 0,9% (= 1 mg/ml)
I	Akutbehandlung mittelstarker bis starker Schmerzen
KI	Gleichzeitige oder unmittelbar vorhergehende Behandlung mit starken μ-Agonisten

22

NW	*Bei indikationsgerechter Notfalltherapie:* nicht relevant
AP	- i.v./i.o. - Intranasal - i.m./s. c.
WE	2–3 min nach i.v./i.o.-Injektion, 20–30 min nach s.c./i.m.-Injektion
WD	3–4 h
DOS	- i.v./i.o.: 0,2 mg/kg (0,2 ml/kg der verd. Lösung) - Intranasal: 0,4 mg/kg (0,2 ml pro **5** kg der *un*verdünnten Lösung) - i.m../s.c.: 0,2 mg/kg (0,1 ml pro **5** kg der *un*verdünnten Lösung)
B	- Opioid mit kappa-agonistischen und µ-*anta*gonistischen Eigenschaften, d. h. die Wirkung von reinen µ-Agonisten (z. B. Morphin, Piritramid, Fentanyl) würde antagonisiert! - Geringe Gefahr von Atemdepression und Übelkeit ➔ schnelle Bolusgabe möglich

22.2.28 Naloxon

A/V	- Amp. enth. 0,4 mg/ml - Anwendung unverdünnt
I	Opioid-Antagonisierung
KI	*Bei indikationsgerechter Notfalltherapie:* nicht relevant
NW	*Bei indikationsgerechter Notfalltherapie:* nicht relevant

AP	- i.v./i.o. - Intranasal - Intramuskulär
WE	Innerhalb weniger Minuten
WD	Mind. 20–30 min, ggf. repetitive Gabe, da Rückkehr der Intoxikationssymptome, immer intensivmedizinische Überwachung, danach ggf. DTI 0,01 mg/kg/h
DOS	- i.v./i.o.: Bolusgabe, 0,01 mg/kg/Dosis (max. 0,4 mg/Dosis) - Intranasal: 0,01–0,02 mg/kg - Intramuskulär: 0,01 mg/kg
B	Bei Bedarf mit einer höheren Dosis von 0,1 mg/kg wiederholen, wenn nach 3 min noch keine Wirkung eingetreten ist

22.2.29 Natriumbikarbonat 8,4%

A/V	- Amp. enth. 20 ml/20 mmol - Anwendung 1:1 verdünnt mit Aqua
I	- Refraktäre Reanimationsmaßnahmen - Hyperkaliämie - Intoxikation mit trizyklischen Antidepressiva
KI	*Bei indikationsgerechter Notfalltherapie:* nicht relevant
NW	*Bei indikationsgerechter Notfalltherapie:* nicht relevant
AP	i.v./i.o.
WE	Innerhalb weniger Minuten

WD	Keine Daten
DOS	i.v./i.o.: 1–2 mmol/l
B	Nur über sicheren Zugang, da hochosmolar

22.2.30 Noradrenalin

A/V	- Amp. enth. 1 mg/ml - Anwendung unverdünnt
I	Schwerer Schock nach erfolgloser Volumengabe bzw. additiv oder aufgrund erniedrigtem peripherem Widerstand (z. B. Sepsis)
KI	*Bei indikationsgerechter Notfalltherapie:* nicht relevant
NW	*Bei indikationsgerechter Notfalltherapie:* nicht relevant
AP	i.v./i.o., nur über Spritzenpumpe – keine Bolusinjektion, kein Zusatz in Schwerkraftinfusion!
WE	Sofort
WD	Wenige min
DOS	i.v./i.o.: 0,01 µg/kg/min
B	- Formel: Gewicht:3 = Laufgeschwindigkeit Perfusor ≈ 0,1 µg/kg/min - Dauertropfinfusion (DTI): 1 mg ad 50 ml NaCl 0,9 %

22.2.31 Paracetamol

A/V	Infusion: 10 mg/ml Supp. 75 mg, 125 mg, 250 mg, 500 mg
I	- Fieber - Analgesie
KI	Hepatopathie
NW	*Bei indikationsgerechter Kurzeittherapie:* nicht relevant
AP	i.v./i.o. Supp.
WE	30–45 min
WD	6–8 h
DOS	i.v./i.o.: 10 mg/kg über 15 min + Rektal: 15 mg/kg
B	Beachte: Leberversagen bei Überschreiten der Grenzdosis (~100 mg/kg/Tag)

22.2.32 Phenobarbital (Luminal®)

A/V	Ampulle enth. 200 mg/ml Wenn möglich unverdünnt, ansonsten 1 ml ad 9 ml NaCl 0,9% verdünnt → Konzentration 20 mg/ml
I	Status epilepticus
KI	*Bei indikationsgerechter Notfalltherapie:* nicht relevant

NW	Stark sedierend (jedoch mit Gewöhnungseffekt). Bei Kindern können paradoxe Erregung und Hyperaktivität auftreten
AP	Langsam i.v./i.o.
WE	5–10 min.
WD	8–12 h
DOS	i.v./i.o.: 10–15 mg/kg
B	- Im Therapiealgorithmus kommt Phenobarbital als Alternative zu Levetiracetam nach intranasaler (evtl. i.m.) und i.v. Midazolam-Applikation bei persistierendem Krampfanfall an 3. Stelle - Anwendung v. a. im Säuglingsalter

22.2.33 Piritramid (Dipidolor®)

A/V	Ampulle enth. 1 mg/7,5 mg oder 2 ml/15 mg (= 7,5 mg/ml) 15 mg = 2 ml + 1310 ml NaCl 0,9% → Konzentration 1,0 mg/ml
I	Akutbehandlung starker Schmerzen
KI	*Bei indikationsgerechter Notfalltherapie:* nicht relevant
NW	Atemdepression, tiefe Sedierung
AP	- i.v./i.o. - i.m./s. c. - Intranasal

WE	Wenige Minuten nach i.v.-Injektion, 15 min nach i.m.-Injektion
WD	Halbwertszeit 2–3 h
DOS	i.v./i.o.: 0,05–0,1 mg/kg i.m./s.c.: 0,05–0,1 mg/kg Intranasal: 0,1 mg/kg
B	Es gibt wenige Studien zu Piritramid bei Kindern, weil das Medikament (fast) nur in Deutschland angewendet wird. Es wird aber seit vielen Jahren erfolgreich und problemlos zur perioperativen Schmerztherapie bei Kindern eingesetzt. In der Praxis werden ähnliche Dosierung wie für Morphin verwendet

22.2.34 Prednison/Prednisolon

A/V	Tabletten 1 mg, 2 mg, 5 mg, 10 mg, 20 mg, 50 mg Suppositorien 100 mg Pulver zur Herstellung einer Injektions- und Infusionssuspension 10 mg, 25 mg, 50 mg, 100 mg, 250 mg, 500 mg, 1000 mg
I	- Status asthmaticus - Obere Atemwegsobstruktion (z. B. viraler Krupp) - Anaphylaxie
KI	*Bei indikationsgerechter Notfalltherapie:* nicht relevant
NW	*Bei indikationsgerechter Notfalltherapie:* nicht relevant

AP	i.v. p.o. Rektal
WE	30–45 min.
WD	Ca.12 h
DOS	i.v./p.o.: 2 mg/kg Rektal: 100 mg absolut in allen Altersstufen
B	Immer nur Komedikation ohne relevante Sofortwirkung!

22.2.35 Propofol 1%

A/V	Je nach Hersteller verschiedene Ampullengrößen/ Durchstechflaschen z. B. mit 10, 15, 20, 50, 100 ml (= 10 mg/ml)
I	- Sedierung - Narkose (Einleitung und Aufrechterhaltung)
KI	Hämodynamische Instabilität
NW	- Blutdrucksenkung, Bradykardie - Atemdepression
AP	i.v./i.o.
WE	<1 min
WD	Dosisabhängig, ca. 5–10 min

DOS	- Sedierung: 1–2 mg/kg i.v. - Narkoseeinleitung: 2,5 mg (Kinder > 8 Jahre) bis 4 mg/kg (Kinder < 8 Jahre) i.v. - Narkoseaufrechterhaltung: 9–15 mg/kg/h
B	- Obwohl Propofol das Routinemedikament zur Einleitung einer klinischen Anästhesie bei Kindern ist, muss der Einsatz zur Notfallnarkose bei fehlender Anamnese und unklarem kardiozirkulatorischem Zustand kritisch hinterfragt werden - CAVE: Eine Dosisreduktion zur Vermeidung des Blutdruckabfalls führt zu einer erhöhten Komplationsrate wegen unzureichender Narkosetiefe → im Zweifelsfall zur Notfallnarkose besser Esketamin (mit Relaxans) verwenden!

22.2.36 Reproterol

A/V	Ampulle enth. 90 µg/1 ml oder 900 µg/10 ml (= 0,09 mg/ml) Verdünnung empfohlen: 1 ml/90 µg + 14 ml NaCl 0,9% = 6 µg/ml
I	- Status asthmaticus (auf Inhalationstherapie refraktär und lebensbedrohlich erkrankt) - Schwere Bronchospastik anderer Genese
KI	*Bei indikationsgerechter Notfalltherapie:* nicht relevant
NW	- Tachykardie - Rhythmusstörungen
AP	i.v./i.o. als Bolus, dann ggf. DTI

WE	Einige Minuten nach Injektion
WD	Elimnationshalbwertszeit 1–1,5 h
DOS	Bolusgabe über 30–60 s: 1,2 µg/kg i.v. → 1 ml der verd. Lsg. pro 5 kg
B	- Kurzinfusion (initial): 1 µg Reproterolhydrochlorid/kg/min über 10 min, 1 ml Injektionslösung (90 µg Reproterolhydrochlorid) ist für 9 kg Körpergewicht ausreichend - Dauerinfusion: 0,2 µg Reproterolhydrochlorid/kg/min über 36–48 h, 1 ml Injektionslösung (90 µg Reproterolhydrochlorid) reicht für eine 30-minütige Infusion bei 15 kg Körpergewicht aus, unter ständiger Kontrolle der Herzfrequenz (nicht über 200/min!) kann die Dosis in Abhängigkeit von der Wirkung alle 10–30 min um 0,1 µg/kg Körpergewicht/min erhöht werden. Bei der Gefahr einer respiratorischen Insuffizienz kann so bis zu einer Maximaldosis von 2,0 µg/kg/min erhöht und die Dosis beibehalten werden, bis eine deutliche Besserung eintritt (bis zu 48 h)

22.2.37 Rocuronium

A/V	Amuplle enth. 50 mg/5 ml (10 mg/ml)
I	Relaxierung
KI	*Bei indikationsgerechter Notfalltherapie:* nicht relevant
NW	*Bei indikationsgerechter Notfalltherapie:* nicht relevant
AP	i.v./i.o.

WE	Bei hoher Dosierung mit 1 mg/kg ca. 1 min
WD	30–45 min (selten bis 90 min)
DOS	1 mg/kg i.v./i.o.
B	- Nicht depolarisierendes Muskelrelaxans - Rocuronium B. Braun® ist bei < 25 °C 18 Monate haltbar

22.2.38 Salbutamol

A/V	Inhalationslösung 0,5 %, Fertiginhalat 1,25 mg/2,5 ml
I	- Obstruktive Bronchitis - Asthma-Anfall - Hyperkaliämie
KI	*Bei indikationsgerechter Notfalltherapie:* nicht relevant
NW	Tachykardie
AP	Inhalativ (über Verneblermaske, Düsen- oder Mesh-Vernebler)
WE	5–10 min
WD	4–6 h
DOS	2,5–5 mg absolut
B	Keine Altersanpassung notwendig: Die aufgenommenen Wirkstoffmenge korreliert mit dem (altersabhängigen) Atemminutenvolumen

22.2.39 Simeticon (Sab Simplex®)

A/V	Suspensionsflasche: 1 ml (ca. 25 Tr.) enth. 69,2 mg Simeticon (= Dimeticon 350 – Sili ciumdioxid im Verhältnis 92,5:7,5)
I	Entschäumer (Intoxikation schäumende Substanzen/ Spülmittel)
KI	*Bei indikationsgerechter Notfalltherapie:* nicht relevant
NW	Keine
AP	Oral
WE	Entschäumende Wirkung unmittelbar nach Kontakt zur schaumbildenenden Substanz
WD	Unveränderte enterale Ausscheidung
DOS	p.o. 1 ml/kg
B	Überdosierung eigentlich nicht möglich

22

22.2.40 Succinylcholin 1 % = Suxamethoniumchlorid

Als Notfall-Relaxans zur Narkoseeinleitung wurde das depolarisierende Succinylcholin vom nicht depolarisierenden Rocuronium abgelöst.

Wegen zahlreicher Nebenwirkungen (Hyperkaliämie durch Kaliumverschiebung nach extrazellulär, Bradykardie/Asystolie, Arrhythmien, maligne Hyperthermie etc.) nicht mehr empfohlen!

Der scheinbare Vorteil der kurzen Wirkdauer ist bei Säuglingen und Kleinkindern wegen der kürzeren Apnoetoleranz nicht relevant!

22.2.41 Sufentanil (Sufenta mite®)

A/V	**CAVE:** unterschiedliche Ampullengrößen und Konzentrationen: 5 µg/ml, 10 µg/ml oder 50 µg/ml! Empfohlene Konzentration 5 µg/ml, dann Anwendung unverdünnt
I	- Analgesie - Analgetische Komponente einer Narkose
KI	*Bei indikationsgerechter Notfalltherapie:* nicht relevant
NW	- Sedierung, Schwindel, Übelkeit, Atemdepression bei Überdosierung
AP	- i.v./i.o. - Intranasal
WE	Minuten nach Injektion
WD	Ca. 30 min
DOS	- i.v./i.o.: 0,2–0,5 µg/kg(≤ 0,1 ml/kg) - Intranasal: 0,5 µg/kg (= 0,1 ml/kg)
B	µ-Agonist ca. 7- bis 10-fach potenter als Fentanyl und 500- bis 1000-fach potenter als Morphin

22.2.42 Suprarenin (→ Adrenalin)

■ Terbutalin (Bricanyl®)

A/V	Ampulle enth. 0,5 mg/1 ml)
I	- Schwere pulmonale Obstruktion - Status asthmaticus
KI	*Bei indikationsgerechter Notfalltherapie:* nicht relevant
NW	Tachykardie, Arrhythmie, Hypokaliämie
AP	- Subkutan (s.c.) - Intravenös (nicht zugelassen, aber häufig angewendete Applikation)
WE	s. c. : ca. 10 min
WD	4–6 h
DOS	0,0005 mg/kg
B	- β2-Sympathomimetikum mit kurzer Wirkdauer und raschem Wirkungseintritt - Nur zur subkutanen Gabe zugelassen - Nach Verdünnung auf 10–20 ml kann dieselbe Dosis auch sehr langsam (!) i.v. appliziert werden → Reproterol ist aber die bessere Alternative!

22.2.43 Theophyllin

A/V	Ampulle enth. 200 mg/10 ml
I	Theerapierefraktärer Status asthmaticus (Ultima Ratio, wenn andere Therapieoptionen unzureichenden Effekt haben)
KI	*Bei indikationsgerechter Notfalltherapie:* nicht relevant
NW	- Tachykarde Rhythmusstörungen - Epileptische Anfälle
AP	i.v./i.o.
WE	Minuten nach Injektion
WD	Plasmahalbwertszeit einige Stunden
DOS	6 mg/kg i.v. über 20 min.
B	- Rasche Injektion kann tachykarde Rhythmusstörungen oder Krampfanfälle auslösen, bei Vortherapie halbe Dosis (geringe therapeutische Breite) - **Theophyllin gehört nicht mehr zur Standardtherapie des Status asthmaticus!**

22

22.2.44 Tranexamsäure

A/V	Ampulle enth. 500 mg/5 ml
I	Akute Blutung bei Polytrauma/SHT mit V. a. Hyperfirbrinolyse
KI	*Bei indikationsgerechter Notfalltherapie:* nicht relevant
NW	*Bei indikationsgerechter Notfalltherapie:* nicht relevant
AP	i.v./i.o.
WE	Keine Daten für Kinder
WD	Keine Daten für Kinder
DOS	i.v.: 15 mg/kg (ggf. Erhaltungsdosis 2 mg/kg/h)
B	Einsatz nur bei massiver Blutung nach Trauma

22.2.45 Urapidil (Ebrantil®)

A/V	Ampulle enth. 25 mg/5 ml
I	Hyptertensiver Notfall
KI	Aortenisthmusstenose, arteriovenöser Shunt
NW	Schwindel, Kopfschmerzen, Übelkeit, Palpitationen, Tachkardie
AP	i.v./i.o.
WE	5–10 min.
WD	4–(6) h

DOS	i.v.: 1 mg/kg sehr langsam
B	- Sehr, sehr langsame Injektion, nach 1/3 der Dosis Blutdruckkontrolle, dann ggf. nächstes 1/3 applizieren. - CAVE: isolierte hypertensive Notfälle sind im Kindesalter selten ➔ Anamnese beachten und Sinnhaftigkeit der akuten Blutdrucksenkung kritisch abwägen!

22.2.46 Vasopressin (Empressin®)

A/V	Empressin 40 IE/2 ml Verdünnung: 20 IE/ml = 1 ml ad 10 ml NaCl 0,9 → Konzentration 2 IE/ml
I	- Therapierefraktäre Reanimation (Bolus) - Therapierefraktärer Schock (DTI)
KI	*Bei indikationsgerechter Notfalltherapie:* nicht relevant
NW	*Bei indikationsgerechter Notfalltherapie:* nicht relevant
AP	i.v./i.o.
WE	Minuten nach Injektion
WD	Plasmahalbwertszeit ca. 10 min
DOS	- Reanimation: 0,4 IE/kg i.v. als Bolus - Schock: 0,0003–0,002 IE/kg/min
B	- Einsatz eher im Rahmen der Intensivmedizin, wenn Schock nach Katecholamin- und Volumengabe therapierefraktär - Therapieversuch bei Reanimation außerhalb der Leitlinien

Normalwerte, Scores, Algorithmen, Checklisten

F. Hoffmann, B. Landsleitner, *Kindernotfall-ABC*,
https://doi.org/10.1007/978-3-662-67460-4_23

23.1 Blutdruck und Herzfrequenz (Tab. 23.1)

23

Tab 23.1 Normalwerte Blutdruck und Herzfrequenz

Alter	Syst. RR (mmHg)	Diast. RR (mmHg)	Herzfrequenz	Atemfrequenz
Neugeborenes	50–70	30–45	120–150/min	30–40/min
6 Monate	70–90	50–70	100–150/min	30–40/min
1–3 Jahre	80–113	46–79	90–140/min	25–30/min
4–6 Jahre	80–115	47–79	75–130/min	20–25/min
7–10 Jahre	83–122	52–83	70–120/min	20–25/min
11–13 Jahre	95–136	58–88	60–100/min	12–20/min
14–16 Jahre	100–127	55–77	60–90/min	12–20/min

23.2 Beurteilung des kritisch kranken Kindes (Abb. 23.1, 23.2, Tab. 23.2)

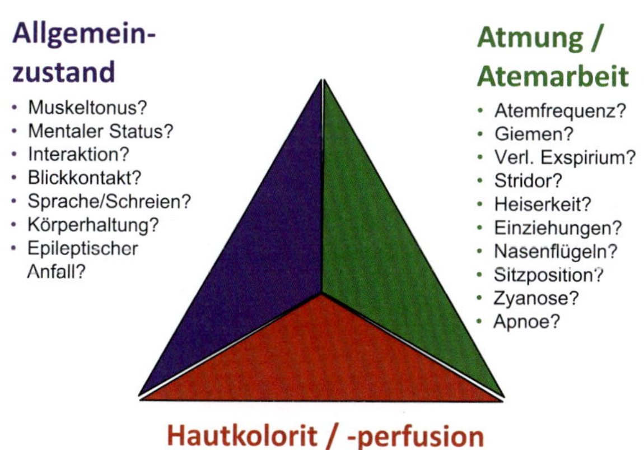

Abb. 23.1 Pädiatrisches Beurteilungsdreieck (Blickdiagnosedreieck)

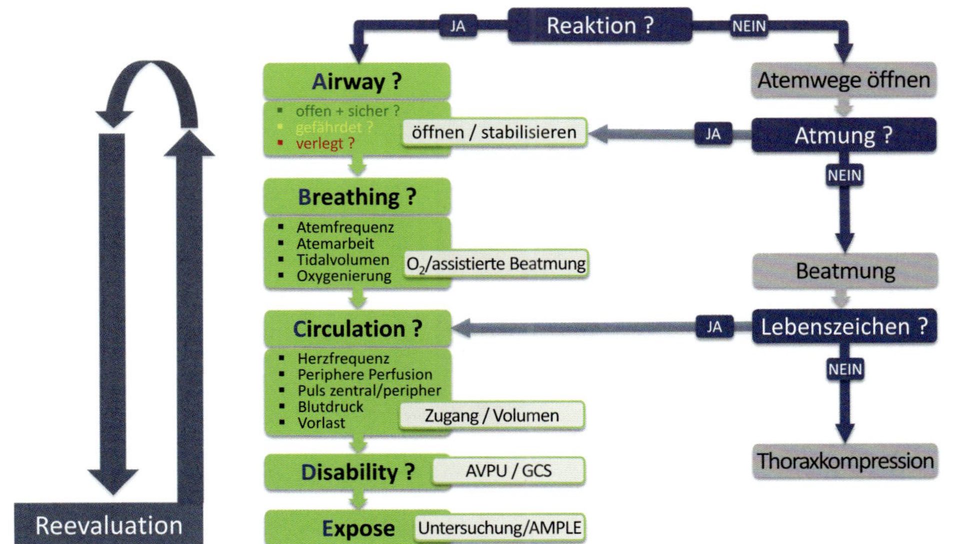

Abb. 23.2 Algorithmus zum Vorgehen beim kritisch kranken Kind

Tab 23.2 Kindliche Unbehagens- und Schmerz-Skala (KUSS) zur Beurteilung von Schmerzen 0–4 Jr

	Beobachtung	Punkte
Weinen	Gar nicht	0
	Stöhnen, jammern	1
	Schreien	2
Gesichtsausdruck	Entspannt, lächelt	0
	Mund verzerrt	1
	Grimmassieren	2
Rumpfhaltung	Neutral	0
	Unstet	1
	Aufbäumen, krümmen	2
Beinhaltung	Neutral	0
	Strampelnd, tretend	1
	An den Körper gezogen	2
Motorische Unruhe	Gar nicht	0
	Mäßig	1
	Ruhelos	2

23.3 Management von Atemwegen und Atmung

(▣ Abb. 23.3, 23.4, 23.5, 23.6, 23.7, ▣ Tab. 23.3, 23.4, 23.5, 23.6)

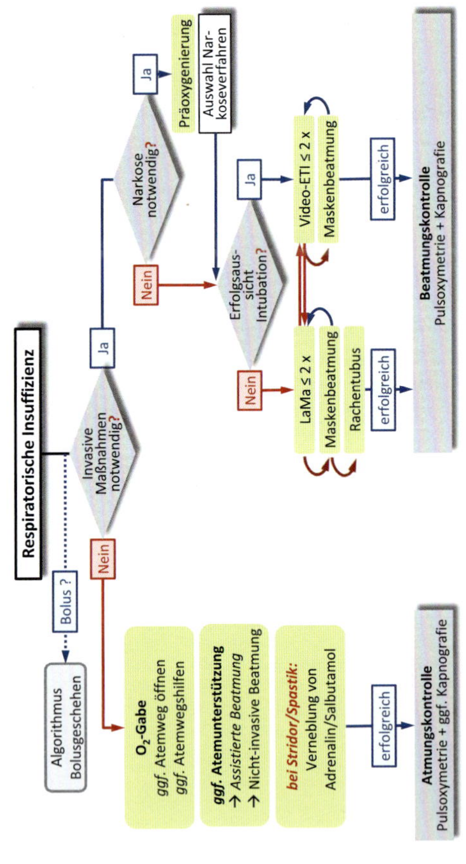

▣ **Abb. 23.3** Algorithmus zum Management von Atemweg, Atmung und Beatmung

23

Team-Time-out 1:
Indikation bestätigt / Material ausgewählt / Aufgaben verteilt ?

Patientenvorbereitung

- ✓ Dosisberechnung und Atemwegsauswahl mit kognitiver Hilfe
- ✓ i.v./i.o.-Zugang sichern und prüfen
- ✓ Monitoring: SpO_2, EKG (QRS-Ton an), NIBP, etCO2
- ✓ Lagerung mit Kopf in Neutralposition (Schulterrolle)
- ✓ Ggf. HWS-Schiene abnehmen → manuelle In-Line-Stabilisierung
- ✓ Präoxygenierung mit 100% O_2 und dichtsitzender Maske

Equipmentvorbereitung

- ✓ Medikamente: 4-Augen-Prinzip, eindeutige Spritzenbeschriftung
- ✓ **Plan A**: Beutel-Masken-Beatmung mit Manometer (Guedeltubus)
- ✓ **Plan B**: Larynxmaske
- ✓ **Plan C**: Endotrachealtubus, Führungsstab, (Video-) Laryngoskop
- ✓ Fixierungmaterial, Cuffdruckmesser, Stethoskop
- ✓ Beatmungsgerät checken/einstellen
- ✓ Absaugung + großer Absaugkatheter

Team-Time-Out 2:
Vorbereitung komplett / Ablauf und Aufgaben klar ?

Narkoseeinleitung

- ▶ Hypnotikum injizieren (Dosisangabe in mg und ml, wie vorab festgelegt)
- ✓ Beatmung beginnen, Spitzendruck < 20 mbar (Magenüberblähung vermeiden)
- ▶ Muskelaxans + Analgetikum injizieren (Dosisangabe in mg und ml, wie festgelegt)
- ✓ Effektivität der Beatmung prüfen (Thoraxexkursionen, Kapnogramm)
- ✓ ggf. Lagerung korrigieren, Doppel-C- / Esmarch-Griff, ggf. Magen entlasten
- ✓ Relaxans-Anschlagszeit abwarten; Intubationszeitpunkt rechtzeitig kommunizieren
- ✓ (Video-)Laryngoskopie und Intubation (Erfolg/Probleme kommunizieren)
- ✓ ODER: Larynxmaske einführen

Team-Time-Out 3:
Atemweg und Beatmung sicher / ABCDE gecheckt / Narkoseerhalt ?

Nachbereitung

- ✓ Effektivität der Beatmung prüfen, bei Beatmungsproblemen sofort Ursache suchen:
  - ✓ D islokation des Tubus (akzidentelle Extubation, einseitige Intubation)?
  - ✓ O bstruktion von Tubus, Filter oder Beatmungsschläuchen?
  - ✓ P neumothorax / Pulmonale Pathologie?
  - ✓ E quipmentversagen (Sauerstoffquelle, Beatmungsbeutel / -gerät)?
  - ✓ S tomach = Magenüberblähung?
  - ✓ S edation/Specials = unzureichende Narkosetiefe/Relaxierung, Herzproblem?
- ✓ Narkose + Monitoring aufrechterhalten; Ziele: $SpO_2 \geq 94\%$ / etCO2 ≈ 35 mmHg
- ✓ Patientenstatus nach ABCDE-Schema reevaluieren; Therapiehilfen sichern

Abb. 23.4 Checkliste Kindernotfallnarkose

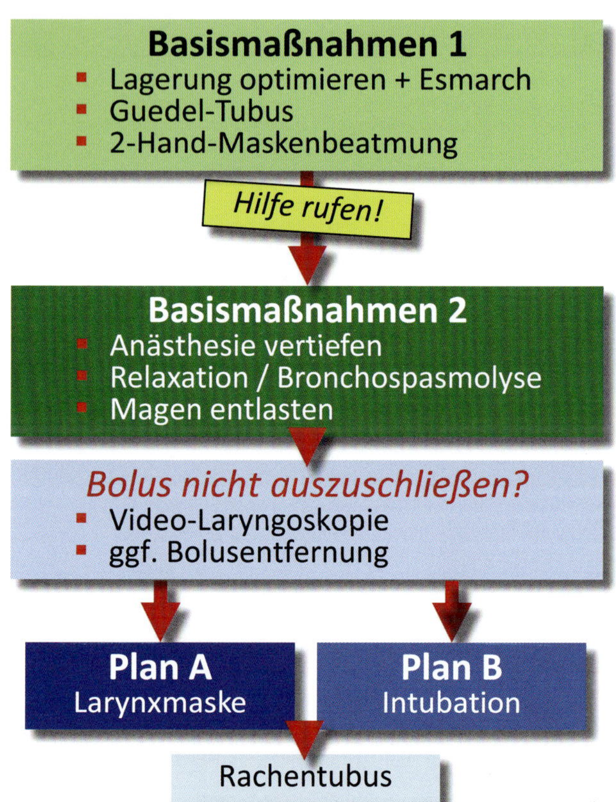

Abb. 23.5 Algorithmus Beatmung nicht möglich bei Einleitung einer Notfallnarkose

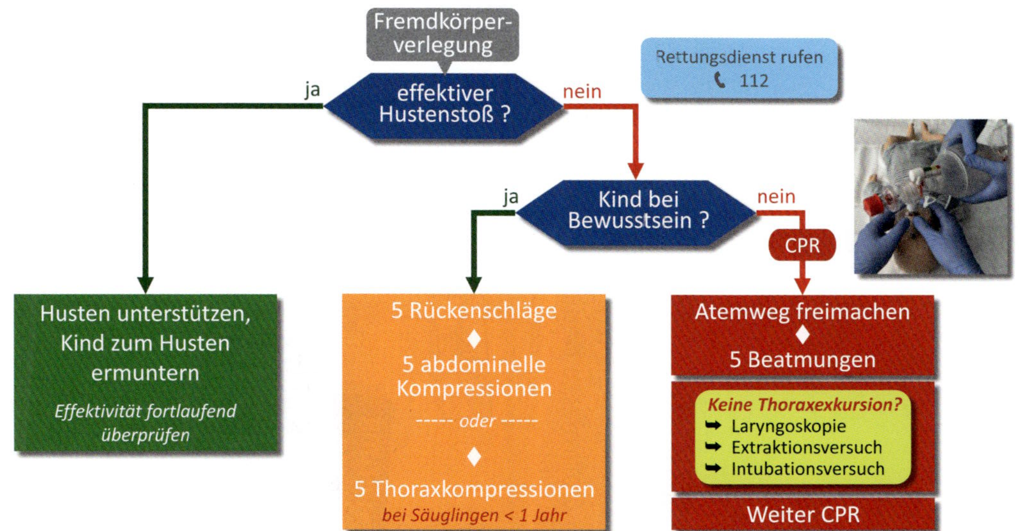

Abb. 23.6 Algorithmus Bolusaspiration

23

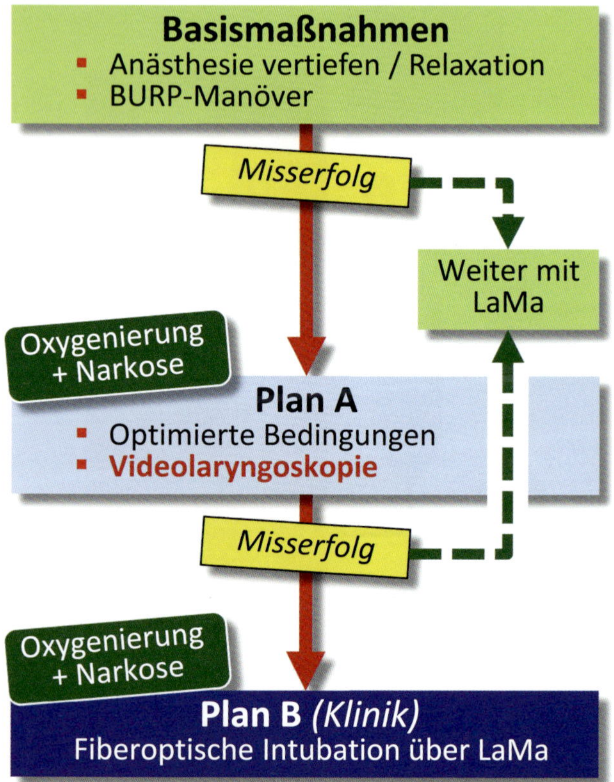

Abb. 23.7 Algorithmus Intubation nicht möglich

Tab 23.3 DOPESs-Schema

D	Dislokation	– Akzidentelle Extubation (LaMa/Tubus) → Maskenbeatmung
		– Einseitige Intubation → *Rückzug*
		– Tubus extratracheal → *sofort entfernen*
		– LaMa zu tief/zu flach inseriert
		– Beatmungsschlauch diskonnektiert
O	Obstruktion	– Tubus/LaMa abgeknickt (auch im Rachen prüfen) → *Korrektur*
		– Tubus/LaMa sekretverlegt → *Sekret absaugen*
		– Beatmungsfilter (HME/ASF) sekretverlegt → *Filter tauschen*
		– Beatmungsschläuche verlegt/abgeknickt → *Beutelbeatmung*
P	Pulmonale Ursache	– Pneumothorax → *Entlastung*
		– Bronchospasmus → *Bronchospasmolyse*
		– Aspiration → *Absaugen, ggf. PIP erhöhen*
		– Entzündung/Erguss/Ödem → *PIP erhöhen, ggf. kausale Therapie*
		– Pressen/Krampfanfall → *Narkose vertiefen, relaxieren*
		– Thoraxrigidität nach Opioidgabe → relaxieren

23

Tab 23.3 (Fortsetzung)

E	Equipment	– Sauerstoffquelle ausgefallen/leer
		– Beatmungsbeutel defekt/zu klein
		– Beatmungsgerät defekt/falsch eingestellt
		– Schlauch-Leckage/-Fehlanschluss
Ss	Stomach/ Sedation	– Magenüberblähung durch vorherige Maskenbeatmung → *Magensonde und Luft absaugen/abziehen*
		– Unzureichende Narkosetiefe → *Narkose vertiefen*

Tab 23.4 Größentabelle Larynxmasken

Größe	**Patientengewicht* [kg]**	**Max. Cuffvolumen** [ml]**	**Cuffdruck*** [cmH$_2$O]**	**Max. Magensonde* [Fr]**
1	2–5	4 (5)	40	6
1½	5–10(–12)	7 (8)	40	8 (6)
2	10–20(–25)	10 (12)	40	10
2½	20–30(–35)	14 (20)	40	10
3	30–50	20 (30)	40	16 (14)

* Angaben in Klammern für Intersurgical i-gel®
** Angaben für Ambu Aura Gain® (in Klammern für Teleflex Supreme®)
*** Herstellerangabe: max. 60 cmH$_2$O

Tab 23.5 Größentabelle Laryngoskopspatel

Größe	Ausführung	Altersbereich
0	Miller oder Mcintosh	Frühgeborene
1	Miller oder Mcintosh	Neugeborene (bis max. 1 Jahr)
2	Mcintosh	Kleinkinder/Vorschulkinder
3	Mcintosh	Schulkinder/Jungendliche
4	Mcintosh	Jugendliche/Erwachsene

Tab 23.6 RALPH-Akronym bei schwieriger Maskenbeatmung

R	**Repositionierung**	**Kopf in Neutralposition, Kinn anheben, Mund öffnen**
A	Absaugen	Wenn nötig: Mund/Nase absaugen, Magen entlasten
L	Leckage	Maske repositionieren, Maskengröße prüfen, Doppel-C-Griff anwenden
P	PIP erhöhen	Beatmungsspitzendruck (PIP) erhöhen, bis Thoraxexkursion sichtbar
H	Hilfsmittel	Guedel-Tubus/Rachentubus/Larynxmaske einsetzen

23.4 Neurologische Scores und Therapie (▫ Abb. 23.8, 23.9, ▫ Tab. 23.7)

23

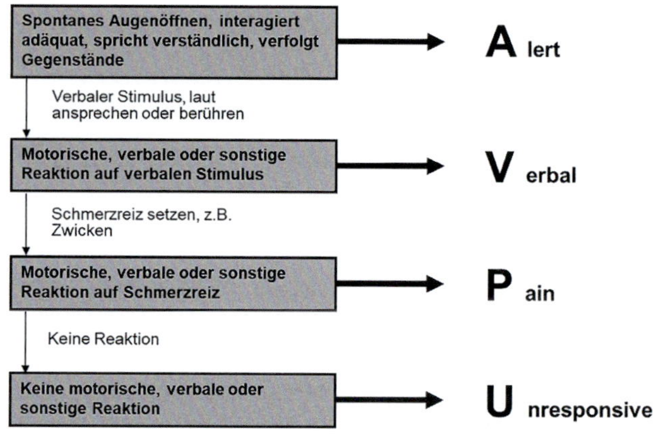

▫ **Abb. 23.8** AVPU-Score

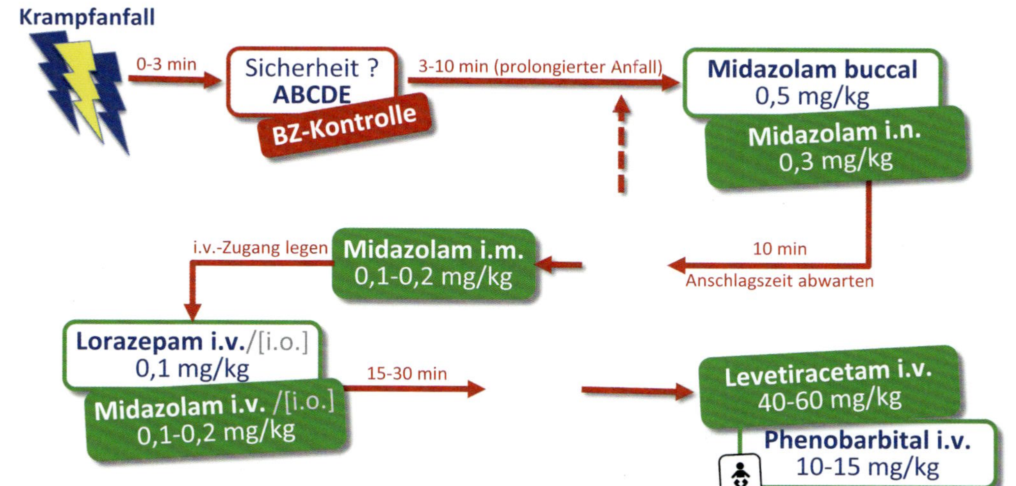

Abb. 23.9 Notfalltherapie beim Krampfanfall

Tab 23.7 Glasgow Coma Scale (pGCS) für Kinder

Augen öffnen	Augenöffnung spontan	**4**
	Auf Ansprache	**3**
	Auf Schmerzreiz	**2**
	Gar nicht	**1**
Motorik	Gezieltes Greifen auf Aufforderung, befolgt Befehle	**6**
	Gezielte Abwehr auf Schmerzreiz	**5**
	Ungezielte Beugung auf Schmerzreiz, Massenbewegung	**4**
	Beugesynergismen auf Schmerzreize (Dekortikation)	**3**
	Strecksynergismen auf Schmerzreize (Dezerebration)	**2**
	Keine motorische Reaktion auf Schmerzreize	**1**

Tab 23.7 (Fortsetzung)

Verbale Antwort	Nonverbale Kinder (~<2 Jahre)	Verbale Kinder/ Jugendliche	
	Fixiert, verfolgt, erkennt, lacht, interagiert	Spricht verständlich, ist orientiert	5
	Fixiert, verfolgt inkonstant, erkennt nicht sicher, bei Schreien tröstbar	Verwirrt, desorientiert, spricht unzusammenhängend	4
	Einzelne Laute, untröstbar bei Schreien	Antwortet inadäquat, Wortsalat	3
	Motorisch unruhig, Stöhnen, irritabel	Unverständliche Laute	2
	Keine verbalen Äußerungen	Keine verbalen Äußerungen	1
Gesamtpunktzahl			**15**

23

23.5 Reanimation (Abb. 23.10, Tab. 23.8)

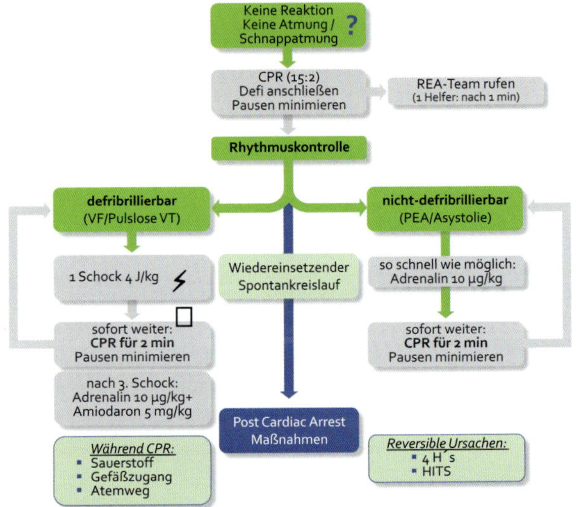

Abb. 23.10 Algorithmus Reanimation

Tab 23.8 Reversible Ursachen des kindlichen Atem-Kreislauf-Stillstands („4 Hs + HITS“)

H	Hypoxie	suffiziente Oxygenierung und Ventilation sicherstellen
H	Hypovolämie	Blutung? Fremd-)Anamnese zu Volumenmangel?
H	Hypo-/Hyperkaliämie	(Fremd-)Anamnese/Anzeichen?
H	Hyper-/Hypothermie	Fieberanamnese? Unterkühlung wahrscheinlich?
H	Herzbeuteltamponade	Ultraschall (max. 10 Sek. Thoraxkompressionspause!)
I	Intoxikation	Fremd-)Anamnese/Anzeichen?
T	Thrombose	kardial (Herzinfarkt)/pulmonal (Lungenmbolie)?
S	Spannungspneumothorax	Auskultation/Ultraschall

23.6 Strukturierte Übergabe

(Tab. 23.9)

Tab 23.9 SINNHAFT Übergabe-Schema [Gräff I, Pin M, Ehlers P et al (2020) Empfehlungen zum strukturierten Übergabeprozess in der zentralen Notaufnahme: Konsensuspapier von DGINA, DIVI, BAND, BV-AELRD, VDF, AGBF, DBRD, DRK, MHD, JUH, ASB, FALCK, APS, ABNP, DRF, ADAC. Notfall Rettungsmed 25:10–18]

S	Start	Ruhe schaffen! Face-to-Face-Kommunikation, möglichst keine Maßnahmen am Patienten, alle hören zu
I	Identifikation	Geschlecht, Name, Alter, Gewicht
N	Notfallereignis	**Was?** → Leitsymptom/Verdachtsdiagnose **Wie?** → Ursache **Wann?** → Ereigniszeitpunkt/Symptombeginn **Wo?** → Auffindesituation
N	Notfallpriorität	Notfallpriorität anhand **cABCDE**-Schema relevant veränderten Untersuchungsbefunden und Vitalparametern
H	Handlung	Durchgeführte und ggf. bewusst unterlassene Maßnahmen anhand **cABCDE**-Schema (Art/Zeit/Dosis/Wirkung)
A	Anamnese	Allergien, Medikation, Vorerkrankungen, Infektionen, Soziales/Organisatorisches, Besonderheiten
F	Fazit	Wiederholung **I - N - N** durch aufnehmende Teamleitung: Identifikation, Notfallereignis, Notfallpriorität
T	Teamfragen	Möglichkeit für <u>wesentliche</u> Fragen durch das Aufnahme-Team

23.7 Kindernotfallkarte

DIVI – Deutsche Interdisziplinäre Vereinigung für Intensiv- und Notfallmedizin

DIVI-KINDER NOTFALLKARTE

Kind		Säugling			Kind			Schulkind	
Gewicht in **kg**		3	7	10	13	17	22	28	34
Alter in **Jahren**		0	½	1	2	4	6	8	10
Körperlänge in **cm**		50	65	75	85	105	115	130	140
Airway									
Larynxmaske	Größe #	1	1½	1½	2	2	2½	2½	3
Endotracheal-Tubus gecufft	ID mm	3	3	3,5	4	4,5	5	5,5	6
Einführtiefe Endotracheal-Tubus oral (Mundwinkel)	cm	9	11	12	13	14	15	16	18

	Medikament	Dosis	Verdünnung	Konzentration	Dosis der fertigen Lösung in ml							
					3 kg	7 kg	10 kg	13 kg	17 kg	22 kg	28 kg	34 kg
CPR	Adrenalin i.v./i.o.	0,01 mg/kg	1 ml/1 mg + 9 ml NaCl	0,1 mg/ml	0,3	0,7	1	1,4	1,8	2,2	2,8	3,4
CPR	Amiodaron i.v./i.o.	5 mg/kg	unverdünnt	50 mg/ml	0,3	0,7	1	1,4	1,8	2,2	2,8	3,4
CPR	Defibrillation	4 Joule/kg		Joule	20	30	40	50	70	90	110	130
CPR	Adrenalin-Perfusor	0,1 µg/kg/Min.	1 ml/1 mg + 49 ml NaCl	0,02 mg/ml	1 ml/h	2 ml/h	3 ml/h	4 ml/h	6 ml/h	7 ml/h	9 ml/h	10ml/h
Anaphylaxie	Adrenalin **i.m.** [1]	0,01 mg/kg	unverdünnt	1 mg/ml	0,15	0,15	0,15	0,15	0,15	0,3	0,3	0,3
Anaphylaxie	Dimetinden i.v.	0,1 mg/kg	unverdünnt	1 mg/ml	X	X	1	1,4	1,8	2,2	2,8	3,4
Anaphylaxie	Prednison **rektal**	100 mg	Suppositorium	100 mg	altersunabhängig 100 mg							
Anaphylaxie	Prednisolon i.v.	2 mg/kg	250 mg TS + 5 ml NaCl	50 mg/ml	0,1	0,3	0,4	0,5	0,7	0,9	1,2	1,4
Fluid	Balanz. VEL i.v./i.o.	10 ml/kg	unverdünnt		30	70	100	130	170	220	280	340
Fluid	Gelatine 4% i.v./i.o. [2]	10 ml/kg	unverdünnt	40 mg/ml	30	70	100	130	170	220	280	340
Analgosedierung	Esketamin **intranasal** [3]	2 mg/kg	unverdünnt	25 mg/ml	0,2	0,6	0,8	1	1,4	1,8	2,0	3,0[4]
Analgosedierung	Fentanyl **intranasal**	2 µg/kg	unverdünnt	50 µg/ml	X	0,3	0,4	0,5	0,7	0,9	1,2	1,4
Analgosedierung	Midazolam **intranasal**	0,2 mg/kg	unverdünnt	5 mg/ml	0,1	0,3	0,4	0,5	0,7	0,9	1,2	1,4
Analgosedierung	Esketamin i.v./i.o.	0,5 mg/kg	1 ml/25 mg + 4 ml NaCl	5 mg/ml	0,3	0,7	1	1,4	1,8	2,2	2,8	3,2
Analgosedierung	Fentanyl i.v./i.o.	1 µg/kg	unverdünnt	50 µg/ml	X	0,2	0,2	0,3	0,3	0,4	0,6	0,7
Analgosedierung	Piritramid i.v./i.o. [5]	0,1 mg/kg	2 ml/15 mg + 13 ml NaCl	1 mg/ml	X	0,7	1	1,4	1,8	2,2	2,8	3,4
Analgosedierung	Midazolam i.v./i.o.	0,1 mg/kg	1 ml/5 mg + 4 ml NaCl	1 mg/ml	0,3	0,7	1	1,4	1,8	2,2	2,8	3,4

Krampfanfall	Midazolam **intranasal**	0,3 mg/kg	unverdünnt	5 mg/ml	0,2	0,4	0,6	0,8	1	1,4	1,8	2
	Midazolam i.v./i.o.	0,1 mg/kg	1 ml/5 mg + 4 ml NaCl	1 mg/ml	0,3	0,7	1	1,4	1,8	2,2	2,8	3,4
	Levetiracetam i.v./i.o. [6]	40 mg/kg	5 ml/500 mg + 5 ml NaCl	50 mg/ml	3	6	8	10	14	18	22	27
	Lorazepam i.v./i.o.	0,1 mg/kg	1 ml/2 mg + 1 ml NaCl	1 mg/ml	0,3	0,7	1	1,4	1,8	2,2	2,8	3,4
Narkose	Esketamin i.v./i.o.	2 mg/kg	unverdünnt	25 mg/ml	0,2	0,6	0,8	1	1,4	1,8	2	3
	Rocuronium i.v./i.o.	1 mg/kg	unverdünnt	10 mg/ml	0,3	0,7	1	1,4	1,8	2	3	3,4
	Fentanyl i.v./i.o.	3 µg/kg	unverdünnt	50 µg/ml	0,2	0,4	0,6	0,8	1	1,4	1,8	2
	Propofol 1% i.v./i.o. [7]	4 mg/kg	unverdünnt	10 mg/ml	1,2	3	4	5	7	9	11	14
	Midazolam i.v./i.o.	0,2 mg/kg	1 ml/5 mg + 4 ml NaCl	1 mg/ml	0,6	1,4	2	2,6	3,4	4,4	5,6	6,8
	Propofol 1%-Perfusor	6 mg/kg/h	unverdünnt	10 mg/ml	1 ml/h	5 ml/h	6 ml/h	8 ml/h	10ml/h	13ml/h	17ml/h	19ml/h
Atemnot	Adrenalin **inhalativ**		unverdünnt	1 mg/ml	altersunabhängig 5 mg / 5 ml (bei Bedarf wiederholen)							
	Salbutamol **inhalativ**		Fertiginhal. unverdünnt	0,5 mg/ml	altersunabhängig 2,5 mg / 5 ml (bei Bedarf wiederholen)							
	Dexamethason **oral**	0,15 mg/kg	Saft unverdünnt	0,4 mg/ml	1,2	2,6	3,8	5,0	6,4	8,2	10,6	12,8
	Prednison **rektal**	100 mg	Suppositorium	100 mg	altersunabhängig 100 mg							
Sonstiges	Ceftriaxon 2g i.v./i.o. [8]	100 mg/kg	+ 40 ml NaCl	50 mg/ml	6	14	20	26	34	40	40	40
	Glucose 40% i.v./i.o.	200 mg/kg	10 ml/4 g + 10 ml NaCl	200 mg/ml	3	7	10	13	17	22	28	34
	Adenosin i.v./i.o. [9]	0,2 mg/kg	unverdünnt	3 mg/ml	0,2	0,5	0,7	0,9	1,2	1,6	2,0	2,6
	Tranexamsäure i.v./i.o.	15 mg/kg	unverdünnt	100 mg/ml	0,5	1,2	1,6	2	2,6	3,4	4,2	5

Anmerkungen

[1] Angegeben werden die Dosisintervalle der ERC-Leitlinie 2021. Dosis ggf. nach 5-10 Min. wiederholen.
[2] Nur nach strenger Indikationsstellung. Nach aktueller S3-Leitlinie Polytrauma/Schwerverletzten-Behandlung nicht mehr empfohlen.
[3] Bei Kleinkindern vorzugsweise Esketamin - Kombination mit Midazolam optional. Ab dem Schulkindalter sollte primär ein Opioid eingesetzt werden.
[4] Fraktionierte Gabe, da pro Nasenloch max. 1 ml möglich.
[5] Verschiedene Verdünnungen sind üblich. Falls nur Ampulle 1 ml/7,5 mg vorhanden, muss diese mit 6,5 ml NaCl 0,9% verdünnt werden (10 ml-Spritze).
[6] Höchstmögliche Konzentration i. d. Literatur 50 mg/ml um auf Kurzinfusion verzichten zu können. Rundung ab 10 ml auf 1 ml Schritte.
[7] Nicht bei hämodynamischer Instabilität anwenden, dann Esketamin wählen.
[8] Prähospital meist nur maximal 2 g (= 40 ml der verdünnten Lösung) verfügbar.
[9] Hier wird wegen der größeren Erfolgswahrscheinlichkeit bewusst mit der mittleren Dosierung begonnen.

Haftungsausschluss

Alle Dosierungen wurden nach bestem Wissen und Gewissen sorgfältig recherchiert und hier aufgeführt, entbinden jedoch den Anwender nicht davon, die Dosierungen vor der Anwendung zu überprüfen bzw. an den Zustand des Patienten anzupassen. Es kann keine Gewähr für die Richtigkeit übernommen werden! Einige der aufgeführten Medikamente sind bzgl. Indikation, Dosierung oder Applikationsweg nicht zugelassen. **Version 08-2023**

Graphische Gestaltung: Andreas **Adams**

DIVI-KINDER NOTFALLKARTE
Erläuterungen

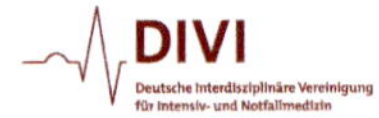

Vorbemerkung

Die Notfallkarte soll die Anwendung von Medikamenten beim Kindernotfall erleichtern, nicht komplizierter machen! Deshalb wurden rechnerisch korrekte, aber nicht applizierbare Mengen (z.B. „62 mg Propofol") vermieden und stattdessen alle Dosisangaben **pragmatisch gerundet**.

1. Farbcodierung der Spalten

Die Farben orientieren sich an den (ursprünglich 9) Gewichtsklassen des Broselow-Tapes, lediglich auf die Kategorie rot (8-9 kg) wurde verzichtet, weil uns eine 4. Kategorie für das Säuglingsalter entbehrlich scheint.

2. Verdünnung vermeiden

Es wird auf eine Verdünnung weitestgehend verzichtet, da der Verdünnungsvorgang, besonders im Notfall, eine zusätzliche Fehlerquelle darstellt! Nur solche Medikamente, die in der Notfallmedizin für alle Altersklassen üblicherweise verdünnt werden (z.B. Adrenalin, Piritramid) werden auch hier in dieser Verdünnung angegeben, um Ausnahmen und damit Fehlerquellen zu vermeiden.

3. Dosisangaben für Volumina ≤ 1 ml

Zur Applikation von Volumina ≤ 1 ml muss zwingend eine 1-ml-Spritze („Tuberkulin-Spritze") zur Verfügung stehen. Mit dieser Spritze können Volumenschritte von 0,1 ml sicher appliziert werden. Im Dosisbereich ≤ 1 ml werden daher alle Volumina auf 0,1 ml (mathematisch) gerundet angegeben.

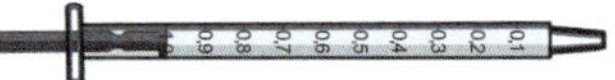

4. Dosisangaben für Volumina 1-2 ml

Eine 2-ml-Spritze hat ebenfalls eine 0,1 ml-Graduierung. Die genaue Dosierung ist aber wegen der kurzen Abstände (ca. 1,3 mm) besonders im Notfall sehr schwierig. Daher werden im Dosisbereich 1-2 ml alle Volumina in 0,2 ml-Schritten (mathematisch) gerundet angegeben.

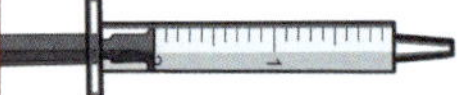

5. Dosisangaben für Volumina > 2 ml

Eine 5-ml-Spritze besitzt eine 0,2 ml-Graduierung. Im Dosisbereich > 2 ml werden alle Volumina in 0,2-ml-Schritten (mathematisch) gerundet angegeben.

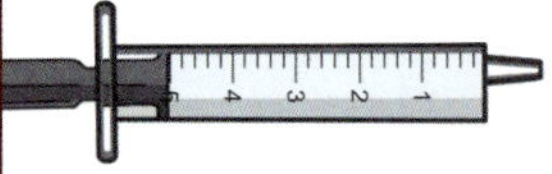

Anforderungen an ein Beatmungsgerät

Das nachfolgende Anforderungsprofil bezieht sich auf eine diesbezügliche Stellungnahme der Sektion Pädiatrische Intensiv- und Notfallmedizin der Deutschen Interdisziplinären Gesellschaft für Intensiv- und Notfallmedizin (DIVI). (Hoffmann F, Demirakca S, Rellenmann G et al. (2020) Eignung von Respiratoren in der pädiatrischen Notfallrettung. Notarzt 36:137–140)

F. Hoffmann, B. Landsleitner, *Kindernotfall-ABC*,
https://doi.org/10.1007/978-3-662-67460-4_24

24.1 Versorgungsauftrag

Der Regelrettungsdienst ist grundsätzlich für die Versorgung aller Altersstufen verantwortlich und sollte somit vom reifen Neugeborenen (37. + 0 SSW, bzw. ab ca. 2,5 kg) bis zum geriatrischen Patienten apparativ so ausgestattet sein, dass altersunabhängig eine leitlinienkonforme Versorgung umsetzbar ist. Die im Rettungsdienst gültigen Normen beziehen Neugeborene und Säuglinge ausdrücklich mit ein (z. B. DIN 13232;2011-05: „[…] Ausrüstungsgegenstände, die zur Diagnostik und Versorgung von Notfällen bei Säuglingen oder Kindern erforderlich sind."). Somit sollten als Mindestanforderung Beatmungsgeräte vorgehalten werden, welche beim reifen Neugeborenen angefangen, in allen Altersgruppen einsetzbar sind.

Die detaillierten Anforderungen an ein präklinisches Beatmungsgerät für die Notfallversorgung von Kindern sind ◘ Tab. 24.1 zu entnehmen. Im Folgenden werden die wichtigsten Aspekte genauer erläutert.

Tab 24.1 Anforderungen an ein Notfallbeatmungsgerät für Säuglinge und Kinder

Kriterium	Rettungsdienst	Intensivtransport
Anwender	Notfallteam Regelrettungsdienst	Pädiatrisches Intensivtransportteam
Patientengewicht	≥ 2,5 kg	≥ 2,5 kg
Zulassung	Transportbeatmung (Boden/Luft)	Intensiv- u. Transportbeatmung (Boden/Luft)
Bordunabhängige Atemgasversorgung	Sauerstoffflasche u. flaschenunabhängige Druckluftversorgung (z. B. Turbine, Kompressor)	Sauerstoffflasche u. flaschenunabhängige Druckluftversorgung (z. B. Turbine, Kompressor)
Bordunabhängige Stromversorgung	Interner Akku (Laufzeit > 120 min)	Interner Akku (Laufzeit > 120 min)
Fixierung	Bevorzugt patientennah	Bevorzugt patientennah
Atemschlauchsystem	- Einweg - Geringe Compliance (< 1 ml/mbar) - Geringer Totraum: max. ca. 10 ml (unter 10 kg)	- Einweg oder Mehrweg - Geringe Compliance (< 1 ml/mbar) - Geringer Totraum: max. ca. 10 ml (unter 10 kg)

(Fortsetzung)

24

Tab 24.1 (Fortsetzung)

Kriterium	Rettungsdienst	Intensivtransport
Optionale Zusatzgeräte	Ø	Aktive Befeuchtung* und Vernebler
Messwerte (auf BTPS kalibriert)	- FiO_2 - AF (masch./spont) - Exsp. Vt (min. 15 ml +/– 20 %) - Exsp. AMV - P_{peak}, P_{mean}, PEEP - $etCO_2$ [alternativ über Vitalmonitoring] - SpO_2 [über Vitalmonitoring]	- FiO_2 - AF (masch./spont) - exsp. Vt (min. 15 ml +/– 20 %) - exsp. AMV - P_{peak}, P_{mean}, PEEP - $etCO_2$ - SpO_2 [über Vitalmonitoring] - Compliance, Resistance - Leckage
Beatmungsformen	- PC-CMV_S (PCV) +NIV - PC-CSV_S (PSV/CPAP-ASB) +NIV - *optional*: PC-CMV_A (PRVC)	- PC-CMV_S (PCV) +NIV - PC-CMV_A (PRVC) - PC-CSV_S (PSV/CPAP-ASB) +NIV - *optional*: VC-$IMV_{S,S}$ (VC-SIMV) - *optional*: PC-$IMV_{S,S}$ (PC-SIMV) - *optional*: High-Flow (HFNC)*
FiO_2	0,21–1,0 (0,05er Schritte)	0,21–1,0 (stufenlos)
CMV-Frequenz	0–60/min	0–60/min

Tab 24.1 (Fortsetzung)

Kriterium	Rettungsdienst	Intensivtransport
Inspirationszeit	Minimal 0,3 s	Minimal 0,3 s
I:E-Verhältnis	1:1–1:10	4:1–1:10
Pressure Support (Δp)	0–30 mbar	0–30 mbar
PEEP	4–30 mbar	4–30 mbar
Rampe	0–0,5 s	0–0,5 s (CMV/CSV separat einstellbar)
Inspirationstrigger	0,5–2 l/min	0,1–2 l/min
Exspirationstrigger	Einstellbar in % PEF	Einstellbar in % PEF
Alarme	- FiO_2 ↑↓ - AF ↑↓ - Exsp. AMV ↑↓ - Apnoe - Leckage - P_{peak}, PEEP ↑↓ - $etCO_2$ ↑↓	- FiO_2 ↑↓ - AF ↑↓ - Exsp. AMV ↑↓ - Apnoe - Leckage - P_{peak}, PEEP ↑↓ - $etCO_2$ ↑↓
Kurvendisplay	Druck + Flow *und* $etCO_2$, wenn nicht extern gemessen	Druck + Flow + $etCO_2$
„1-Knopf-Notfallbeatmungsmodus" *(optional)*	PC-CMV: Δp 10/PEEP 5 mbar + Frequenz Säugling 30/min, Kleinkind 20/min	--

24.2 Stellenwert der maschinellen Beatmung und CO_2-Messung

Für die Notfallversorgung von Kindern ist die Vorhaltung eines Beatmungsgeräts heutzutage obligat, da es wissenschaftlich erwiesen ist, dass bei speziellen Notfallsituationen (z. B. erfolgreiche Reanimation, Schädelhirntrauma etc.) selbst kurze Hypo- oder Hyperkapnien negative Auswirkungen auf das Outcome haben können.

Eine manuelle Beatmung mittels Beatmungsbeutel ist einer kontrollierten maschinellen Beatmung unterlegen.

Des Weiteren konnte gezeigt werden, dass Patienten mit schwerem Schädel-Hirn-Trauma, welche auf dem Transport invasiv beatmet und mittels kontinuierlicher Kapnographie überwacht wurden, ein deutlich besseres klinisches Outcome zeigten.

Dies unterstreicht neben der Notwendigkeit der Vorhaltung eines geeigneten Beatmungsgeräts die obligate endtidale CO_2-Messung (Kapnographie) bei invasiv beatmeten Patienten aller o. g. Altersstufen. Die Kapnographie kann entweder im Beatmungsgerät integriert oder im Rahmen des Monitorings vorgehalten werden.

24.3 Notwendige Einstellungsbereiche der Beatmungsparameter

Ein Beatmungsgerät für die pädiatrische Notfallmedizin muss ein physiologisches Tidalvolumen (Vt) von 6–8 ml/kg KG mit einem geeigneten Beatmungsverfahren applizieren und dieses sicher messen können. Das bedeutet im

Umkehrschluss, dass als untere Grenze z. B. für ein Neugeborenes mit 2,5 kg ein Vt von 15–20 ml definiert werden kann.

Im Falle einer lungenprotektiven Beatmung mit niedrigen Vt kann eine ausreichende Ventilation nur durch eine adäquate Frequenzerhöhung erreicht werden, weshalb eine Atemfrequenz bis mindestens 60/min applizierbar sein sollte.

Weitere Parameter sollten sein: ein minimaler PEEP von 3–5 mbar, eine minimale Inspirationszeit von 0,3 s (vor allem, um bei hohen Atemfrequenzen ein adäquates I:E-Verhältnis zu erreichen) und ein inspiratorischer Trigger von minimal 0,5 l/min.

24.3.1 Problem der Hyperoxie und Bedeutung der genauen Messung der Sauerstoffsättigung

Die aktuellen Reanimationsleitlinien des ERC 2021 fordern für die Postreanimationsbehandlung eine strenge Titration der Sauerstoffsättigung (SpO_2) im Bereich zwischen 94 und 98 %. Zusätzlich gilt für viele andere Erkrankungen, dass Hyperoxie und Sauerstofftoxizität mit einem schlechteren Outcome verbunden sind. Bei kritisch kranken erwachsenen Patienten hat eine liberale Applikation von Sauerstoff mit höher geduldeten SpO_2-Werten eine signifikante Erhöhung der Mortalität zur Folge.

Deshalb sollte die Sauerstoffkonzentration differenziert im Bereich von 21 bis 100 % stufenlos eingestellt werden können, unabhängig vom Alter des beatmeten Patienten.

Da die exakte Messung der Sauerstoffsättigung für diese Titration die Grundlage bietet, sollten für alle Altersgruppen geeignete SpO_2-Sensoren vorgehalten und angewendet werden.

24.4 Beatmungsformen

In der Beatmung kritisch kranker Kinder werden verschiedenste Beatmungsmodi eingesetzt. Als Systematik für die Benennung der Beatmungsformen wird die Chatburn-Nomenklatur verwendet. Eine Übersicht der Chatburn-Klassifikation mit der bisherigen Nomenklatur ist ◘ Tab. 24.2 zu entnehmen.

Für die Notfallversorgung ist als kontrollierte Beatmungsform eine druckkontrollierte Beatmung (PC-CMVs) Standard. Volumenkontrollierte Modi sind für die präklinische Versorgung entbehrlich. Optional können druckkontrollierte volumengarantierte Beatmungsformen vorgehalten werden, um in ausgewählten Fällen unabhängig von Transportphysik, Compliance und Resistance gleichbleibende Tidalvolumina zu gewährleisten (z. B. bei Schädel-Hirn-Trauma).

Zunehmend setzt sich auch in der Notfallversorgung die nichtinvasive Beatmung im Kindesalter mehr und mehr durch. Daraus folgt, dass als assistierte Beatmungsform eine druckunterstützte Ventilation verfügbar sein sollte (PC-CSVs).

Tab 24.2 Verschiedene Beatmungsformen der Chatburn-Nomenklatur

Chatburn-Klassifikation	Gängige Bezeichnung	Abk.	Produktname(n)
$PC\text{-}CMV_S$	Pressure-Controlled Ventilation	PCV	PCV+
$PC\text{-}CMV_A$	Pressure-Regulated Volume Control	PRVC	IPPV-Autoflow, (S)CMV
$PC\text{-}CSV_S$	Pressure Support Ventilation	PSV	CPAP-ASB, NIV
$VC\text{-}IMV_{s,s}$	Volume-Controlled Synchronized-Intermittend-Mandatory Ventilation	VC-SIMV	
$PC\text{-}IMV_{s,s}$	Pressure-Controlled Synchronized-Intermittend-Mandatory Ventilation	PC-SIMV	
$PC\text{-}IMV_{s,s}$	Biphasic Airway Pressure	BIPAP	DuoPAP, Bi-Level, Bi-Vent
	High-Flow Nasal Cannula	HFNC	

24.5 High-Flow(HFNC)-Anwendung im Notfall?

Eine in den letzten Jahren innerklinisch erfolgreich etablierte Form der nichtinvasiven Atemunterstützung ist die High-flow nasal cannula (HFNC), meist nur kurz „High-Flow“ genannt. Sie könnte ebenfalls in der präklinischen Versorgung eingesetzt werden und mutmaßlich, abgeleitet von klinischen Erfahrungen, bei einigen Patienten eine invasive Beatmung verhindern. Die präklinische Anwendung scheitert gegenwärtig an der nicht verfügbaren aktiven Atemgasklimatisierung.

24.6 Weitere wichtige Aspekte

Wünschenswert wäre außerdem eine sichere Fixierbarkeit des Beatmungsgeräts an der Trage bzw. Notfallliege, um die starke Bewegungsauslenkung der Beatmungsschläuche – mit der Gefahr von Beatmungsartefakten bzw. einer Dislokation von Tubus oder Larynxmaske – zu verhindern.

Nicht zuletzt sollte das eingesetzte Personal regelmäßig durch Fortbildungen und dezidierte Trainings zum Thema „Beatmung bei Kindern – Anwendung und Details“ geschult werden. Wünschenswert wäre hier ein Intervall von 1–2 Jahren.

24.7 Besonderheit: pädiatrischer Intensivtransport

Neben der Kindernotfallversorgung im Regelrettungsdienst werden mit zunehmender Regionalisierung pädiatrische Intensivtransporte in Zukunft vermutlich vermehrt gefragt sein. Grundsätzlich decken sich die Erfordernisse für *diese* Patientengruppe mit den bereits genannten. Explizit werden in ◘ Tab. 24.1 nur die Anforderungen für Kinder außerhalb des Neugeborenenalters beschrieben, da für den Transport von Neu- und Frühgeborenen die Level-1-Perinatalzentren eigene neonatologische Transporteinheiten vorhalten (◘ Tab. 24.2).

Serviceteil

F. Hoffmann, B. Landsleitner, *Kindernotfall-ABC*,
https://doi.org/10.1007/978-3-662-67460-4

Stichwortverzeichnis

A

B

F

T

U

W

Z